Josta Bernstädt / Stefan Hahn

Gestalttherapie mit Gruppen

EHP – Edition Humanistische Psychologie

Hg. Anna und Milan Sreckovic

Autorin und Autor

Josta Bernstädt, Jg. 1952; Psychologie-Studium an der FU Berlin; 1979 Umzug nach Edinburgh, dort Ausbildung in Gestalt- und Körpertherapie (Lomi) und freiberuflich in eigener Praxis tätig; Mitbegründerin und ehemalige Ausbildungsleiterin des Gestalt Training Institute Edinburgh; ihre wichtigsten Lehrer waren Ischa Bloomberg, Hilda Courtney und Roger Trenka-Dalton; 1996 Rückkehr nach Deutschland; 1999 bis 2009 Lehrtherapeutin für das Gestalt Institut Kontakte mit dem Schwerpunkt Gestaltarbeit mit Gruppen; seit kurzem Lehrtherapeutin für das Gestalt Institut Hamburg; mehrjährige Erfahrung im klinischen Bereich in der Gruppentherapie für Drogenabhängige; arbeitet zurzeit in der forensischen Psychiatrie bei Andernach; bietet in ihrer Praxis in Koblenz Therapie- und Fortbildungsgruppen an; Informationen unter: www.psychotherapie-koblenz.org.

Stefan Hahn, Jg. 1968; Ausbildung zum Heilerzieher, Studien in Psychologie, Theologie und Pädagogik; Weiterbildung in Transaktionsanalyse und Ausbildung in Gestalttherapie seit 1996, Weiterbildung in Gruppentherapie bei Gunther Schmidt, Heidelberg und Bud Feder, USA; Heilpraktiker für Psychotherapie; 1989 für ein Jahr Ordensnovize, seitdem mit der Thematik Gruppen und Gemeinschaft beschäftigt; seit 1993 Tätigkeit im sozialen Bereich, zunächst in einer Einrichtung der Jugendhilfe, danach in der Forensischen Psychiatrie und seit zehn Jahren in einer Fachklinik für Psychiatrie und Psychotherapie sowie in eigener Praxis; langjährige Erfahrung mit ambulanten und stationären Gruppentherapien; Mitglied in der Redaktion der Zeitschrift *Gestalttherapie* und Regional Contact Person der Association for the Advancement of Gestalttherapie.

Josta Bernstädt / Stefan Hahn

Gestalttherapie mit Gruppen

Handbuch für Ausbildung und Praxis

Mit einem Vorwort von Bud Feder
und einem Interview mit Gordon Wheeler

– EHP 2010 –

www.ehp.biz

Vorwort von Bud Feder aus dem Amerikanischen übersetzt von Manfred Schnee

Redaktion: Benjamin Uhl

Bibliografische Information der Deutschen Nationalbibliothek
Die Deutsche Nationalbibliothek verzeichnet diese Publikation in der Deutschen Nationalbibliografie; detaillierte bibliografische Daten sind im Internet über http://dnb.d-nb.de abrufbar.

Umschlagentwurf: Gerd Struwe, Uwe Giese
– unter Verwendung eines Bildes (Ausschnitt) von Dorothea Cyran-Daboul: ›Untitled‹ –

Satz: MarktTransparenz Uwe Giese, Berlin
Gedruckt in der EU

ISBN 978-3-89797-065-6

Inhalt

Geleitwort

Von Beginn an war die Gestalttherapie als Gruppentherapie konzipiert. Die Ausbildung in Gestalttherapie findet traditionell seit ihren Anfängen im Gruppensetting statt. Heute praktizieren jedoch die meisten GestalttherapeutInnen Einzeltherapie, nur wenige führen Therapiegruppen außerhalb des Ausbildungssettings durch. Eher noch jene, die in Kliniken arbeiten. Das war in den 70er-Jahren noch anders. Als Auszubildende waren wir gefordert, ab dem 3. Ausbildungsjahr eine Gestalt-Selbsterfahrungsgruppe zu leiten und in die Supervision einzubringen. Allerdings scheint in der freien Praxis die Nachfrage nach Gruppentherapie auch etwas zurückgegangen zu sein, die Faszination des Gruppenerlebnisses wich zurück, dafür erhöhte sich die Bereitschaft zur Einzeltherapie. Es ist bedauerlich, dass weniger in Gruppen gearbeitet wird, denn das Gruppensetting bewährt sich sehr und bietet Möglichkeiten des Therapierens, die im Einzelsetting nicht möglich sind.

Erstaunlich ist, dass es nicht mehr Literatur zur Arbeit in Gruppen[1] gibt unter der mittlerweile doch umfangreichen Literatur zur Gestalttherapie. Ob das Gruppensetting in der Gestalttherapie zu selbstverständlich ist, als dass man es speziell reflektieren würde? Dabei verdient es diese Reflexion sehr, gerade in einem Therapieansatz, der wesentlich von der Feldtheorie und dem Umgang mit Gestaltbildungsprozessen geprägt ist und prozessorientiert (also auch gruppenprozessorientiert) vorgeht.

Oft fragen mich jüngere KollegInnen, die eben ihre Ausbildung zum Gestalttherapeuten abgeschlossen haben, wo man denn eine Weiterbildung in Gestalt-Gruppentherapie machen könne. Ich bin dann jeweils erstaunt, weil die Ausbildungsgänge ja in Gruppenform erfolgen und somit eigentlich auch eine Ausbildung in Gruppentherapie abgeben sollten.

Viele AbsolventInnen von Gestalttherapieausbildungen (aber auch erfahrene Profis und AusbilderInnen) fühlen sich jedoch unsicher in der Gruppenarbeit, wenn es um den Einbezug der Gruppendynamik und um Arbeitsweisen mit der Gruppe als Ganzes geht. Sie kennen wohl den Stil der Einzelarbeit in der Gruppe, wie ihn Fritz Perls zu Demonstrationszwecken praktizierte, weniger aber das gruppenorientierte oder gruppenzentrierte Arbeiten. Der Übergang von der Einzeltherapie in der Gruppe zur eigentlichen Gruppentherapie, welche auch die Therapie der Gruppe mit einschließt, ist wesentlich am Cleveland Institut vorangetrieben worden.

Umso mehr ist es mir eine Freude, dass in diesem Buch eine erfahrene Praktikerin aus der Gruppenarbeit in freier Praxis und Ausbildung sowie ein erfahrener Praktiker der stationären Arbeit einer Klinik aus ihrem Erfahrungsschatz berichten. Dieses Buch ist wohltuend anschaulich aus der Praxis für die Praxis geschrieben. Es lässt die Lesenden den beiden erfahrenen Autoren »über die Schulter« sehen.

Es wird in diesem Band anschaulich gezeigt, dass Gestalt-Gruppenarbeit mehr – und etwas anderes – ist als »bloß« Einzeltherapie in bzw. vor der Gruppe. Durch die hohe Praxisorientierung werden viele Anregungen gegeben, wie in bestimmten Phasen der Gruppenarbeit vorgegangen werden kann und soll.

Ein solches Buch hat bisher gefehlt. Mögen viele angehende GestalttherapeutInnen darin die nötige Unterstützung und Orientierung finden. Und mögen sich viele, die sich die Arbeit mit Gruppen nicht so recht zutrauen, durch dieses Buch ermuntert fühlen, ebenfalls mit Gruppenarbeit zu beginnen. Es soll jedoch nicht als Kochbuch verstanden werden, vielmehr kann die persönliche Darstellung des eigenen Arbeitsstils der Autorin und des Autors dazu ermutigen, einen eigenen Arbeitsstil mit Gruppen zu entwickeln, der sich aber natürlich an hier beschriebenen Leitlinien orientieren wird. So wenig die Gestalttherapie sich manualisieren lässt, sondern so eingesetzt wird, dass sie mit jedem Klienten und jeder Klientin anders aussehen kann, so wenig lässt sie sich für die Gruppentherapie rezeptartig manualisieren, denn jede Gruppe ist anders.

Ich wünsche viel Spaß und Anregung beim Lesen und danke Josta Bernstädt und Stefan Hahn für dieses Buch.

Peter Schulthess,
Präsident der European Association for Gestalt Therapy, EAGT
Zürich im Sommer 2010

Anmerkung

1. vgl. Literaturverzeichnis im Anhang, S. 299

Vorwort

Ein Vorwort sollte meiner Meinung nach wie die Ankündigung eines Butlers für die Gäste im Salon sein: kurz und verführerisch. Es soll dafür sorgen, dass ein zarter Hauch köstlicher Speisen aus der Küche die Gäste ins Esszimmer lockt. Das traditionelle »Ladies and Gentlemen, dinner is served« erfüllt diese Kriterien sehr gut. Nun schauen wir mal, ob mir dasselbe gelingt und ich Ihnen dieses sehr genießbare, lesenswerte Buch schmackhaft machen kann.

Welche Speisen erwarten uns?
Ein Buch über Gestalt-Gruppenpsychotherapie, wie sie in Deutschland in niedergelassener Praxis durchgeführt wird und – was weniger bekannt ist – auch in psychiatrischen Kliniken. Gerade deswegen sollte dieses Buch eine willkommene Ergänzung in der Bibliothek des Psychotherapeuten sein. Aber bevor wir zu einem voreiligen Schluss kommen, lassen Sie uns zunächst einen Blick auf die Speisekarte werfen – um im Bild zu bleiben.

Wie wir vermutlich alle wissen, ist die Einzeltherapie für den Therapeuten eine sehr anspruchsvolle Aufgabe. Sie fordert ihn immer wieder heraus, sich sowohl als Wissenschaftler als auch als Künstler zu bewähren und darüber hinaus sehr menschlich zu sein. Ich nehme an, Sie alle wissen aus eigener Erfahrung, hoffentlich sowohl als Klient als auch als Therapeut, was ich meine. Aus diesem Blickwinkel betrachtet, ist Gruppentherapie noch anspruchsvoller. Statt eine Beziehung nur zu einer Person aufzubauen, für die man verantwortlich ist, die man zu verstehen, zu begleiten, zu konfrontieren sucht – und vor der man sich in einigen Fällen auch schützen muss –, hat man in der Gruppentherapie vielleicht fünf, sechs, zehn oder sogar fünfzehn solcher Menschen. Und darüber hinaus interagieren sie alle nicht nur mit Ihnen, sondern auch untereinander, wobei letztendlich nur Sie allein (oder auch zusammen mit einem Co-Leiter) verantwortlich sind.

Welch ein Glück also, dass so ein Buch existiert, das viele Lichter in die dunklen Ecken dieses besonderen Universums bringt und es voll und ganz ausleuchtet.

Beim ersten und größeren Teil des Buches geht es hauptsächlich um Gestalt-Gruppenarbeit niedergelassener Therapeuten und um Ausbildungsprogramme für angehende Berater, Therapeuten, Supervisoren, Erzieher und Gruppenleiter. Die Autoren geben zunächst einen Überblick, um dann die Thematik in ihren Einzelheiten und Nuancen zu vertiefen. Nun, ich denke – in aller Bescheidenheit –, dass ich mich in den verschiedenen Aspekten der Gestalt-Gruppentherapie gut auskenne. Und doch fällt mir kein Aspekt ein, der nicht schon in diesem Buch behandelt worden ist. Vom »inneren Supervisor« bis zu Beispielen »für die Abschlussphase« wird alles abgedeckt: Was sind allgemeine Prinzipien der Gruppenarbeit? Wie schafft man eine therapeutische Umgebung? Was sind die verschiedenen Ebenen, auf die man das Augenmerk richten muss? Wie nutzt man Feedback und das Hier-und-Jetzt in der Gruppe? Welche Bedeutung hat Awareness? Was sind Themen in der mittleren Phase einer Gruppe? Und … und … und – alle Aspekte sind behandelt. Und dabei sind die zusätzlichen praktischen Kapitel zu Gruppenexperimenten, zur Entwicklung der Kontaktfunktionen usw. noch nicht erwähnt.

Ganz sicherlich ein Festmahl.

Der zweite Teil des Buches beschäftigt sich mit Gruppentherapie in akutpsychiatrischen Kliniken. Er möchte die Entwicklung von Gruppentherapie in diesen Settings unterstützen und voranbringen. Gleichzeitig zeigt er die ihnen innewohnenden Beschränkungen auf: die Besonderheiten der Klientel, die zeitlichen Rahmenbedingungen, die heutzutage immer enger werden usw. … Trotz dieser Einschränkungen – oder eher von ihnen ausgehend – stellt dieser Teil des Buches auf eine sehr persönliche, menschliche Art eine vitale und wirkungsvolle Herangehensweise dar. Alle, die in solchen Institutionen arbeiten, können auf der Grundlage der im ersten Teil gegebenen Anregungen und Leitlinien von diesem gut durchdachten, humanistischen Ansatz profitieren.

Ich wünsche Ihnen viel Vergnügen bei diesem Festmahl für Feinschmecker!

Bud Feder,
Winter 2009/2010

Einleitung

Dieses Buch ist an Leser gerichtet, die lernen wollen, Gruppen im Sinne der Gestaltphilosophie zu leiten. Modellhaft werden wir unsere eigenen Erfahrungen und Vorgehensweisen beschreiben sowie transparent machen, welche theoretischen Überlegungen unseren Interventionen zugrunde lagen, aber auch Situationen schildern, in denen wir ins Schwimmen gekommen sind, wenig Orientierung hatten, Wichtiges übersehen und Fehler gemacht haben.

Das Buch ist so geschrieben, dass Sie beliebig, je nach Interesse, mit dem Lesen anfangen können. Es gibt zwar einige etwas theoretischer gehaltene Abschnitte, aber ansonsten haben wir (Josta Bernstädt als Autorin von Teil 1 und 3 und Stefan Hahn von Teil 2) unsere Ausführungen so konkret und anschaulich wie möglich gehalten. Einige Fachbegriffe setzen wir als bekannt voraus, haben allerdings in Anmerkungen auf Quellen verwiesen, in denen der Leser sie nachschlagen kann.

Zu Teil 1

Ich begann vor knapp 20 Jahren, angehende Gestaltberater und Gestaltpädagogen in Gruppenleitung auszubilden und ein grundlegendes Verständnis der wesentlichen gruppendynamischen Prozesse zu vermitteln. Eine immerwährende Herausforderung war und ist dabei ein gelungenes Ineinandergreifen von Theorie und Praxis.

So sind Sie, lieber Leser, eingeladen, die in diesem Buch dargestellte Theorie immer wieder mit Ihrer eigenen Erfahrung abzugleichen, zu überprüfen und kritisch in Frage zu stellen. Zu groß ist die Neigung, jede angebotene Theorie als einzig wahre Handlungsorientierung zu introjizieren in der Hoffnung, damit die Plagegeister Unsicherheit und Angst loswerden.

Man kann noch so viel Theorie anderer erfahrener Gruppenleiter gelesen und gehört haben, entscheidend ist ihre sinnvolle Umsetzung, wie es die jeweilige Situation erfordert. Dieses Buch kann Ihnen helfen, ein Gespür dafür zu bekommen, wann welche Gruppenintervention im Sinne der Gestaltphilosophie hilfreich ist.

Eingangs ist es wichtig, dass der Leser sich vergegenwärtigt, welche Erfahrungen er bereits im Leiten von Gruppen hat.

Auch verfügen Sie bereits über einen reichen Erfahrungsschatz, was Ihre eigene Mitgliedschaft in Gruppen betrifft, der Ihnen helfen kann, sich in die möglichen Empfindungen, Bedürfnisse und Verhaltensweisen von Gruppenmitgliedern hineinzuversetzen.

Zu guter Letzt können Sie, lieber Leser, bereits auf eine lebenslange Erfahrung, eine Gruppe zu leiten, zurückblicken, nämlich die eigene innerpsychische. Hier können Sie sofort Bestand aufnehmen, was Ihr Führungsstil ist, ob Sie alle inneren Stimmen und die des Körpers, der Bilder und Gefühle zu Worte kommen lassen, wie Sie ordnen, strukturieren, Konflikte aufgreifen und handlungsfähig werden. Oder andererseits, wie Sie unterdrücken, manipulieren, vermeiden, sich quälen, leugnen, diktatorisch regieren oder eher im Laissez-faire-Stil sich aus der existenziellen Verantwortung für die Gestaltung Ihres eigenen Lebens schleichen. Hier siedelt sich **der innere Supervisor** an, wie im gleichnamigen Kapitel beschrieben.

In meinen Ausbildungsgruppen zum Gestaltgruppenleiter erhalten die Teilnehmer gleich von Anfang an die Möglichkeit, sich im Gruppenleiten zu üben, wobei ich als Coach zur Verfügung stehe. Ich bin immer wieder betroffen, wie viel Angst diese Einladung auslöst. Die Teilnehmer scheinen vor einer schier unlösbaren Aufgabe zu stehen, wie im Märchen »Rumpelstilzchen«, als die arme Müllerstochter aus Stroh Gold spinnen muss, weil ihr Vater dem König gegenüber behauptet hat, dass sie es könne.

Nun, ich behaupte auch, dass jeder Erwachsene bereits die Fähigkeit hat, Gruppen zu leiten, wenn er nur nicht so viel Angst vor dem König hätte. Die Angst etwas falsch zu machen, sich lächerlich zu machen oder als inkompetent enttarnt zu werden, erzeugt bei vielen akuten Stress, gepaart mit der Überzeugung, weder Wissen noch Können zur Verfügung zu haben, um eine Gruppe anzuleiten. Hiervon handelt das erste Kapitel: **»Gruppenleiten – von der Angst zu mehr Sicherheit«.**

Was den Teilnehmern dann hilft, sich aus dieser Erstarrung zu lösen, sind klare Strukturen, konkrete und spezifische Handlungsanweisungen, an denen sie sich zunächst festhalten können. Hiermit erklärt sich die Popularität von strukturierten Übungen, auf die sich einige Autoren spezialisiert haben (z.B. Klaus Vopel 1997) aber auch die in Gestaltgruppen üblichen Rituale (z.B. Befindlichkeitsrunde, Feedback geben usw.)

Auch für Gruppenteilnehmer gibt es Zeiten, in denen strukturierte Übungen hilfreich sind. Dies ist insbesondere in der Anfangs- und Kennlernphase der Fall, in der die Teilnehmer oft ängstlich, nervös und sich fremd sind – also in der Phase des Vorkontakts.

Im Kapitel **»Wir fangen an«** habe ich beispielhaft einen möglichen Gruppenbeginn geschildert. Ergänzend im Anhang dazu findet der Leser noch einige andere Vorschläge für Exprimente und Gruppenaktivitäten.

Möglicherweise haben Sie eine Übung gut durchgeplant und vorbereitet und sie ist auf Interesse und Kooperationsbereitschaft der übrigen Gruppenmitglieder gestoßen. Plötzlich ist die Übung dann zu Ende, aber die Gruppe noch lange nicht und jetzt schauen die Teilnehmer Sie erwartungsvoll an.

Diese meist angstbesetzte Ungewissheit und Unsicherheit nicht nur auszuhalten, sondern bewusst willkommen zu heißen, muss nicht nur der angehende Gruppenleiter immer wieder üben. Dies sind kostbare Momente, in denen Nichts und Niemand verplant sind. Die existenzielle Freiheit eines jeden Gruppenmitglieds kann jetzt genutzt werden. Es handelt sich um eine fruchtbare Leere, voller Potenzial für kreative Schöpfung, Entdeckung von Neuem, Unbekanntem, Belebendem und Bereicherndem. Sie kann aber auch als eine furchtbare Leere von ewig wiederkehrenden Automatismen, sattsam Bekanntem und Überdrüssigem erlebt und deshalb möglichst vermieden werden. Hiervon handelt das folgende Kapitel »**So könnte es weitergehen – einige allgemeine Prinzipien**«.

Der Gestaltgruppenleiter, egal ob Anfänger oder Alter Hase, muss sich immer wieder neu erfinden, in vollem Bewusstsein der existenziellen Freiheit und Verantwortung, ausgehend von seinen Erfahrungen und der der Gruppenmitglieder: jeder neue Schritt ein neues Experiment.

In der Gestaltgruppenarbeit kann und darf es per se keine Routine geben. Trotzdem ist es unabdingbar, dass Sie sich an einer inneren Landkarte orientieren und Sie eine fundierte Vorstellung davon haben, wie Sie Veränderungsprozesse in Gruppen anstoßen können und was Sie dabei berücksichtigen sollten. Dies wird in den Kapiteln »**Der therapeutische Prozess**« und »**Ich, Du und Wir im Gruppenprozess**« beschrieben.

Das Herzstück der Gestaltarbeit ist im Kapitel »**Konzentration auf das Hier-und-Jetzt in der Gruppe**« beschrieben. Hier findet der Leser konkrete Anleitungen, wie es ihm gelingen kann, den Fokus immer wieder auf das gegenwärtige Geschehen in der Gruppe zu lenken.

Ein wichtiger Bestandteil jeder Gruppensitzung wird das Feedback sein, dass die Teilnehmer regelmäßig austauschen. Dem ist das nächste Kapitel »**Feedback geben**« gewidmet. Die wenigsten von uns haben gelernt, wirklich hilfreiche Rückmeldungen zu geben. Hier erfährt der Leser einige nützliche Anregungen, wie unnötige Verletzungen und Kränkungen vermieden werden können, aber auch, wie aufbauendes und motivierendes Feedback gestaltet werden kann.

Ebenso wichtig wie die Konzentration auf das jeweils aktuelle Gruppengeschehen sind die Prozessbeobachtungen des Gruppenleiters. In dem Kapitel

»**Klärung des Gruppenprozesses**« wird erläutert, was damit überhaupt gemeint ist, warum es zum wesentlichen Handwerkszeug des Gruppenleiters gehört und wie es konkret umzusetzen ist.

Sie haben die Anfangstadien der Gruppe gut überstanden. Die meisten Ihrer Ängste sind nicht wahr geworden. Die Gruppe hat Ihre Autorität als Gruppenleitung akzeptiert. Sie haben an Selbstsicherheit und Vertrauen in sich und die Gruppe gewonnen und schon einige Krisen und Konflikte zusammen gemeistert.

Auch die Gruppenteilnehmer sind vertrauter miteinander geworden und haben größtenteils ihren Platz in der Gruppe gefunden. Es haben sich kleine Grüppchen gebildet, die gerne die Pause miteinander verbringen. Meist hat sich sogar eine feste Sitzordnung gebildet. Ein Klima der Verbindlichkeit ist entstanden. Es finden Seitengespräche statt und Teilnehmer trauen sich mehr, Sie zu unterbrechen und das Gruppengeschehen mit zu beeinflussen. Die Teilnehmer sind fasziniert von der Gestaltmethode und weniger verschreckt und ausweichend im Kontakt. Ab und zu kommt es sogar zu Persiflagen. Erste Introjektionsversuche der Gestaltsprache und Haltung werden oft mit viel Selbstironie und Witz demonstriert.

Als Gruppenleiter haben Sie sich ein Bild von den einzelnen Gruppenmitgliedern und ihren gewohnheitsmäßigen Kontaktunterbrechungen machen können. Die Teilnehmer haben einige ihrer eingeschränkten Kontaktfunktionen bewusst erfahren, Neues in der Gruppe ausprobiert und mit in ihren Alltag genommen.

Wie im Kapitel »**Ich, Du und Wir im Gruppenprozess**« beschrieben, besteht jetzt die Tendenz der Gruppenmitglieder, bestimmte fixierten Rollen einzunehmen und damit die neu gespürte Lebendigkeit und Aufregung wieder abzuwürgen. Dieselbe Gefahr besteht natürlich auch für Sie als Gruppenleiter.

In dem Kapitel »**Mitten drin – einige allgemeine Prinzipien**« sind einige wichtige Prinzipien beschrieben, die Ihr Handeln jetzt leiten könnten. Wie können Sie sich jetzt Ihre Kreativität bewahren, mit Widerständen und Fixierungen umgehen und welche Methoden stehen Ihnen zur Verfügung, zwischen unterschiedlichen Tiefungsebenen zu pendeln? Hier sind auch Anmerkungen zur Regressionsarbeit zu lesen, für die der Gruppenleiter fundiertes Wissen über die Entwicklung und Arbeit mit Kindern und Jugendlichen haben sollte. Darüber hinaus sind in diesem Kapitel auch wichtige Grundlagen der Gestalt-Körperarbeit anschaulich beschrieben.

Die oben erwähnten Fixierungen betreffen einerseits den Gruppenprozess als Ganzes, wie im Kapitel »**Typische Gruppenprozesse**« beschrieben, andererseits auch jedes einzelne Gruppenmitglied und wie es sich im Kontakt mit anderen verhält.

Im Kapitel »**Interventionsmöglichkeiten bei Kontaktunterbrechungen im Gruppengeschehen**« ist anhand einiger Beispiele illustriert, wie bei jeder Einzelarbeit auch immer die Gruppe mit einbezogen wird.

Ein besonders komplexes Muster der Kontaktunterbrechung ist die Übertragung, beziehungsweise Gegenübertragung. Als Sonderform der Projektion verdient sie die besondere Aufmerksamkeit auch des erfahrenen Gruppenleiters. Im Kapitel »**Übertragung und Gegenübertragung**« findet der Leser hilfreiche Hinweise, wie er sie erkennen und therapeutisch nutzen kann. Eine Gegenübertragung ist tückisch, da von starken Gefühlen begleitet. Wie kann sich der Gruppenleiter hier schützen und arbeitsfähig bleiben? Wie hilfreich ist Transparenz, um wieder in den Kontakt zu kommen? Wie viel eigene Authentizität kann der Gruppenleiter der Gruppe zumuten? Der Leser wird darauf keine eindeutigen Antworten erhalten, nichtsdestotrotz sind diese Fragen sehr wichtig. In unserem **Interview mit Gordon Wheeler** im Anhang findet der Leser dazu einige hilfreiche Leitlinien und methodische Anregungen.

In dem Kapitel »**Arbeit mit der Gruppe als Ganzes**« geht es anhand von konkreten Beispielen darum, wie der Gruppenleiter die Gruppe als Ganzes im Auge behalten und ihr förderliche Impulse geben kann.

Im nachfolgenden Kapitel erhält der Leser Anregungen, wie er »**das kreative Potenzial der Gruppe nutzen**« und sich damit die Arbeit erleichtern kann. Denn eine aktive Involvierung der Teilnehmer begünstigt ein Gefühl von Gruppenzugehörigkeit und Kohäsion. Spontan werden wünschenswerte Veränderungsprozesse im Gruppengeschehen in Gang gesetzt und müssen weniger nur von Ihnen initiiert werden.

Im Kapitel »**Wir nähern uns dem Ende**« beschreibe ich Faktoren, die einen befriedigenden Gruppenabschluss begünstigen. Anhand einiger Beispiele zeige ich aber auch, dass jede Gruppe einen anderen Abschluss inszeniert und welchen Herausforderungen, auch sehr persönlicher Natur, sich der Gruppenleiter in dieser Phase des Abschiednehmens stellen muss.

Zu Teil 2 (Autor: Stefan Hahn):

Warum finden überhaupt noch Gruppen statt? Warum besteht ein sich stetig steigerndes Interesse an Gruppentherapien? Ist es, weil Gruppen eine höchst wirksame Methode sind, um psychische Störungen zu behandeln? Aus der Sicht der Kostenträger mit Sicherheit. Aber aus der Sicht der Patienten?

Wir leben in einer Welt, in der immer mehr Leistung erwartet wird, mehr Flexibilität, mehr Selbstverleugnung, mehr Anpassung an menschenun- oder frag-würdige Zustände. In dem der Einzelne als Humankapital eine Rolle spielt, und die Politik ein fragwürdiges »immer weiter so« skandiert; was hat Psychotherapie noch für eine Aufgabe?

Für mich hat Wachstum Grenzen. Die Welt hat überhaupt Grenzen. Der Mensch lebt in seinen Grenzen. Und das ist gut so. Hier findet er Halt.

In den Gruppen wird deutlich, dass eine weitere Untergrabung und Zerstörung der menschlichen Existenz – mit der Folge der Verelendung – nur noch wenig kompensierbar ist für den Einzelnen. Die steigende Zahl von Menschen mit Ängsten, Depressionen, Anpassungsstörungen oder die in Konflikten zusammenbrechen, sowie soziale Situationen und Entwürdigungen nicht mehr aushalten können, spricht ihre eigene Sprache. Ich meine, wir sind an der Grenze angekommen.

Natürlich kann es weitergehen, aber wohin und um welchen Preis? Worum es geht: Um den direkten Kontakt von Mensch zu Mensch. Mit all den Gefahren, Herausforderungen, schönen und angstvollen Momenten und den begleiteten Veränderungen.

Zu Teil 3

Der Anhang besteht aus einer reichen Fundgrube für **Experimente und Gruppenaktivitäten,** die für jeweils unterschiedliche Gruppenphasen geeignet und dementsprechend geordnet aufgeführt sind. Dabei habe ich mit einfließen lassen, aus welchem Kontext heraus diese Experimente entwickelt wurden und wie sie modifiziert werden können.

Meiner Erfahrung nach ist eine angeleitete Übung am wirkungsvollsten, wenn sie organisch gewachsen, im Fluss des Gruppenlebens entstanden ist und ihr eine Folgerichtigkeit innewohnt (Polsters 2002: 171). Diese Erfahrungen sind am ehesten zu integrieren. Es liegt jedoch in der Natur der Sache, dass solche Übungen nicht planbar sind.

Trotzdem können Sie sich als Gruppenleiter innerlich auf die nächste Begegnung mit der Gruppe vorbereiten, indem Sie eine Vermutung anstellen, welches Thema für die Gruppe gerade im Vordergrund steht. Vielleicht passt eine der von mir aufgeführten Übungen und sie könnte der Gruppe helfen, dieses Thema zu erforschen.

Wohlgemerkt, es kann sich nur um eine Vermutung handeln, die Sie im Kontakt mit der Gruppe abgleichen sollten. Um eingebunden im Fluss des Gruppengeschehens zu bleiben, sollten Sie eine grundsätzliche Bereitschaft zur Flexibilität mitbringen. Mal werden Sie Ihre geplante Vorgehensweise modifizieren, mal etwas Neues erfinden, oder auch bei Ihrem Plan bleiben.

Im Anschluss an jedes vorgeschlagene Experiment findet der Leser Hinweise, wie er die Erfahrungen der Gruppenteilnehmer aufgreifen und gegebenenfalls vertiefen kann.

Die Erfahrungen, die der einzelne Gruppenteilnehmer in diesen angeleiteten Übungen und Experimenten macht, haben nur Wert, wenn sie integriert werden können. Diesen Integrations- und Wachstumsprozess zu begleiten, ist eine Ihrer wichtigsten Aufgaben als Gruppenleiter. Ich hoffe, dass Ihnen dieses Buch dabei ein hilfreicher Begleiter sein wird.

Die Arbeit an diesem Buch hat uns in den letzten fünf Jahren begleitet. Die Zeit war vor allem durch regen fachlichen und persönlichen Austausch und Diskussion über die Gruppenarbeit geprägt. Persönlich haben wir beide profitiert, sei es, dass wir unsere Arbeit in Gruppen überprüfen konnten, damit begannen, gemeinsam Gruppen anzubieten oder dass wir zu Interviewzwecken Gordon Wheeler und Bud Feder persönlich kennen lernten und die Gestaltphilosophie für uns immer neu belebten. Nicht zuletzt in den anregenden, spannenden und reichhaltigen Begegnung mit der Gestalt-community.

Es ist schön, wenn die Arbeit soviel Lebensfreude und Lebendigkeit zu bieten hat und durch den Abschluss dieses Projektes der nächste Schritt in die Zukunft gemacht ist, denn wir sind überzeugt davon, dass die Gruppenarbeit innerhalb der Gestalttherapie einen besonderen Beitrag für die Weiterentwicklung von Gruppenansätzen im speziellen und für Psychotherapie überhaupt leisten kann.

TEIL 1

Gruppenleiten – von der Angst zu mehr Sicherheit

In meinen Ausbildungsgruppen zum gestalttherapeutischen Gruppenleiter haben die Teilnehmer oft Angst, selbst die Gruppe anzuleiten. Am liebsten würden sie damit warten, bis die Angst verschwunden ist. Denn sie sind überzeugt davon, dass sie mit weniger oder idealer Weise ganz ohne Angst besser eine Gruppe leiten könnten. Ich werde als Vorbild idealisiert und als sicher, entspannt und souverän wahrgenommen.

Wovor haben diese angehenden Gruppenleiter Angst? Was ist an dieser Situation so bedrohlich, dass Teilnehmer, die oftmals in anderen Kontexten bereits Gruppen leiten, plötzlich keinen Zugang mehr zu ihren eigenen Kompetenzen, Fähigkeiten und Bewältigungsstrategien haben? Sie scheinen vor Angst blind und gelähmt.

Die Aufgabe, eine Gruppe zu leiten, ähnelt in ihrem Erleben einer unkontrollierbaren Stressreaktion (Hüther 2005). Das bisher erworbene Verhaltensrepertoire scheint nicht zu genügen, um mit der neuen Situation fertig zu werden. Die Antwort auf meine Frage, wovor sie Angst haben:

- Alles könnte außer Kontrolle geraten.
- Sie könnten abgelehnt werden, sich lächerlich machen.
- Ihnen könnte nichts mehr einfallen.
- Sie könnten Schaden anrichten.
- Sie könnten Wichtiges übersehen.
- Aufkommende Konflikte könnten die Gruppe sprengen.

Im Folgenden werde ich auf diese Ängste einzeln eingehen, auch wenn sie miteinander verbunden sind.

Alles könnte außer Kontrolle geraten

In jeder Gruppe gerät immer einiges außer Kontrolle. Im Hinblick auf das, was die Gruppenleitung geplant hat, gibt es immer Unvorhergesehenes. Didaktisch geplante Gruppentreffen mit strukturierten Übungen für Alle geben dem Gruppenleiter ein hohes Maß an anfänglicher Sicherheit und ausreichend Selbstvertrauen, um mit dem ›Abenteuer Gruppe-Leiten‹ zu beginnen. Sie erfreuen sich deshalb größter Beliebtheit nicht nur bei angehenden Gruppenleitern. Auch die Gruppenteilnehmer haben meist Angst. Sie wird durch eine klare vorgegebene Struktur gelindert.

Bei angehenden Gruppenleitern geht oft viel Energie in die Vorbereitung und manchmal minutiöse Strukturierung der geplanten Gruppensitzung. Dabei scheint sehr viel auf dem Spiel zu stehen, wie eine alles entscheidende Prüfung des Selbstwerts oder der Standhaftigkeit im Anblick einer feindlichen Macht. Der Gruppenleiter hat Angst. Es könnte irgendetwas Unvorhergesehenes passieren, das alle seine Pläne zunichte macht, und am Ende stünde er vor einem Scherbenhaufen. Um für alle Eventualitäten vorbereitet zu sein und somit der drohenden Scham entgehen zu können, hat er ein Überangebot von Übungen und Material vorbereitet. Er ist so sehr mit seinem eigenen psychischen Überleben der Prüfung beschäftigt, dass er wenig Kapazität für Begegnungen mit den Gruppenteilnehmern hat und sich auch bei guter »Performance« noch isoliert fühlt.

In der Regel sind die Teilnehmer in den Ausbildungsgruppen kooperativ und schützen somit den angehenden Gruppenleiter vor einer Blamage. Außerhalb, in anderen Gruppen, kann er von dieser Hilfsbereitschaft nicht ausgehen und die vorher genannten Ängste haben durchaus ihre Berechtigung.

Ziel in meinen Ausbildungsgruppen ist deshalb, dass Teilnehmer lernen, **mit ihrer Angst** Gruppen zu leiten und von der Angst zur Erregung zu finden. Diese Angst kommt eher zum Vorschein, wenn weniger geplant wurde. Die Teilnehmer sollen die Erfahrung machen, wie aus der für sie als unkontrollierbar erlebten Stresssituation eine kontrollierbare werden kann. Denn selbst für mich, nach langjähriger Berufserfahrung, ist Gruppenleiten immer auch noch mit Stress verbunden.

Eine Gestaltgruppe wird per Definition prozessorientiert geleitet, in ihr muss es Raum für Unvorhersehbares, lebendige Prozesse und Interaktionen geben. Als Gruppenleitung meistere ich in jedem Gruppentreffen neue einzigartige Herausforderungen.

Die anfängliche Angst weicht oft einer Zufriedenheit gegen Ende einer Gruppe. Ich habe Nährendes und Bereicherndes erlebt, wir haben zusammen gelernt und sind uns näher gekommen.

Sie könnten abgelehnt werden und sich lächerlich machen

Oft rührt die Angst des Gruppenleiters von dem inneren Erleben des Isoliertseins. Verstärkt wird dies Gefühl natürlich, wenn sich die Gruppenteilnehmer bereits kennen.

Zu dem Gefühl der Isolation gesellt sich die Überzeugung, dass Sie auf dem Prüfstand stehen, kritisch beobachtet und bewertet werden, wobei Ihnen die Kriterien für die Bewertungen unbekannt sind. Nur eines ist gewiss: Dass Sie es im besten Fall nicht allen recht machen können, hin und wieder wirklich abgelehnt werden und Sie sich in seltenen Fällen auch wirklich lächerlich machen. In Gruppen mit vielen Teilnehmern, die Angst vor emotionaler Tiefung haben, wird der Gruppenleiter vermehrt auf Abweisung seines persönlichen Interesses und seiner Anteilnahme stoßen.

All das mag sehr unangenehme Gefühle auslösen, die aber zu meistern sind. Siehe hierzu auch das Kapitel: »Der innere Supervisor«. Bei Bedarf gehören diese Gefühle in die Supervision.

Ihnen könnte nichts mehr einfallen

Oftmals haben Teilnehmer zu Beginn einer Gruppe wenig Bewusstheit über ihre Interessen, Bedürfnisse und Befindlichkeit oder sie sind gehemmt, diese offen zu äußern. Es kommt zu keiner Prägnanz von Figurbildung (in Gestaltsprache). Irgendwie fehlt die Energie bei allem, was die Teilnehmer und die Gruppenleitung unternehmen. Es entsteht kein Spannungsbogen, kein müheloser Fluss, es mangelt an Konzentration.

Welche Gestaltmethoden stehen Ihnen zur Verfügung, wenn Sie zu Beginn einer Gruppe im Trüben fischen und es zu keiner klaren Figurbildung kommt? Die Versuchung mag groß sein, eine neue Übung anzuregen, vielleicht eine, die Sie selbst kennen gelernt haben und die Ihnen gut gefiel. Dagegen ist grundsätzlich nichts einzuwenden, aber zurückhaltendes Überprüfen der Gruppensituation ist vorzuschalten.

- Was ist in der Gruppe bisher passiert?
- Was sind die bereits benannten Themen?
- Welche Gefühle, Gedanken und Interesse löst das in Ihnen aus?
- Ist hier etwas offen (ein Bedürfnis, eine Frage, ein Anliegen, ein Konflikt)?
- Spüren Sie eine Anspannung?
- Möchten Sie etwas vertiefen?
- Welche vielleicht nur zaghaften Versuche der Kontaktaufnahme gibt es, die Sie aufgreifen können?

Aus dieser Reflexion des Gruppenprozesses können sich ganz natürlich Interventionen für den Gruppenleiter ergeben, mit denen er sich an einzelne Gruppenmitglieder oder die Gruppe als Ganzes wendet. Diese Interventionen gewinnen ihre überzeugende Einladungskraft aus der klaren Figurbildung. Sie haben genau den Nerv der Gruppe getroffen, wenn jetzt die Energie wieder fließen kann.

Als Gruppenleiter verfolgen Sie dabei ihr persönliches Interesse an den einzelnen Teilnehmern, an den Interaktionen sowie am Gruppenprozess. Handeln Sie aus authentischem Interesse und Anteilnahme, werden Sie Ihre Angst vorübergehend vergessen. Hierbei ist persönliches Interesse nicht mit reiner Neugier zu verwechseln. Ihr Interesse und ihre Anteilnahme dienen der Förderung von Kontakt- und Wahrnehmungsfähigkeiten der Gruppenmitglieder und sind hierfür unabdingbare Voraussetzung.

Natürlich können Ihr Interesse und Ihre Anteilnahme auch auf Ablehnung bei den Teilnehmern stoßen. Dies ist sogar häufig der Fall. Nur selten geschieht diese Ablehnung jedoch offen und direkt, oftmals nicht einmal bewusst. Die Art und Weise, wie Gruppenteilnehmer sich dem Interesse und der Anteilnahme des Gruppenleiters verschließen, sind so zahlreich wie es Teilnehmer gibt. Wichtig für Sie ist, es zu erkennen, innezuhalten und nachzuspüren, welche Gefühle und Impulse dies in Ihnen auslöst.

Eines dieser Gefühle mag ein altvertrautes sein: Angst. Angst, in der Gruppenöffentlichkeit als inkompetent zu erscheinen und das beschämende Gefühl ertragen zu müssen, abgeblitzt zu sein. Angst davor, von allen anderen mit Ihrem Interesse abgewiesen zu werden.

Vielleicht nehmen Sie Ihre Angst hauptsächlich als Herausforderung wahr: »Dem werde ich es zeigen, ich lasse mich doch nicht so einfach abweisen, schließlich meine ich es doch gut.« Oder Sie ziehen sich gekränkt zurück und erleben die Abweisung als Niederlage.

Je nach persönlicher Toleranz für diese Unsicherheit im Kontakt mit den Gruppenteilnehmern, ziehen Sie es jetzt vielleicht doch vor, noch eine Übung zu machen. So können Sie wenigstens für sich sorgen und wieder etwas Verdauungspause und sicheren Abstand von der Gruppe gewinnen.

In den Kapiteln »Der therapeutische Prozess« und »Interventionsmöglichkeiten bei Kontaktunterbrechungen im Gruppengeschehen« gehe ich näher darauf ein, welche vielseitigen Möglichkeiten es noch gibt, mit dieser Form von Widerstand anders umzugehen.

Sie könnten Schaden anrichten

Eine Gruppe verläuft dann zufriedenstellend, wenn das, was ich anbiete, dem Bedürfnis und Interesse der Gruppe entspricht (Zinker 1998). Dies ist eine für mich beruhigende Grundannahme, auch wenn ich weiß, dass man es nie allen Teilnehmern einer Gruppe recht machen kann.

Je klarer die Teilnehmer ihre Interessen und Bedürfnisse formulieren, desto eher werden Sie als Gruppenleitung dazu in der Lage sein, darauf einzugehen. Dies ist der Zweck von Befindlichkeitsrunden und Runden, in denen Sie abfragen, was die Teilnehmer im Moment beschäftigt, interessiert und was sie gerne tun möchten. Siehe auch im Kapitel »So könnte es weitergehen – allgemeine Prinzipien«.

Es kann sein, dass Sie durch Ihre Anteilnahme und Interesse bei den Teilnehmer lebhafte, gefühlvolle Prozesse auslösen, womit Sie jetzt eigentlich zufrieden sein könnten – wäre da nicht schon wieder Ihre Angst. Alles könnte außer Kontrolle geraten – und letztendlich sind Sie für den einmal in Gang gesetzten Prozess verantwortlich. Das beinhaltet unter anderem, dass keiner dadurch zu Schaden kommen darf. Diese lebhaften, gefühlvollen Prozesse werden Ihnen umso mehr Angst machen, je weniger Sie sie am eigenen Leib erfahren haben, was übrigens auch auf die Gruppenteilnehmer zutrifft.

Wie schaffen Sie nun einen sicheren Rahmen für lebhafte, gefühlvolle Prozesse in der Gruppe? Vorangestellt sei, dass es **den** sicheren Rahmen nicht gibt. Jeder Gruppenleiter (und natürlich auch die Gruppenteilnehmer) braucht für sein Gefühl von Sicherheit etwas anderes. Wichtig ist dennoch, dieses Bedürfnis nach einem sicheren Rahmen überhaupt zu spüren und benennen zu können. Es hat seine Berechtigung, auch wenn es keine Garantie für Sicherheit gibt. Ihre Sicherheit wird wachsen mit Erfahrung, Kenntnis von Methoden und Übung von Achtsamkeit für den Kontaktprozess.

Dazu gehören der kontaktvolle Umgang mit »Widerstand«, Ihre Fähigkeit, den Gruppenteilnehmer in seinem Prozess zu unterstützen und seine Selbststützung, sowie Unterstützung durch die Gruppe zu aktivieren. Als Gruppenleiter müssen Sie Kenntnis haben von Techniken, die aus der Tiefung führen und die die Integration der Erfahrung im Nachkontakt fördern. Sie werden später detailliert beschrieben.

Wenn Sie auf Ihre Grenzen und die der Teilnehmer achten, können Sie keinen Schaden anrichten. Fordern Sie Teilnehmer dazu auf, selbstverantwortlich auf ihre Grenzen zu achten und die anderer Gruppenmitglieder zu respektieren. Grenzen- und maßloses Verhalten sollten Sie stoppen. Wenn Ihnen das schwer fällt, nehmen Sie es mit in die Supervision.

Sie könnten Wichtiges übersehen.

Sie werden zweifellos ab und zu Wichtiges übersehen, wie auch sonst in Ihrem Leben. Ist es für die Gruppe und ihre Teilnehmer wichtig, wird Sie meist jemand darauf hinweisen. Hier zahlt es sich aus, wenn Sie von Anfang an die Eigenverantwortlichkeit jedes Gruppenmitglieds gefördert haben.

Natürlich haben Sie als Gruppenleiter auch Verantwortung, aber bei weitem nicht für alles, was in der Gruppe geschieht oder eben nicht. Geteilte Verantwortung für die Geschehnisse in der Gruppe kann Ihren Stress und die Angst reduzieren. Beziehen Sie ganz bewusst die Gruppenteilnehmer mit in die Verantwortung für die Gestaltung des Gruppengeschehens ein. Abgesehen davon, dass dies sowieso eines der wichtigsten Lernziele in einer Gestalt-Gruppe ist, hat diese Vorgehensweise eine sehr entlastende Wirkung für Sie als Gruppenleitung, wenn Sie es denn zulassen können. Das enthebt Sie jedoch nicht der Verantwortung, den Überblick zu behalten und mit der Ihnen angetragenen Macht und Ihrem Einfluss verantwortungsbewusst umzugehen.

Aufkommende Konflikte könnten die Gruppe sprengen.

Das Konfliktpotenzial in einer Gruppe ist immens. Ungezügelt könnte es jede Gruppe sprengen. Ein Grund für die Angst des Gruppenleiters vor Konflikten (und die der Teilnehmer natürlich auch) ist also, dass sie eskalieren und die Existenz der Gruppe bedrohen könnten.

Ein weiterer Grund liegt in der Möglichkeit, dass die ganze Gruppe sich gegen den Gruppenleiter verbündet und dieser Konflikt durch den Ausstoß des Gruppenleiters »gelöst« wird.

Beide Szenarien sind zumindest in dieser offenen Eskalation eher selten, aber als mögliche Konfliktlösungsmodelle vielen vertraut und daher psychodynamisch in vielen Gruppen unterschwellig wirksam.

Die meisten Gruppen, die Sie bereits leiten oder leiten werden, sind zunächst Zweckgemeinschaften, deren Teilnehmer ein großes Interesse an ihrem Fortbestehen haben. Teilnehmer vollbringen oft eine große Anpassungsleistung, damit es ihnen gelingt, für einen vorher vereinbarten Zeitraum in der Gruppe zu bleiben. Nur wenn sie für bestehende Konflikte keine andere Lösung in der Gruppe gefunden haben, werden sie das Feld räumen. Dies kann übrigens auch ein Indikator für schwelende Konflikte in einer Gruppe sein, wenn Teilnehmer häufig fehlen, später kommen oder früher gehen.

Zu Beginn einer Gruppe werden Teilnehmer ihre kritischen, feindseligen, potenziell kränkenden, fordernden oder ansonsten von der Gruppennorm abweichenden Impulse eher zurückhalten, um das Zusammenwachsen einer Gruppe und ihr Zusammenbleiben nicht zu gefährden. Grundsätzlich ist diese Fähigkeit, eigene Impulse bewusst zurückzuhalten und zu filtern, eine wichtige soziale Kompetenz, die ich als Gruppenleiter zu schätzen weiß. Für Teilnehmer, die diese Fähigkeit wenig entwickelt haben, wäre dies ein wichtiges Lernziel.

Andererseits ist in Gruppen gerade die Konfliktfähigkeit ein häufig geäußertes Lernziel der Teilnehmer. Naiverweise hoffen die meisten, dass sie Konfliktfähigkeit anhand von Konflikten lernen können, die sie mit anderen

Menschen außerhalb der Gruppe haben: Konflikte mit Arbeitskollegen, Chefs, Partnern, Eltern und Kindern stehen für sie im Vordergrund und werden von Ihnen als Gruppenleiter auch aufgegriffen.

Von den anderen Gruppenmitgliedern und Ihnen erwarten Teilnehmer oft zunächst uneingeschränkte Solidarität und Unterstützung für ihre Sichtweise eines Konflikts. Man soll sie selbst wenig infrage stellen und keine unangenehmen, unbequemen eigenen Veränderungen in Aussicht stellen (Einforderung von Konfluenz in der Gestaltsprache).

Aber genau darum geht es ja. Die Teilnehmer können mit Ihrer Unterstützung als Gruppenleiter lernen, Konflikte in der Gruppe ohne Beziehungsabbruch auszutragen.

Wir fangen an

Wir fangen mit einer konventionellen Vorstellungsrunde an. Interessant ist hier in diesem Fall zum Beispiel, dass die Art der Vorstellungen ohne Vorgabe der Gruppenleitung uniform ist – ein oft zu beobachtendes Phänomen.

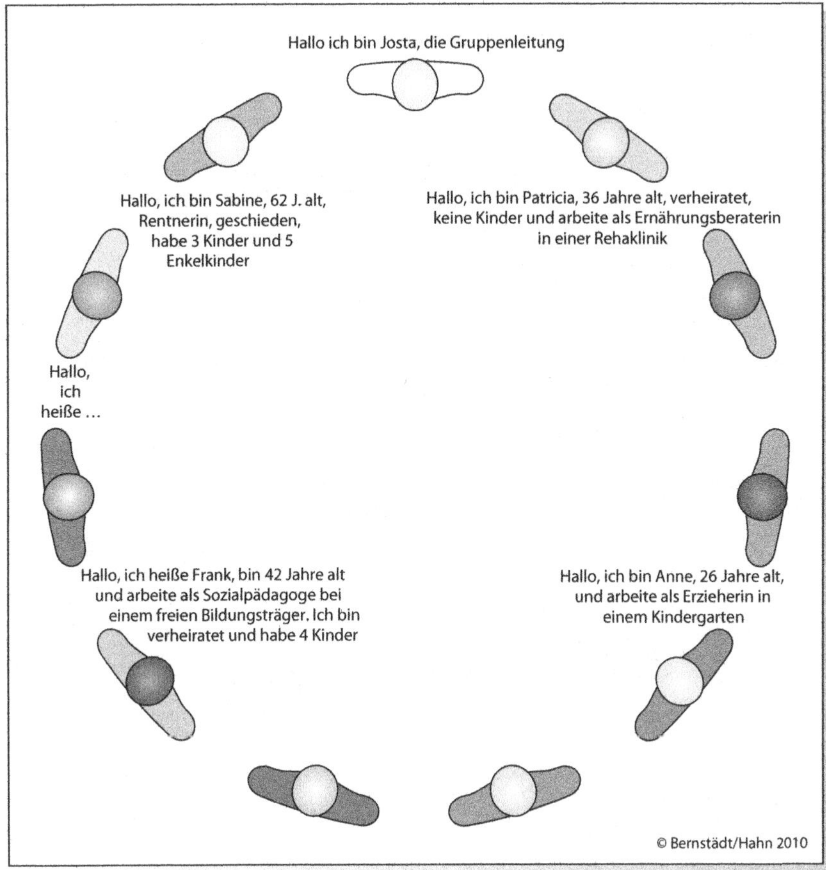

Abb. 1

Als Gruppenleitung könnte ich dann:

- dies zum Fokus meines Interesses – zur Figur – werden lassen und fragen, was den Teilnehmern aufgefallen sei oder
- meine eigene Beobachtung mitteilen und

- zu einer zweiten Vorstellungsrunde einladen, um
- diesen Prozess bewusst zu erleben und/oder
- damit zu experimentieren, diesmal aus dem Rahmen zu fallen.

Bei Teilnehmern mit wenig oder keiner Gruppenerfahrung könnte dies zu angstbesetzt sein und Widerstand provozieren. Stattdessen könnte es so weitergehen:

»Sucht euch einen Partner, der euch interessiert und findet mehr über ihn heraus.« (s. Abb. 2)

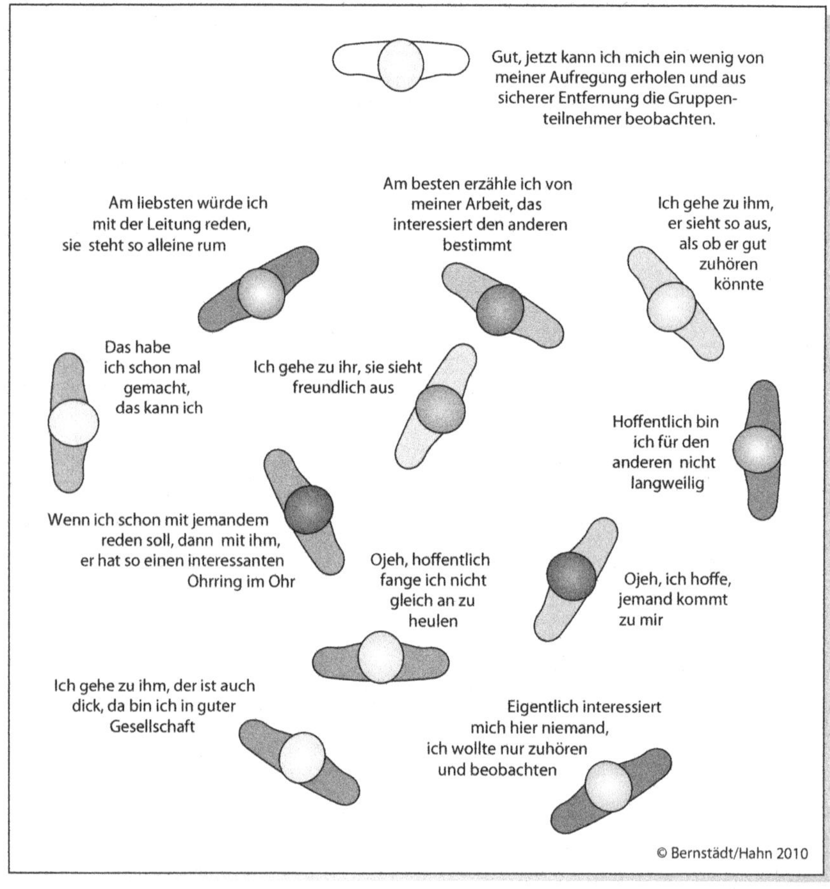

Abb. 2

Die untergeschobenen Zitate sind zwar frei erfunden aber meiner Erfahrung nach wirklichkeitsnah. Das wenigste wird davon sofort offen ausgesprochen. Höchstens im Nachhinein, wenn die Gruppenmitglieder eine gute Vertrauensebene aufgebaut haben und diese Erfahrung aus sicherer Vergangenheit laut erinnert werden kann.

Für den Gruppenleiter ist es wichtig, sich über mögliche ausgelöste Prozesse im Klaren zu sein bei einer solchen simplen, anscheinend unverfänglichen Übung, die gemeinhin als Eisbrecher und Aufwärmübung bekannt ist. Man kann sich vielleicht lebhaft vorstellen, wie unbefriedigend die meisten dieser Begegnungen verlaufen werden und welchen Stress es verursacht, diese Unzufriedenheit zu kaschieren.

Nach solch einer Übung herrscht oft eine undefinierbare Anspannung in der Gruppe. Alle schauen dann erwartungsvoll den Gruppenleiter an. Mitunter ruft auch jemand ungeduldig aus: »Wann fangen wir denn endlich an, mir geht es hier zu langsam.«

Die Teilnehmer würden jetzt gerne die Gruppenleitung allein für ihr Unwohlsein in der Gruppe verantwortlich machen. Diese Verantwortung nehme ich nur teilweise an. Stattdessen gilt es, so früh wie möglich die Weichen umzustellen und die Gruppenteilnehmer mit in die Verantwortung zu ziehen:

»Ich habe angefangen, wie möchtest Du anfangen?« oder:

»Wozu brauchst Du ein schnelleres Tempo?«

Die Kultur einer Gestaltgruppe weicht sehr von alltäglichem Verhalten in sozialen Zusammenhängen ab. Ein wichtiger Eckpfeiler ihrer Philosophie ist die Eigenverantwortlichkeit. Die Kunst des Gestaltgruppenleiters besteht meiner Meinung nach darin, Übergangserfahrungen anzubieten, zu pendeln von der Alltagskultur in die Gestaltkultur und wieder zurück.

Zurück zu unserer fiktiven Gruppe. Eine von vielen anderen Möglichkeiten an die vorherige Übung anzuknüpfen, könnte folgende Aufgabe sein: Stellt den Partner in der Gruppe vor, was ihr von ihm erfahren habt.

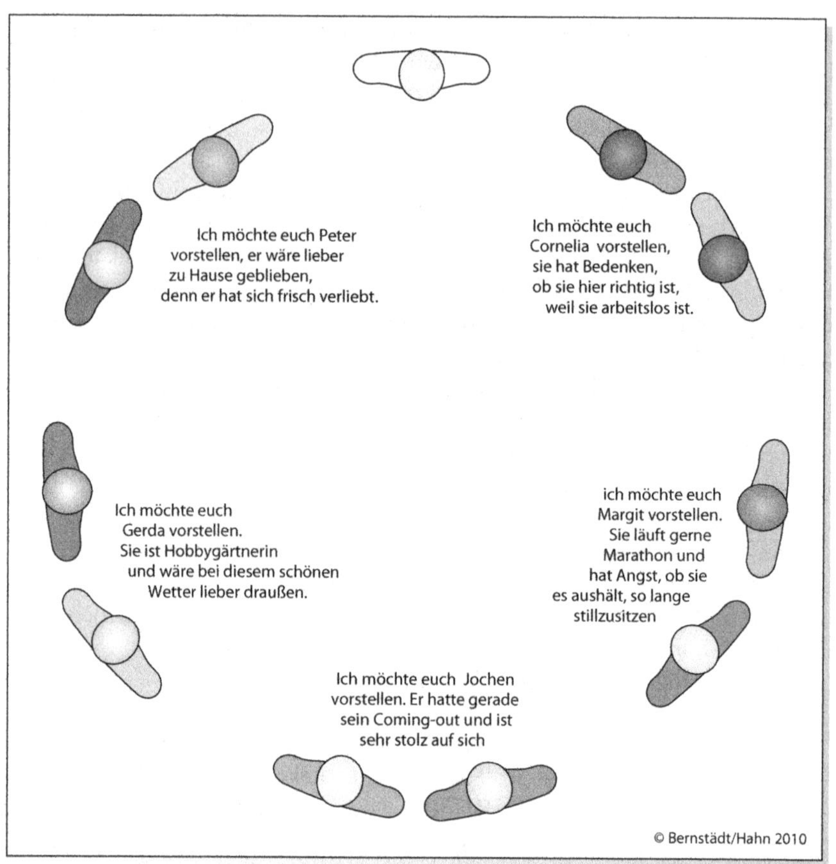

Abb. 3

Vielleicht würde ich mich in dieser Gruppe zum Abschluss selbst vorstellen, mit etwa folgendem Wortlaut: »Ich fange an, mich ein wenig zu entspannen, da ich euch jetzt alle näher kennen gelernt habe, danke.« Der aktuelle Hintergrund für meine Restanspannung ist in etwa in Abbildung 4 dargestellt.

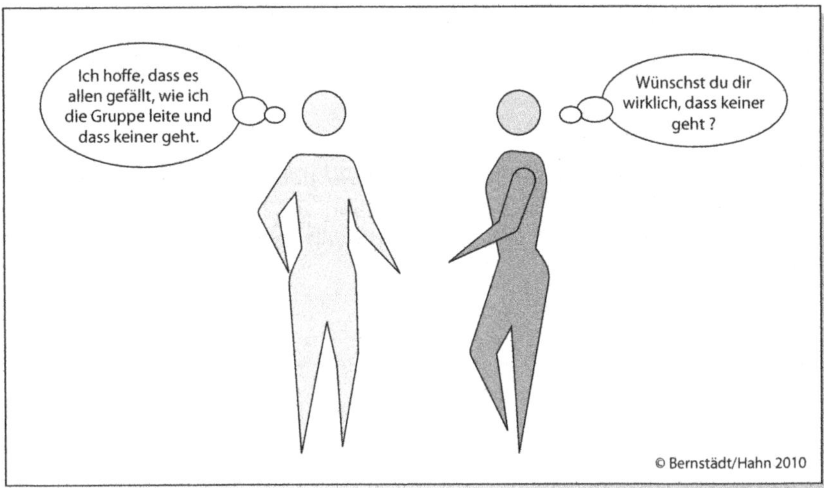

Abb. 4

Darf ich vorstellen: Der »Herr in Blau« (rechts) ist mein innerer Supervisor. Die Farbe blau steht für mich für ruhige Klarheit (vgl. a. Kapitel »Der innere Supervisor«). Hier lenkt er meine Aufmerksamkeit auf drei wichtige Fragen zu Beginn jeder Gruppe:

1. Was ist meine unmittelbar gefühlsmäßige Reaktion auf die einzelnen Gruppenteilnehmer?
2. Halte ich jeden für diese Gruppe geeignet?
3. Wie gehe ich damit um, wenn ich einen Teilnehmer für die Gruppe ungeeignet halte?

Ob ich jemand spontan mag oder nicht, wird meine Kontaktaufnahme zu diesem Gruppenmitgliedern auf jeden Fall beeinflussen. Anstatt mich zu bemühen, alle gleich zu behandeln und zu mögen, ist es deshalb sinnvoller, immer wieder bewusst meine Sympathien und Antipathien wahrzunehmen.

Versuche ich zum Beispiel auszublenden, wen ich am wenigsten mag, geht wichtige Information im Kontakt verloren und wird der Bewusstheit unzugänglich. Es entstehen Sprachlosigkeit und diffuses Unwohlsein, anstelle von Raum für mögliche Begegnung und Veränderung. Im Kapitel »Übertragung und Gegenübertragung« gehe ich auf diesen Prozess näher ein.

Von Anfang an sollten die Teilnehmer einer neuen Gestaltgruppe den ganzheitlichen Ansatz erfahren (Hartmann-Kottek, 2004: 54). Sie erleben so vielleicht zum ersten Mal seit ihrer Kindheit die Reichhaltigkeit und Vielschichtigkeit ihres Daseins.

Die bewusste Miteinbeziehung des Körpers beim Kennenlernen ist hierfür eine Möglichkeit.

Hier ein Vorschlag:
»Nachdem wir jetzt viel miteinander geredet haben, schlage ich einen konventionellen Händedruck zur Begrüßung vor, Reden ist dabei also erlaubt. Vielleicht könnt Ihr Euch noch mal mit Namen vorstellen, oder den des anderen erraten.«

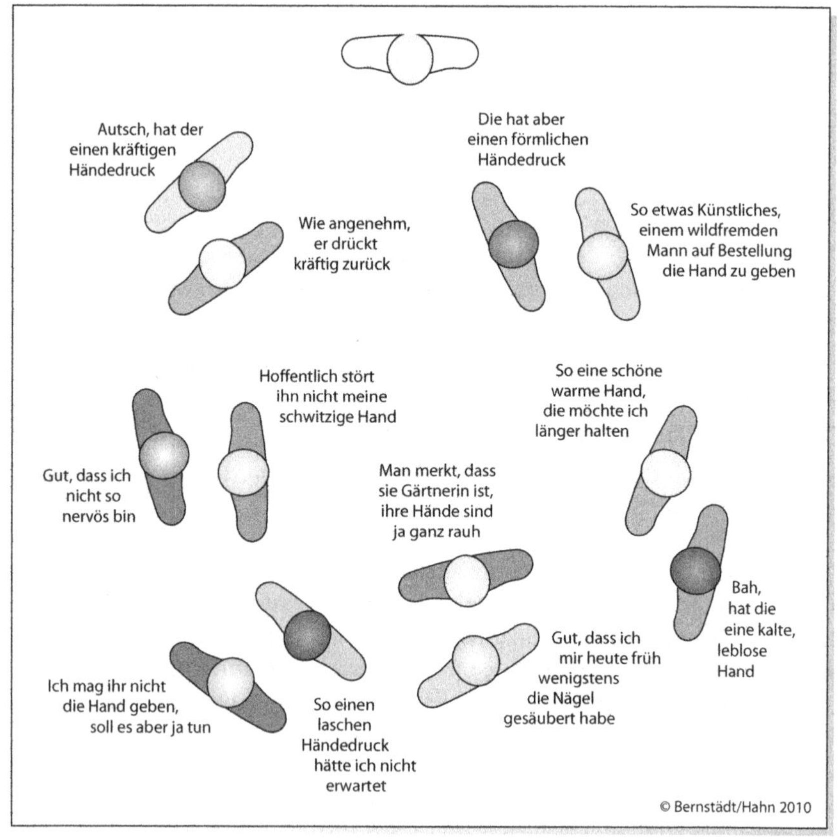

Abb. 5

Hier sind hypothetische Gedanken der Teilnehmer zu lesen, die nur die wenigsten bei einem ersten Treffen spontan preisgeben würden. Je größer die

Aufregung und Anspannung, desto weniger wird die Begegnung mit dem jeweiligen Gegenüber wirklich bewusst erlebt.

Obwohl dies eine fiktive Gruppe ist, werden Sie als Leser spontan Sympathien oder Antipathien mit bestimmten Gruppenteilnehmern entwickeln und könnten wahrscheinlich deutlich bestimmen, wem Sie am liebsten die Hand geben würde und wem nicht. Für alle Teilnehmer einer neuen Gruppe wird es ein Anliegen sein, sich auf diese Weise zu orientieren und herauszufinden, wen man mag und wen nicht.

Zunächst zurück zu unserer Gruppe. Da es in der Gestalt um die Förderung der ganzheitlichen Präsenz geht, also um die Konzentration auf das Hier-und-Jetzt im Kontakt, könnten Sie jetzt die Teilnehmer zu folgendem Experiment einladen:

»Gebt diesmal ganz bewusst höchstens drei Teilnehmern die Hand und konzentriert Euch jetzt auf die körperliche Empfindung des Händedrucks.
Was löst es in Euch aus, welche Gefühle oder Gedanken, Bilder oder Impulse?
Beschreibt es so prägnant wie möglich. Macht eine kurze Aussage.
Nehmt Euch Zeit, die Aussage Eures Gegenübers zu hören.«

Anschließend haben die Teilnehmer die Möglichkeit, in der Gruppe wichtige Entdeckungen und Erfahrungen mitzuteilen und gegebenenfalls zu vertiefen. Als Gruppenleiter hätten Sie die Wahl, diese Aussagen aufzugreifen oder einfach so stehen zu lassen. Lassen Sie sie erst mal so stehen, ist damit eine Erfahrungseinheit abgeschlossen, zumindest vorläufig. Je nach Plan bietet sich dann eine natürliche Pause an, in der Sie das Erlebte verdauen können.

Grundsätzlich ist also nichts gegen strukturierte Übungen und stringente Planung besonders zu Beginn einer Gruppe einzuwenden (vgl. im Anhang: »Vorschläge für Experimente und Gruppenaktivitäten«). Sie helfen Ihnen nicht nur, ihre Angst beim Gruppenleiten zu meistern, sondern werden wegen ihrer beruhigenden Wirkung auch von den Gruppenteilnehmern zunächst dankbar aufgegriffen. Es gibt ihnen ein Gefühl von Sicherheit, Überschaubarkeit und man ist von unkontrollierbaren Überraschungen gefeit.

Die strukturierten Übungen dienen dem Sich-Kennenlernen und geben Ihnen als Gruppenleiter wichtige Informationen und Orientierung:

1. In Bezug auf die Teilnehmer: Welche Erwartungen, Bedürfnisse, Befürchtungen, Vorwissen, Erfahrung und Interessen haben sie?
2. In Bezug auf Ihre eigene Befindlichkeit und Einschätzung (was genauso wichtig ist):
   - Wie fühlen Sie sich mit den Teilnehmern hier?
   - Mit wem bahnt sich ein guter Rapport an?
   - Wen erleben Sie als unterstützend und wohlwollend Ihnen gegenüber?
   - Wen erleben Sie als kritisch, in Konkurrenz gehend, abwertend, in Frage stellend?
   - Wen erleben Sie eher als ausweichend, zurückgezogen, reserviert, maskenhaft?
   - Wen erleben Sie als schwierig?
   - Zu wem fühlen Sie sich hingezogen?
   - Mit wem haben Sie hier Gemeinsamkeiten?
   - Wer ist Ihnen sehr fremd?
   - Gibt es jemanden, den Sie abstoßend finden oder den Sie nicht mögen?
   - Was davon erleben Sie als bedrohlich?
   - Fühlen Sie sich von der Gruppe angenommen?

Um diese Fragen als Gruppenleiter beantworten zu können, nutzen Sie möglichst all Ihre Sinne, all Ihre Kontaktfunktionen wie schauen, hören, riechen, sich spüren, usw. (Polster/Polster 1975: 127 ff.).

- Können Sie in der Gruppe gut durchatmen?
- Welche inneren Bilder tauchen auf?
- Wie frei fühlen Sie sich, in der Gruppe zu sprechen,
- sich zu bewegen und gegebenenfalls auch jemanden zu berühren?
- Sind sie gerne in dieser Gruppe?
- Wie ist Ihr Energiepegel?
- Haben Sie einen klaren Fokus?
- Was könnte Ihr nächster Schritt sein?
- Was brauchen Sie von den Gruppenteilnehmern, um diese letzte Frage beantworten zu können?

Der innere Supervisor

Im vorhergehenden Kapitel habe ich meinen inneren Supervisor, den »Herrn in Blau« vorgestellt. In diesem Fall hatte er meine Aussage als Gruppenleiterin hinterfragt und das Gegenteil in Erwägung gezogen.

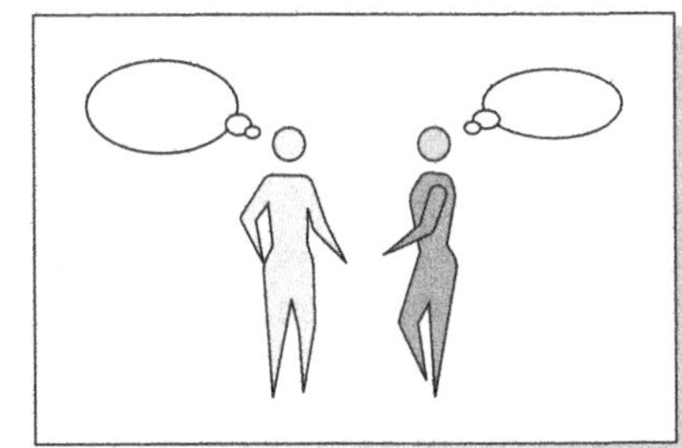

Dies ist nur eine der möglichen Funktionen des inneren Supervisors. In diesem Kapitel möchte ich ausführlicher auf die unterschiedlichsten Wirkweisen eines inneren Supervisors eingehen.

Vorab noch etwas zum Herrn in Blau«. Er ist für mich ein Symbol für eine wichtige innere Instanz, für meine Fähigkeit der kritischen Selbstreflexion. Diesen inneren Supervisor erlebe ich als einen inneren Raum, in den ich mich als Gruppenleiter zurückziehen kann, um mehr Gewahrsein und Bewusstheit für das komplexe Gruppengeschehen zu ermöglichen. Hier nehme ich meine assoziativen Bilder, Körperempfindungen, Gefühle und Handlungsimpulse wahr, besinne mich auf meine Erfahrung und mein Wissen, spiele mit Interventionsmöglichkeiten und nehme mir Zeit. Zeit und Raum brauche ich, um kreativ jeden einmaligen Gruppenprozess mitzugestalten. Häufig entstehen in diesem inneren Raum auch Dialoge mit bedeutsamen Menschen aus meinem Leben. Dadurch erhalte ich wichtige und hilfreiche Hinweise für das momentane Gruppengeschehen.

Der Leser könnte sich diesen inneren Supervisor also auch als einen sehr facettenreichen Co-Therapeuten vorstellen, der ihm unterstützend zur Seite steht.

Der angehende Gestaltgruppenleiter braucht noch einen äußeren Supervisor, der ihm diesen Raum außerhalb der Gruppe zur Verfügung stellt. Er wird sich zu Anfang in erster Linie auf die eigenen Erfahrungen als Gruppenmitglied beziehen und sich am Modell seines Gruppenleiters orientieren. Darüber hinaus verfügt er wahrscheinlich über theoretisches Wissen, was Gruppendynamik, Aufgabe des Gruppenleiters und wesentliche Prinzipien der Gestalt betrifft.

Sein innerer Supervisor ist quasi erst ein Schössling, der noch wachsen und reifen wird. Die anfängliche Imitation wird der eigenen spontanen Kreation weichen. Der vorerst internalisierte äußere Supervisor wird zunehmend durch den eigenen inneren Supervisor ersetzt.

Das, was nützlich war, kann vom Vorbild und Supervisor übernommen werden, anderes wird verworfen, neu erfunden und ausprobiert. Dies ist ein lebenslanger Prozess.

Es ist ratsam, auch als erfahrener Gruppenleiter, Supervision in Anspruch zu nehmen. Diese braucht nicht mehr so engmaschig zu sein und kann auch in einem Kreis von erfahrenen Kollegen stattfinden, denn der innere Supervisor kann über weite Strecken die wichtige Funktion der kritischen Selbstreflexion übernehmen.

Wenn es allerdings um blinde Flecken geht (was die Psychoanalyse Gegenübertragung nennt), brauche ich manchmal »Sehende«, um mich aus der Fixierung lösen zu können und wieder in den Kontakt mit mir, mit der Gruppe und einzelnen Gruppenteilnehmern zu gelangen.

Die Kultivierung des inneren Supervisors

Wie kultiviert man nun diesen inneren Supervisor? Was braucht er, um zu wachsen und zu gedeihen? Ich habe oben von kritischer Selbstreflexion geschrieben. Es ist wichtig, hier das richtige Maß zu finden. Letztendlich soll der innere Supervisor ja eine unterstützende, wohlwollende Instanz sein, nicht eine uns feindlich gesonnene. Ist die kritische Selbstreflexion zu harsch, unterminieren wir unser Selbstvertrauen, schüchtern uns selbst ein, paralysieren uns und erzielen eher den gegenteiligen Effekt: eine Lernstörung. Angst ist kein guter Lehrmeister.

Sind wir mit unserer kritischen Selbstreflexion zu lasch, zu selbstgefällig, sind immer die anderen schuld. Wenn die Gruppe schlecht läuft, ist es an der Zeit, sich zu fragen: Wie trage ich als Gruppenleiter selbst dazu bei?

Schon bevor ich in eine neue Gruppe komme, ist mein innerer Supervisor aktiviert. Ich nehme meine eigene Befindlichkeit, Phantasien, Erwartungen und Befürchtungen wahr, hege vage Vermutungen über die Gruppenteilnehmer und bin mit einem flexiblen Plan und Strukturvorschlag ausgestattet (siehe zum Beispiel im vorigen Kapitel: »Wir fangen an«).

Für eine kritische Selbstreflexion brauche ich immer wieder einen inneren Abstand vom Geschehen. Erst dann wird es mir möglich, mich selbstreflexiv ganzheitlich wahrzunehmen, Zeuge des Geschehens zu werden und zu Aussagen auf der Metaebene zu kommen.

Mögliche Fragen, die ich mir zum Beispiel stellen könnte, sind:

- Wie fühle ich mich im Moment in der Gruppe?
- Wie ist mein Atem?
- Was sind meine Körperempfindungen?

- Was habe ich gerade gemacht?
- Welche Wirkung haben einzelne Gruppenmitglieder auf mich?
- Was halte ich zurück?
- Was würde ich jetzt gerne tun?
- Was brauche ich von der Gruppe?
- Fühle ich mich im Kontakt?
- Was ist vorherrschendes Thema?

Darüber hinaus muss ich in der Lage sein, differenziert wahrzunehmen, was in meinem Umfeld passiert, in der Gruppe und in dem Umfeld, in das die Gruppe und ich gemeinsam eingebettet sind.

Erkenntnistheoretisch ist es klar, dass es sich hier nicht um objektive Wahrheiten handeln kann … Alles was ich wahrnehme, ist subjektiv gefärbt und verändert sich durch meine Beobachtung.

Mit diesem Hintergrundwissen lasse ich meine Aufmerksamkeit schweifen. Manches, was in der Gruppe passiert, wird für mich zur Figur und weckt mein Interesse. Anderes erscheint eher nebensächlich und ich entwickele Vermutungen und Phantasien (Projektionen) was die Gruppe als Ganzes, ihre Teilnehmer und die Beziehungen untereinander und zu mir betreffen (siehe hierzu auch das Kapitel «Klärung des Gruppenprozesses«).

Für den Anfänger beim Gestaltgruppenleiten ist es oft schwierig, diesen nötigen inneren Abstand vom Gruppengeschehen zu gewinnen. Durch die Gestaltmethode werden oft intensive Prozesse angestoßen; auch beim Gruppenleiter, wenn er im Kontakt bleibt. Die Ereignisse können sich manchmal überschlagen. Das kann sich dann anfühlen wie beim »Zauberlehrling« von Johann Wolfgang von Goethe:

»Herr, die Not ist groß!
Die ich rief, die Geister
werd ich nun nicht los.«

Wenn der Gruppenleiter sich überwältigt fühlt von den tiefen, emotionalen Prozessen, die er oder andere auslösten, so bekommen das die Gruppenmitglieder genau mit und der Angstpegel in der Gruppe wird steigen. Das kann natürlich auch erfahrenen Gruppenleitern passieren, aber sie haben es schon oft erlebt und geübt, diese Erfahrung zusammen mit der Gruppe zu verarbeiten, um wieder sicheren Boden zu gewinnen.

Der erste Schritt für den Anfänger ist, ein sicheres Gespür dafür zu bekommen, wenn er sich den Ereignissen in der Gruppe nicht mehr gewachsen fühlt, wenn ihm die emotionale Intensität zu viel wird oder er einfach eine

Pause braucht. Im Kapitel »Techniken, die aus der Tiefung führen« beschreibe ich einige mögliche Interventionen, um den Ausdruck schwieriger überwältigender Gefühle zu begrenzen und zu dosieren. Dies ist auch zum Schutz der übrigen Gruppenmitglieder besonders zu Beginn einer Gruppe wichtig.

Viele beginnende Gruppenleiter sind sehr aufgeregt und handeln schnell. Wenn ich etwas schnell mache, spüre ich nicht so viel. Meine Aufmerksamkeit richtet sich ausschließlich darauf, so schnell wie möglich fertig zu sein. Dann brauche ich zwar keine Aufregung, Zweifel oder Angst zu spüren, bin aber auch nicht im Kontakt mit der Gruppe. In der Gestaltarbeit geht es schließlich immer um Kontakt und das braucht meist Zeit, sowie Toleranz für Unsicherheit, wie eingangs ausführlich beschrieben. Es ist schon viel gewonnen, diesen Prozess bei sich selbst zu erkennen, ohne sich dafür zu verurteilen.

Zusammen mit dem äußeren oder inneren Supervisor könnte man den Fragen nachgehen, was einem helfen würde, mit dieser Aufregung, den Zweifeln und der Angst anders umzugehen und was man bräuchte, um das anfängliche Tempo etwas zu drosseln.

Hier einige Empfehlungen, die für den Leser vielleicht hilfreich sind, die aber der jeweiligen konkreten Situation entsprechend immer wieder abgewandelt und angepasst werden müssen.

- Ein erster wichtiger Schritt kann schon sein, der Gruppe die Aufregung und Nervosität mitzuteilen und sich genügend Zeit zu lassen, um die Resonanz der Gruppenmitglieder wahrzunehmen. Meist wird es eine positive Resonanz sein. Wenn nicht, dann dient es der Orientierung. Ich habe eine wichtige Information über diese Gruppe, dass sie mir im Moment nicht sehr wohlwollend begegnet und ich gut auf mich aufpassen werde.
- Kleinschrittig vorgehen: Erst mal mit dem großen Zeh das Wasser testen, anstatt gleich ins Tiefe zu springen. Oder Tipptopp spielen: Ich gehe einen kleinen Schritt, ihr geht einen kleinen Schritt, so kommen wir uns langsam näher. In der Gestaltsprache nennen wir es Vorkontakt.

  Dazu kann gehören, bewusst den Gruppenraum wahrzunehmen. Ist er groß, hell, bequem und leise genug? Fühle ich mich wohl?
- Viele kleinere Pausen einplanen, in denen sich der Gruppenleiter mit seinem inneren Supervisor zurückziehen kann, Abstand vom Gruppengeschehen gewinnt und die Ereignisse Revue passieren lassen kann.

Die Auswertung des bisherigen Gruppengeschehens

Einer Auswertung des bisherigen Gruppengeschehens können folgende Fragen dienen:

- Was ist bisher passiert?
- Wie fühle ich mich?
- Was sind die Themen?
- Gibt es etwas, dass ich jetzt klären oder wissen möchte?
- Wer ist bisher aktiv am Gruppengeschehen beteiligt, wer eher passiv und zurückgezogen?
- Wie ist die Energie in der Gruppe?
- Kommen die meisten Impulse von mir?
- Werde ich in meiner Rolle als Gruppenleiter akzeptiert?
- Zeichnen sich Konflikte ab?
- Beziehen sich die Gruppenmitglieder hauptsächlich auf mich oder auch aufeinander?
- Gibt es irgendjemand, der mir Sorgen macht?
- Gibt es jemanden, der mich stark an jemand anderen erinnert (Gefahr von fixierter Projektion)?
- Was wäre jetzt förderlich für den Gruppenprozess – ein Impuls für die Gruppe als Ganzes, Partnerarbeit, Triaden oder Kleingruppenarbeit oder Einzelarbeiten in der Gruppe oder zwischen Gruppenteilnehmern?

Bei der Beantwortung dieser Fragen kristallisieren sich wichtige Themen und mögliche Impulse heraus, die der Gruppenleiter in die Gruppe geben kann. Dies ist eine Ansammlung möglicher Fragen, die natürlich nicht alle und immer beantwortet werden müssen.

Wenn der Gruppenleiter nach einer Pause keine klare Idee hat, wie es weitergehen könnte, gibt es immer die Möglichkeit, die Gruppe zu fragen.

> *»Was ist für euch jetzt im Vordergrund? Woran seid ihr interessiert? Was ist euer Bedürfnis? Was beschäftigt euch?«*

So kann er sicher sein, die Kooperation der Gruppe zu gewinnen, auch wenn dies in den Anfangsstadien einer Gruppe oft die Konfluenz fördert und hilft, sich anbahnende Konflikte vorerst zu vermeiden.

Dieses konfluente Stadium im Gruppenprozess ist zu Beginn normal und entspricht dem Sicherheitsbedürfnis der Teilnehmer und des Gruppenleiters. Man versichert sich zuerst der Gemeinsamkeiten und der grundlegenden Akzeptanz. Auf diesem sicheren Boden werden bald auftauchende Unterschiedlichkeiten als weniger bedrohlich für den Einzelnen und die Existenz der Gruppe erlebt (vgl. Kapitel »Klärung des Gruppenprozesses« und »Ich, Du und Wir im Gruppenprozess«).

Zu einem späteren Zeitpunkt im Gruppenleben kann es dann durchaus vorkommen, dass sich die Gruppenmitglieder selbst wünschen, Konflikte zwischen einzelnen Gruppenteilnehmern zu klären.

Die wohl wichtigste Funktion des inneren Supervisors besteht darin, sich immer wieder darauf zu besinnen, im Kontakt mit sich zu bleiben. Da der Gruppenleiter sehr gefordert ist, seine Aufmerksamkeit auf das vielschichtige Gruppengeschehen zu richten, verliert er sich leicht selbst.

Erinnert er sich immer wieder daran, sich in seinen inneren Raum zurückzuziehen, wie oben beschrieben, kann er sich auch wieder klarer seinem Gegenüber nähern. Es handelt sich um eine Pendelbewegung, den natürlichen Rhythmus von Kontakt und Rückzug. An seinem Modell können die Gruppenmitglieder lernen.

Fast eben so wichtig ist die Aufgabe des inneren Supervisors, Ausschau nach meinen Gegenübertragungen zu halten (vgl. Kapitel «Übertragung und Gegenübertragung«).

- Mit welchen Gruppenmitgliedern entstehen festgefahrene Beziehungsmuster, unbefriedigender Kontakt?
- Welchen Anteil habe ich daran?
- Was stört mich am anderen?
- Wie sollte er anders sein?
- Kann ich mal versuchen, mich in mein Gegenüber hineinzuversetzen?
- Wie würde ich mich als mein Gegenüber beschreiben?
- Wie erlebt mein Gegenüber mich als Gruppenleiter?

Durch derartige Perspektivenwechsel kann ich mir als Gruppenleiter oftmals selber helfen, eine andere Qualität in die Beziehungsgestaltung einzubringen.

Manchmal brauche ich meinen inneren Supervisor auch, um mir Mut zu machen, eher unangenehme Themen in der Gruppe anzusprechen oder kritisches Feedback zu geben (vgl. Kapitel «Feedback geben«).

Wenn ich mir unsicher bin, ob und wie ich etwas in der Gruppe anspreche, gibt es die Möglichkeit der Probe-Identifikation (orig.: »trial identification«; Casement 1985: 34 ff.). Ich könnte das erst im Stillen für mich machen und mich zum Beispiel fragen:

»Wie würde es Gisela wohl empfinden, wenn ich sie auf ihre Auseinandersetzung mit Tobias während des letzten Gruppentreffens anspreche? Sie wirkt

so zurückgezogen heute. Ob es wohl etwas damit zu tun hat? Oder sollte ich lieber Tobias darauf ansprechen, er schaut immer so verstohlen zu ihr rüber? Vielleicht warte ich lieber noch eine Weile, beide scheinen den Blickkontakt mit mir zu meiden. Wahrscheinlich brauchen sie noch Zeit. Vielleicht spricht sie ja auch ein anderes Gruppenmitglied darauf an. Das wäre besser. Noch scheint es die anderen in der Gruppe nicht zu beeinträchtigen. Ich kann auch noch gut atmen«

Diese Art der versuchsweisen Identifikation mit einem oder mehreren Gruppenmitgliedern verhindert oft eine zu voreilige Intervention, die das eigene Potenzial der Gruppe unterminiert oder sonstwie unpassend sein könnte.

In einem anderen Fall könnte der Gruppenleiter auch laut seine Probe-Identifikation aussprechen, wie zum Beispiel:

»Als ein Mitglied dieser Gruppe wäre ich mir nicht sicher, ob es überhaupt jemandem auffallen würde, wenn ich nicht mehr käme. Ich wüsste nicht, ob mich hier jemand vermissen würde. Bisher hat niemand Gabi erwähnt, die schon seit zwei Treffen nicht mehr dabei ist.«

Gelegentlich schiebt sich auch etwas in den Vordergrund meiner Wahrnehmung, ohne dass ich es sicher zuordnen könnte. Vermutlich hat es etwas mit den Geschehnissen in der Gruppe zu tun.

Fällt es einigen oder auch der ganzen Gruppe schwer, ein wichtiges Anliegen oder Gefühl direkt zu kommunizieren, so kann dies trotzdem durch dessen Auswirkung auf den Gruppenleiter gelingen. Lasse ich mich von meinem inneren Supervisor an dieses Phänomen der indirekten Kommunikation (orig.: »communication by impact«; Casement 1985: 72 ff.) erinnern, kann ich meine Aufmerksamkeit und Phantasie auf das lenken, was gerade nicht gesagt und ausgedrückt wird.

Hierzu ein Beispiel:

In einer Gruppe, die ich als zähflüssig erlebe, bekomme ich zunehmend Magenschmerzen. Da dies für mich sehr selten ist und ich auch nichts Schweres gegessen habe, wende ich mich an die Gruppe:

»Ich sitze hier und habe seit geraumer Zeit Magenschmerzen. Ich frage mich, ob das mit dem zu tun hat, was hier gerade in der Gruppe geschieht. Gibt es denn noch jemanden hier, der auch Magenschmerzen hat?«

In den meisten Fällen wird diese Intervention die Gruppe weiterbringen und einige ermutigen, bisher Zurückgehaltenes einzubringen. Zum Beispiel:

»Ich halte mir schon die ganze Zeit den Magen, ich spüre so eine Unzufriedenheit. Alle sind hier so vorsichtig miteinander und nichts passiert.«

»Ja, das geht mir auch so, aber ich habe Angst, hier etwas zu sagen, vor allem vor dir Tamara. Du guckst mich immer so kritisch an.«

Die Selbstfürsorge des inneren Supervisors

Der innere Supervisor ist auch für meine Selbstfürsorge zuständig. Eine Gestaltgruppe zu leiten ist eine anspruchsvolle Herausforderung, bedarf hoher Konzentration und emotionaler Belastbarkeit und einer guten Mischung von harter Arbeit und kreativem Spiel. Das Leiten einer Gestaltgruppe bringt einen hohen Erwartungsdruck mit sich, wobei nur eines sicher ist: Man wird immer einigen Gruppenteilnehmern nicht gerecht werden und sie enttäuschen.

Neben der kritischen Selbstreflexion brauchen wir auch die Fähigkeit eigener positiver Bestätigung. In diesem Zusammenhang ist es für mich hilfreich, mir meine eigenen Kriterien von persönlichem Wachstum zu vergegenwärtigen, wie zum Beispiel:

- Die Teilnehmer sind mehr im Kontakt mit sich.
- Sie haben gelernt, sich aufeinander zu beziehen.
- Sie können Konflikte austragen.
- Sie können ihre Bedürfnisse artikulieren.
- Sie können sich gegenseitig stützen.
- Sie können sich in ihrer Andersartigkeit wertschätzen.

Die Beantwortung folgender Fragen kann dann der Stärkung des Selbstvertrauens als Gruppenleiter dienen:

- Wer hat in dieser Hinsicht bisher gut profitiert von der Gruppenerfahrung?
- Von welchen bereichernden Entwicklungen und Veränderungen berichten die Teilnehmer?
- Was ist sonst noch gut gelaufen?

Eine wichtige Funktion des inneren Supervisors ist, den Gruppenleiter fürsorglich auf seine Grenzen hinzuweisen und für Auszeiten zu sorgen. Gruppengeschehnisse können einen sehr in ihren Bann ziehen. Ich kann mich an ihnen festbeißen, weil ich unbedingt etwas klären, vermitteln, verändern, verstehen, richtig stellen oder helfen möchte. Bei dieser langen Liste von

Vorhaben kommt der Gruppenleiter natürlich unter Druck, verspannt sich und wird leicht atemlos. Wenn eine Pause gerade unangebracht erscheint, so kann ich immerhin aus dem Fenster gucken, um mir eine kurze wohltuende Auszeit zu nehmen.

Der innere Supervisor kann ein Spezialist im Auftanken und Abschalten werden. Im Laufe der vielen Jahre als Gruppenleiterin habe ich diesbezüglich ein reichhaltiges Repertoire entwickelt, von dem ich je nach Stimmung auswählen kann und das ich stetig ergänze. Entscheidend ist, dass ich es auch nutze. Mein innerer Supervisor hält quasi ein Auge auf mich und gibt mir die Erlaubnis dazu. Er hilft mir herauszufinden, was mir genau in der jeweiligen Situation gut täte. So kann es mal ein Mittagschlaf trotz strahlenden Sonnenscheins sein und zu anderen Zeiten ein Spaziergang im Regen.

Auftanken und Selbstfürsorge sind natürlich auch im Alltag eine Notwendigkeit. Der Gestaltgruppenleiter ist ganzheitlich gefordert. Er wird den Gruppenmitgliedern besser zur Verfügung stehen können, wenn er auch ganzheitlich für sich sorgt: auf der geistigen, körperlichen, emotionalen und spirituellen Ebene. Gestalttherapie ist eingebettet in eine umfassende Lebensphilosophie und Erkenntnistheorie.

Zur Selbstfürsorge gehört auch, die Grenzen Ihrer Kompetenz zu erkennen. Der wenig erfahrene Gruppenleiter wird oft über die Grenzen seiner Kompetenz hinaus gefordert. Das ist völlig normal und passiert, wenn auch seltener, ebenso bei erfahreneren Gruppenleitern. Wichtig ist, es sich einzugestehen und dementsprechend verantwortungsvoll zu handeln. An diesen Grenzen kann man Themen für die Supervision erkennen und Inhalte möglicher Weiterbildung durch Eigenstudium oder Teilnahme an entsprechenden Kursen. Auf jeden Fall kann ein Gruppenteilnehmer nach Absprache an einen erfahreneren Kollegen weitervermittelt oder natürlich auch stationär versorgt werden.

Bis an die Grenze unserer Kompetenz hingegen können uns alle Gruppenmitglieder führen. Wenn hier Kontakt stattfindet, lernen wir voneinander, erweitern sich unsere Grenzen. Der Gestaltgruppenleiter wird sich bei jedem Gruppentreffen durch den Austausch und die Wirkung der Begegnungen im Kontakt verändern. Der innere Supervisor ist auch dafür zuständig, Ihr eigenes persönliches Wachstum bewusst zu würdigen und dankbar anzuerkennen, was Sie von den Gruppenteilnehmern gelernt haben.

Zusammenfassung der Aufgaben des inneren Supervisors

Kritische Selbstreflexion

- Unparteiischer Zeuge des Geschehens
- Distanzierte Beobachtung auf der Metaebene
- Regelmäßige Auswertung des Gruppengeschehens

Pendelnde Aufmerksamkeit zwischen sich und der Gruppe

- Übertragungen und Gegenübertragungen registrieren
- Probe-Identifikationen, um voreilige Interventionen zu verhindern
- Aufmerksam sein für indirekte Kommunikationen in der Gruppe
- Im Zweifelsfall immer die Gruppenteilnehmer fragen

Selbstfürsorge

- Positive Selbstbestätigung
- Nervosität bewusst wahrnehmen
- Tempo drosseln
- Kleinschrittig vorgehen
- Mut machen
- Grenzen der Belastbarkeit und Kompetenz akzeptieren
- Für Auszeiten und Pausen sorgen
- Ans Auftanken und Abschalten erinnern
- Das eigene persönliche Wachstum bewusst würdigen

So könnte es weitergehen – einige allgemeine Prinzipien

Immer wieder sind die Gruppenteilnehmer (und ich auch) davon fasziniert, wie in einer Gruppe von untereinander vorerst fremden Menschen sich bereits nach wenigen Stunden gemeinsamer Erfahrung des Gestaltansatzes eine Vertrautheit und emotionale Tiefung, sowie Nähe entwickeln kann. In den meisten anderen Gruppen würde dies selbst nicht nach Jahren eintreten.

- Wie kommt es dazu?
- Was fördert diesen Prozess?
- Was behindert ihn?
- Welche anscheinend simplen Methoden stehen mir als Gestaltgruppenleiter hierbei zur Verfügung?
- Welche innere Haltung ist notwendig?
- Welche einfachen ersten Impulse kann ich als Gestaltgruppenleiter geben, um wie scheinbar aus dem Nichts wichtige Themen der einzelnen Gruppenmitglieder aufzudecken?
- Welche Interventionen stehen mir zur Verfügung, um typische Beziehungsmuster einzelner Teilnehmer durch die Interaktionen unter ihnen prägnant in den Vordergrund treten zu lassen?

Einiges davon ist schon im vorigen Kapitel im Hinblick auf den inneren Supervisor beschrieben worden. Es folgen einige wichtige ergänzende Prinzipien, die für den Gruppenprozess förderlich sind.

Figur-Hintergrund als Orientierungshilfe

Im Prinzip gibt es nur eine notwendige Anweisung, die der Gruppenleiter seiner Gruppe geben muss: Achte auf das, was in den Vordergrund kommt, was dich beschäftigt und bewegt. Es ist dabei wichtig, als Gruppenleiter selbst viel Raum und Zeit zu geben, damit etwas geschehen kann, dass es zu einer Figurbildung kommen kann, die sich aus dem Gruppengeschehen heraus entwickelt.

Der unerfahrene Gruppenleiter wird noch wenig Vertrauen in diesen Selbstregulierungsprozess haben, woher auch! In den meisten pädagogisch-therapeutischen Veranstaltungen gibt es einen geplanten Ablauf, vorher definierte Ziele und Methoden. Die Gruppenmitglieder werden mit ihrer Erwartungshaltung das Übrige dazu beitragen, dass sich der Gruppenleiter unter Druck gesetzt fühlt und sich für die Gestaltung der Gruppe allein verantwortlich fühlt.

Mit zunehmender Erfahrung fällt es leichter abzuwarten, um dann auf die Impulse und Interessen der Gruppenmitglieder einzugehen. Meine Maxime ist dabei, so wenig wie möglich und nur soviel wie nötig vorauszuplanen.

Über Verlangsamung zum Gewahrsein bis zur Entautomatisierung

Da Entschleunigung eine wesentliche Voraussetzung für Bewusstheit ist, habe ich im Laufe der Jahre gelernt, mein Tempo zu drosseln, wenn ich Gruppen leite. In Gruppen, die mir noch fremd sind, bin ich immer besonders aufgeregt und neige dazu, schnell zu werden. Nicht nur mein Herzschlag und Atem beschleunigen sich, sondern auch meine Worte und Reaktionen. Wenn ich nicht bewusst dagegen steuere, purzeln Sätze gleichsam automatisch aus mir heraus, als Reaktion auf meine unterschwellige und diffuse Angst vor der Gruppe – dann bin ich reaktiv.

Aus meiner anfänglichen Erfahrung von Gruppenleitung weiß ich, dass zu Beginn einer Gruppe sich die Ereignisse manchmal zu überschlagen drohen. Wurde vorher kein tragbarer Boden geschaffen, der Gruppenmitglieder auffängt, können die tief bewegenden Erlebnisse nur schlecht integriert werden. So habe ich mir angewöhnt, zu Beginn einer Gruppe bewusst das Tempo zu verlangsamen und mit Interventionen zurückzuhalten, die in die Regression führen oder zu kathartischem Ausdruck einladen.

Hierzu eignen sich noch weitere strukturierte Anleitungen zum Sich-Kennenlernen und zum Vertraut-Werden mit den wesentlichen Prinzipien der Gestaltarbeit (vgl. im Anhang »Vorschläge für Experimente und Gruppenaktivitäten«: Anfangsphase und Übungen zur Erfahrung unterschiedlicher Kontaktfunktionen). Möchten Sie auf diese Übungen verzichten, um einer passiven Konsumhaltung der Gruppenteilnehmer vorzubeugen, so könnten Ihre Interventionen hauptsächlich darauf abzielen, alle Interaktionen zu verlangsamen, um sie bewusster wahrnehmen zu können und Raum für Neues zu gewinnen.

- Machen Sie Pausen und lassen Sie welche zu.
- Wenn möglich, sprechen Sie langsamer und lehnen Sie sich innerlich und äußerlich etwas zurück. Das verleiht Ihnen innere Weiträumigkeit und ganzheitliche Aufmerksamkeit.
- Lassen Sie Teilnehmer vielleicht etwas noch mal wiederholen oder langsamer sprechen.
- Laden Sie zu bewusstem langen Ausatmen ein.
- Erkundigen Sie sich, was Teilnehmer spüren, wenn sie etwas erzählen, oder nach ihren Handlungsimpulsen.

- Fragen Sie nach, wie Teilnehmer ihre Stimme erleben oder auch zu wem sie sprechen und ob sie sich gehört fühlen, ob sie sich ihres Gesichtausdrucks bewusst sind oder ihrer Körperhaltung oder einer bestimmten Bewegung.
- Sie könnten sie dazu einladen, diese bewusst zu wiederholen oder zu übertreiben.
- Interessieren Sie sich für die inneren Bilder des Teilnehmers und seine Gefühle … Oder teilen Sie Ihre eigenen mit.
- Zwischendrin fassen Sie gelegentlich zusammen, was Sie gehört und gesehen haben und achten Sie darauf, nichts hinzuzufügen oder zu interpretieren.
- Darüber hinaus bitten Sie Gruppenteilnehmer, sich einfach mal in der Gruppe umzuschauen und bewusst wahrzunehmen, mit wem sie gerade zusammen sind und wie es ihnen damit geht.

Vom Allgemeinen zum Spezifischen, vom Abstrakten zum Konkreten

Dies ist ein sehr nützlicher Leitsatz. Wenn in einer Gruppe der Energiepegel niedrig ist und wenig lebendiger Austausch stattfindet, so könnte es sein, dass sich die Gruppenmitglieder in abstrakte Verallgemeinerungen geflüchtet haben. Als Gruppenleiter fordere ich sie dann auf, in ihren Mitteilungen konkret und spezifisch zu werden.

Beispiel:

Teilnehmer unterhalten sich darüber, wie gern sie manchmal richtig jemandem ihre Meinung sagen würden, aber niemanden verletzen wollen.

Als Gruppenleiter könnte ich nachfragen, wem sie denn gerne mal die Meinung sagen würden und wie sie nicht verletzen wollten und was dann genau passieren könnte usw.

Je konkreter und spezifischer jegliche Aussage ist, desto besser kann ich sie mir möglichst mit all meinen Sinnen vorstellen. Dies ist eine wichtige Voraussetzung dafür, wirklich präsent zu sein im Kontakt und identifiziert mit dem, was ich tue.

Im Kontrast dazu können abstrakte Verallgemeinerungen dazu dienen, mich von meiner momentanen Erfahrung abzuspalten und zu entfremden.

Offene und geschlossene Gestalten

Der Begriff *offene* oder *geschlossene Gestalt* ist für mich ein sowohl nützlicher als auch unscharfer Begriff. Im strengen Sinne gibt es keine offene oder geschlossene Gestalt. Selbst die Geburt als eine offene und der Tod als eine geschlossene Gestalt sind ungenau. Bei der Geburt sind wir am beweglichsten und sofort setzt der Alterungsprozess oder auch Reifungsprozess ein. Wichtige Aspekte dieses Prozesses sind zunehmende Unbeweglichkeit, Fixierungen, Automatismen, typische Charaktereigenschaften, Körperhaltungen, Bewegungsmuster, emotionale Schemata, Denk- und Verhaltensmuster. Diese körperliche, geistige und seelische Verminderung von Beweglichkeit endet nach unserem letzten Atemzug in der langsam einsetzenden Todesstarre.

Was hat das alles mit Gruppenleiten zu tun? Wenn ich die Gruppe als einen Organismus betrachte, wie es von einigen Gestalttheoretikern vorgeschlagen wird, so hat auch die Gruppe eine Geburt, in der anfangs noch alles offen und möglich ist, ein Leben, indem der Prozess der Reifung stattfindet, einhergehend mit bestimmten Festlegungen der Aufgaben, Ziele, Rollen, Regeln, Normen und Werte und ein unwiederbringliches Ende wie der Tod.

Schau ich mir als Gruppenleiter das Gruppengeschehen mit der Brille ›offene vs. geschlossene Gestalten‹ an, dann hilft es mir zu entscheiden, auf welche Themen sich meine Interventionen richten werden. Wenn ich in eine völlig neue Gruppe komme, von deren Teilnehmern ich nichts weiß, so bringe ich nur meine eigene Neugierde als offene Gestalt mit, die mich motiviert, gemäße Handlungen zu erfinden. Meine ersten Kontaktanbahnungen werden unbefangen sein, ich möchte die Teilnehmer kennen lernen, etwas über ihre Erwartungen, Wünsche und Ziele wissen, über ihre momentane Befindlichkeit erfahren. Auch gehe ich davon aus, dass die Gruppenteilnehmer ein ähnliches Bedürfnis haben, wenn sie vielleicht auch nicht genauso unbefangen sind.

In die meisten Gruppen komme ich aber nicht so unbefleckt. Es gibt oft eine Vorgeschichte, die offene und geschlossene Gestalten mit beinhalten. Die geschlossenen wirken wie selbstverständlich im Hintergrund, größtenteils abrufbar, wenn danach gefragt, aber ansonsten nicht von unmittelbarem Interesse. Dazu gehört zum Beispiel, dass ein mir schon aus einer anderen Gruppe bekannter Teilnehmer jetzt in der neuen Gruppe ist. Es war so abgesprochen, es bestand ein guter Rapport, eine tragfähige Beziehung.

Mehr in mein Bewusstsein hingegen dringen die offenen Gestalten. Sie verlangen meine Aufmerksamkeit, wie eine Fliege, die sich in penetranter Weise immer wieder auf meine Nase setzt.

Offene Gestalt, die einen Gruppenteilnehmer betrifft

Zum Beispiel könnte dort ein Gruppenteilnehmer sitzen, den ich für diese spezielle Gruppe für ungeeignet halte. In einem speziellen Fall hatte ich erst ein halbes Jahr später für mich die Gestalt geschlossen. Als es in der Gruppe für alle deutlich wurde, dass dieser Teilnehmer nicht seinen Platz finden würde und es ihm in der Gruppe zunehmend schlechter ging, machte ich meine Autorität als Gruppenleitung geltend, bot ihm meine Einschätzung an, dass er in der Gruppe nicht gut aufgehoben sei, woraufhin er entschied zu gehen. In der Gruppe war daraufhin größtenteils Erleichterung zu spüren.

Ein anderes Beispiel: Eine Gruppenteilnehmerin kommt aus einer anderen Gruppe, in der sie sich nicht wohl gefühlt hat. Einiges über die Geschichte in der anderen Gruppe ist mir zu Ohren gekommen. Meine offene Gestalt ist: meine unausgedrückte Angst, dass die Teilnehmerin vielleicht besonders schwierig ist.

Jegliches Vorwissen, das ich über einen Gruppenteilnehmer von Dritten habe, wirkt für mich wie eine offene Gestalt. Mein Dilemma: Einerseits möchte ich es ansprechen, um die Gestalt für mich schließen zu können, andererseits wurde mir solche Information meist im Vertrauen mitgeteilt. Sie war nicht für die Gruppenöffentlichkeit bestimmt.

Besonders zu Beginn einer Gruppe können Gruppenteilnehmer es als Vertrauensbruch empfinden und sich bloßgestellt fühlen, wenn ich Informationen von außerhalb der Gruppe einbringe.

Offene Gestalt, die die ganze Gruppe betrifft

Eine eher banale offene Gestalt zu Beginn einer Gruppe besteht, wenn einer oder gar mehrere Teilnehmer erst später kommen oder gar unklar ist, wer überhaupt noch kommt.

Das sind Startbedingungen, die Unsicherheit mit sich bringen, die Wertigkeit der Gruppe schmälern und ihre zuverlässige Tragfähigkeit von Anfang an in Frage stellen. Viel freudige Erwartung und Aufregung kann so verpuffen. Gleich zu Beginn droht dann eine für die Gruppenkohäsion ungünstige Norm der Unverbindlichkeit.

Verschärft wird diese unterminierende Dynamik, wenn einzelne Gruppenteilnehmer sich offen halten, ob sie in der Gruppe bleiben werden und das bis zum Schluss des ersten Treffens oder sogar noch länger ungeklärt bleibt. Es verhält sich hier wirklich wie mit der besagten Fliege auf der Nase, sie ist nicht bedrohlich, erzeugt aber einen Reiz, der eine Reaktion erfordert.

Grundsätzlich gibt es mindestens zwei Möglichkeiten, mit diesen Situationen jeweils umzugehen:

- Erst mal nichts zu tun
  Was dafür spricht: Das Thema kann von der Gruppe selbst angesprochen werden.
  Was dagegen spricht: Das Thema schwelt im Hintergrund und lähmt die Energie der Gruppe.
- Das Offensichtliche zu benennen
  Wenn das Thema die ganze Gruppe angeht, lenkt diese Intervention bereits zu Beginn die Aufmerksamkeit der Teilnehmer auf die Tatsache, dass das Verhalten jedes einzelnen Mitglieds Wirkung auf die anderen Teilnehmer und auf die Gruppe insgesamt hat. Es zieht jeden in die Mitverantwortung für das gesamte Gruppengeschehen: für die Entstehung von Normen, Regeln, Atmosphäre und Kultur. Eine Tatsache, die nicht von allen Teilnehmern widerstandslos hingenommen werden wird.

Als Gruppenleitung können Sie Ihr Gewicht mit in die Waagschale geben, oder den Konflikt bei der Gruppe lassen. Sie könnten die Stellvertreter der beiden Pole Zugehörigkeit und Autonomie darin unterstützen, ihre jeweilige Position zu finden, zu vertreten und zu verteidigen. Der erste Konflikt zwischen Gruppenmitgliedern nähme Gestalt an. Die Arbeit mit Polaritäten ist dabei ein wesentlicher Bestandteil, wenn es um die Bewusstwerdung und Lösung von Konflikten geht (Zinker 1998: 191 ff.).

Wenn Sie als Gruppenleitung gleich zu Beginn Ihr Gewicht deutlich mit in die Waagschale legen, gehen Sie in Konflikt mit Gruppenteilnehmern, was früher oder später sowieso passieren wird. Denn auch Sie werden Vorstellungen darüber haben, welche Kultur in der Gruppe herrschen sollte, damit Sie sich zum Arbeiten ausreichend wohl fühlen.

Sie könnten also klar sagen, dass es Ihnen wichtig ist, dass die Teilnehmer zur vereinbarten Zeit da sind, so dass Sie gemeinsam anfangen können. Oder Sie könnten ankündigen, dass Sie von jetzt an zur vereinbarten Zeit anfangen werden, mit denen, die da sind.

Wichtig für mich ist, ein reiches Repertoire an Interventionsmöglichkeiten zu haben, um solch eine recht übersichtliche offene Gestalt aktiv für mich schließen zu können. Ob ich dabei den Konflikt in die Gruppe gebe und mich soweit wie möglich raushalte oder mich selbst in den Konflikt begebe, hat unterschiedliche Konsequenzen.

Die meisten Gruppen sind erschrocken, wenn es gleich zu Beginn einen Konflikt mit der Leitung oder unter den Gruppenmitgliedern gibt.

Zusammenfassend erlebe ich mich als Gestaltgruppenleiter wie ein Spürhund nach offenen Gestalten (Unerledigtem), die im Hier und Jetzt der Gruppe wirken und nach Schließung drängen. Darüber hinaus möchte ich es den Gruppenteilnehmern schmackhaft machen, dass es sich lohnt, sich diesen offenen Gestalten zuzuwenden. Wird die Gestalt geschlossen, gehen die Gruppenteilnehmer gestärkt und gereift aus diesem Prozess hervor.

Einen Fokus finden und halten

Haben Sie die oben beschriebenen Prinzipien mehr oder weniger befolgt, so werden Sie einen Fokus für Ihre Arbeit mit der Gruppe gefunden haben. Sie haben für ausreichend Raum und Zeit für den Figurbildungsprozess bei einzelnen Teilnehmern und für die Gruppe als Ganzes gesorgt. Es gibt spezifische, konkrete Anliegen in der Gruppe von lebendigem Interesse für die meisten Teilnehmer. Das Thema ist benannt, ein Fokus ist gefunden.

Dies ist nicht immer ein geradliniger Prozess, oft liegen mehrere Themen an und es ist wichtig, dies offenkundig zu berücksichtigen und Zeit dafür einzuplanen. Vielleicht entwickelt man zusammen mit der Gruppe eine Prioritätenliste. Es empfiehlt sich, klar zu bekunden, wenn die Zeit nicht für alle Anliegen reichen wird. So wecken Sie als Gruppenleiter keine uneinlösbaren Erwartungen und nehmen sich selbst den Druck, allen gerecht werden zu müssen.

Ist also der Fokus gefunden, gilt es ihn zu halten. Das ist in den Anfangsstadien einer Gruppe hauptsächlich Ihre Aufgabe als Gruppenleiter. Sie halten stetig den Kurs inmitten vieler Ablenkungen, Vermeidungen und Irrwegen auf Seiten der Gruppenteilnehmer. Dabei ist es nur natürlich, dass Sie häufig selbst vom Weg abkommen. Idealerweise bleiben Sie dabei präsent und verlieren den Fokus nicht aus den Augen (vgl. Kapitel »Der therapeutische Prozess«).

Das volle Potenzial einer Gruppe nutzen lernen

Zu Beginn einer Gruppe richten sich die Teilnehmer fast ausnahmslos an Sie, den Gruppenleiter. Das ist völlig normal, schließlich bringen sie damit zum

Ausdruck, dass sie Ihre Autorität als Gruppenleiter akzeptieren. Ich erachte es als ein wichtiges Lernziel einer Gestaltgruppe, dass die Teilnehmer das volle Potenzial dieser einzigartigen Gruppe nutzen lernen, um diese Lernerfahrung dann auf andere Gruppen übertragen zu können.

Die Interventionen des Gestaltgruppenleiters schaffen die Kultur einer interaktiven Gruppe. Ein Großteil meiner Aufmerksamkeit und meiner Interventionen richten sich auf das Hier-und-Jetzt des Gruppengeschehens, allerdings nicht mit der strengen Ausschließlichkeit einer interaktiven Gruppentherapie, wie zum Beispiel bei Bud Feder (Feder 2006: 57 ff.).

Mit meinen Interventionen lade ich die Gruppenteilnehmer immer wieder ein, ihre Aufmerksamkeit nicht nur auf sich selbst zu richten, sondern auch auf das, was zwischen einzelnen Gruppenmitgliedern und in der Gruppe als Ganzes geschieht. Dies bedeutet für viele eine ganz neue Schulung der Aufmerksamkeit. Auf dieser Basis können Teilnehmer miteinander in Kontakt gehen, sich in unterschiedlichen Konstellationen ausprobieren, experimentieren, sich neu erfinden und wachsen (vgl. Anhang: »Vorschläge für Experimente und Gruppenaktivitäten«; vgl. Kapitel »Arbeit mit der Gruppe als Ganzes« und »Das kreative Potenzial der Gruppe nutzen«).

Hier geht es mir zunächst um wichtige Kriterien bei der Auswahl, bzw. Erfindung von Gruppenaktivitäten und Experimenten. Grob gesprochen, lassen sie sich in zwei Gruppen aufteilen:

- Experimente/Aktivitäten, die eher aktivieren, stimulieren und Prozesse in Gang setzen, die weiter verfolgt und vertieft werden können. Offene Gestalten werden bewusst, beanspruchen Aufmerksamkeit und drängen nach Vervollständigung.
- Experimente/Aktivitäten, die eher eine beruhigende, nährende, heilende, spielerische Qualität haben und eine Ruhephase einleiten.

Beide Arten von Aktivitäten sind wichtig im Leben einer Gruppe und entsprechen dem natürlichen Rhythmus von Kontakt und Rückzug. Als Gruppenleiter achten Sie auf Ausgewogenheit. Es gibt Gruppen, in denen immer hart gearbeitet wird und in denen es immer Konflikte gibt. Oder es gibt Gruppen, die sich ausschließlich mit schwierigen Problemen und Schicksalsschlägen einzelner Teilnehmer beschäftigen. Natürlich sind Gruppen auch und gerade dafür da – aber nicht nur.

Leicht kann es zu einer Fixierung kommen und harte Arbeit und schwierige Probleme werden zur Gruppennorm. Der Gruppe fehlen dann Leichtigkeit, Sinnes- und Lebensfreude, Zuversicht und Harmonie, Qualitäten, die das Leben lebenswert und die Gruppe zu einem attraktiven Ort machen.

Hier können Sie als Gruppenleiter durch das Angebot entsprechender Aktivitäten gegensteuern und den Teilnehmern durch alternative Erfahrungen aus der Fixierung helfen und sie auch bewusst werden lassen.

Umgekehrt gibt es natürlich auch Gruppen mit eher gegenteiligen Normen, in der die Teilnehmer sehr auf Harmonie bedacht sind und allen Konflikten aus dem Weg gehen. Sie scheuen davor zurück, sich anderen Gruppenteilnehmern mit ihren Problemen zuzumuten. Demonstrativ wird Lebensfreude und Kompetenz proklamiert, auch angesichts großer Probleme und offensichtlicher Überforderungssituationen.

Hier wird der Gruppenleiter Aktivitäten und Experimente wählen, die stimulieren und Raum geben für die entgegengesetzten Erfahrungen. Sei es, dass Teilnehmer ausprobieren können, wie es ist, wenn sie sich jemandem in der Gruppe zumuten oder sich trauen, mit einem Mitglied offen einen Konflikt auszutragen. Sei es, dass sie in der Gruppe ihre Unsicherheit und Lebensangst zeigen können, ohne dafür ausgegrenzt oder verachtet zu werden.

Der therapeutische Prozess in der Gruppe

Landkarte für Veränderungsprozesse in der Gruppe

Als Gestaltgruppenleiter habe ich eine innere Landkarte, wie Veränderungsprozesse vonstatten gehen, was sie begünstigt und was sie eher blockiert.

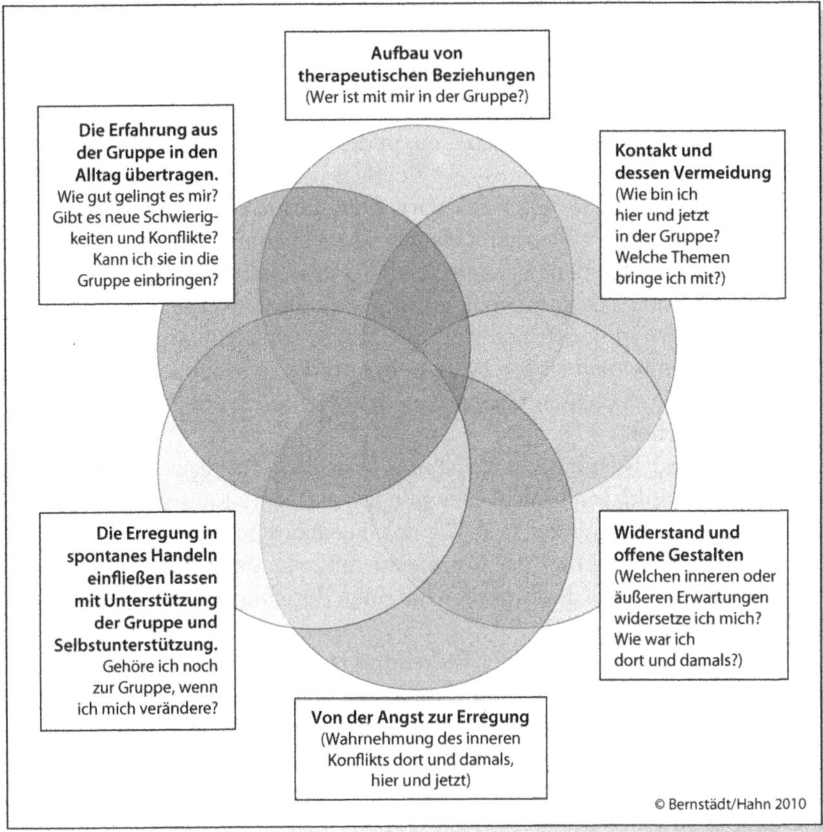

Abb. 6

Aufbau einer therapeutischen Beziehung

Die wichtigste Voraussetzung für Veränderung ist der Aufbau einer Beziehung zwischen mir und jedem einzelnen Gruppenteilnehmer und zwischen den

Gruppenteilnehmern untereinander. Ein gelungener Aufbau von authentischen gleichberechtigten Beziehungen hat für sich bereits hohen therapeutischen Wert.

Was beinhaltet dieser Aufbau einer Beziehung? Meine Intention ist es, jedem Gruppenteilnehmer mit wachem Interesse und Neugier zu begegnen. Meine Bewertungen, diagnostische Vorannahmen, und Gefühlsreaktionen nehme ich zunächst wahr. Den Großteil davon speichere ich, wobei etwas davon natürlich in meine jeweilige Interaktion mit dem Gruppenteilnehmer mit einfließt.

Durch meine anfängliche Zurückhaltung und grundsätzliche Akzeptanz versuche ich eine Atmosphäre zu schaffen, in der sich Gruppenteilnehmer sicher genug fühlen, sich so zu entdecken und zu zeigen, wie sie sind. Wichtig ist mir, eine Gruppenkultur zu schaffen, in der Unterschiedlichkeit Platz hat, ja sogar kultiviert wird. In der es kein richtiges und falsches Verhalten gibt.

Dies ist natürlich ein paradoxes Vorhaben, da auch unser Bewerten und Beurteilen Teil unserer Menschlichkeit sind. Wir können nicht umhin, zu bewerten und zu urteilen. Dies sind lebensnotwendige Fähigkeiten auch für unsere sozialen Zusammenhalte und sie kommen in jeder Gruppe zum Tragen. Gruppen, in denen sich alle miteinander wohl fühlen, haben einen besseren Zusammenhalt als solche, in denen starke Spannungen und Abneigungen zwischen einzelnen Gruppenteilnehmern oder dem Gruppenleiter gegenüber bestehen.

Entscheidend ist meine Handhabung von Bewertungen. Kann ich sie zurückhalten, einklammern, in Neugier umwandeln? Kann ich sie therapeutisch als Feedback nutzen (vgl. Kapitel »Feedback geben«)? Wie kann ich andere Gruppenteilnehmer darin unterstützen, eine Form für ihre eigenen Bewertungen zu finden, die förderlich für einen Beziehungsaufbau zu anderen Gruppenteilnehmern sind?

Wichtig für den Aufbau einer Beziehung zu den einzelnen Gruppenteilnehmern ist für mich auch, mich so klar und transparent wie möglich und nötig zu zeigen. Meine anfänglichen Vorannahmen und Vermutungen über die Gruppenteilnehmer gilt es zunächst als solche bewusst wahrzunehmen. Im Laufe der Zeit werden sie dann entweder widerlegt oder bestätigt.

Der Aufbau einer tragfähigen therapeutischen Beziehung ist gelungen, wenn die Gruppenteilnehmer Vertrauen gewonnen haben, sich zur Gruppe zugehörig fühlen, sie ihnen wichtig geworden ist und von innen heraus ein Gefühl von gegenseitiger Verbindlichkeit gewachsen ist.

Der Aufbau einer tragfähigen therapeutischen Beziehung zu allen Gruppenteilnehmern ist oft ein langwieriger Prozess und meist gelingt er nicht zu jedem Gruppenteilnehmer.

Kontakt und dessen Vermeidung

Eng verbunden mit dem Aufbau einer therapeutischen Beziehung ist meine Fähigkeit als Gruppenleiter, dem jeweiligen Gruppenteilnehmer kontaktvoll zu begegnen. Kontaktfähigkeit hat in der Gestaltsprache eine andere Bedeutung als umgangssprachlich. Jemand, der gemeinhin als kontaktfreudig bezeichnet wird, kann aus Gestaltsicht durchaus als kontaktgestört bezeichnet werden. Gestalt definiert Kontakt als die Fähigkeit, in einer Situation oder Begegnung vollständig präsent zu sein mit allem, was uns ausmacht: unsere Empfindungen, Wahrnehmungen, Bedürfnisse und Anliegen, Körperlichkeit, Gefühle, innere Bilder, Gedanken und Ausdrucks- und Handlungsfähigkeit.

Innerhalb der Gruppe haben die Teilnehmer unzählige Möglichkeiten, bewusster wahrzunehmen, wie sie Kontakt aufnehmen oder vermeiden und mit anderen Möglichkeiten zu experimentieren. Als Gruppenleiter lasse ich ganz gezielt Kontaktfunktionen üben – entweder in der Interaktion zwischen zwei Teilnehmern oder als Übung in der Gesamtgruppe (vgl. im Anhang »Vorschläge für Experimente und Gruppenaktivitäten«).

Das Wort ›Übung‹ erweckt vielleicht den Eindruck, dass es sich um ein Training handelt. Lang genug geübt, kann es dann bald jeder. Das ist nicht der Sinn dieser Übungen. Im Gegenteil, es ist fast immer zu erwarten, dass dabei Widerstände auftreten. Oder auch, dass Teilnehmer etwas *gekonnt* haben, es ihnen aber sehr fremd ist und als Erfahrung nicht in den Alltag integriert, sondern als zu Gestaltgruppen zugehörig abgespalten wird. Auch hier ist eine nicht-wertende Bestandsaufnahme der Kontaktfunktionen zunächst ausreichend sowie ein Vertrautwerden mit dem eigenen Kontaktstil und eine Neugierde für dessen Vor- und Nachteile.

Widerstand und offene Gestalten

Wie schon erwähnt, erwarte ich als Gruppenleiter Widerstände gegenüber meinen Anregungen, etwas vielleicht Neues auszuprobieren. Widerstand gegen neue Erfahrungen und Veränderung ist normal und zeugt zunächst von psychischer Gesundheit. Das Festhalten an Altem und Vertrautem gibt mir das Gefühl von Sicherheit, Kontinuität und Identität.

Bevor ich etwas Neues ausprobiere, ist es sinnvoll, zunächst innezuhalten und die Konsequenzen abzuwägen und nachzuspüren, ob ich genügend Stützung (orig.: »support«) habe, um dieses Wagnis einzugehen (Laura Perls 1989.) Bevor ich mich auf eine neue Erfahrung einlasse, muss ich bereit sein, Altes loszulassen, mit manchmal weitreichenden, vorher unbekannten Auswirkungen. Widerstand gegen Veränderung schützt unser Selbst vor Desintegration.

Aufgezwungene Veränderungen können traumatisch wirken. Die neuen Erfahrungen können überwältigend und nicht integrierbar sein.

Diese Widerstände sind vom Gruppenleiter oder Gruppenteilnehmern oft nicht nachvollziehbar, weil anscheinend Leichtes erwartet wird. Widerstände haben aber immer diese schützende Funktion und müssen als solche gewürdigt werden. Hier ist es wichtig, dass der Gruppenleiter eingreift, wenn Gruppenteilnehmer Druck auf ein Gruppenmitglied ausüben, sein Verhalten zu verändern, auch wenn es im Gewand des »Wir wollen doch nur dein Bestes« getan wird.

Von der Angst zur Erregung

Beeinträchtigend für die psychische Gesundheit wird Widerstand dann, wenn das Individuum in seiner Funktionsfähigkeit stark eingeschränkt oder gesundheitlich gefährdet ist, das Gefühl von Eingeengtheit und Unzufriedenheit vorherrscht und immer wieder Schwierigkeiten im Beruf und Privatleben entstehen. Chronischer Widerstand gegen bestimmte Verhaltens- und Ausdrucksweisen deuten immer auf nicht verarbeitete Ereignisse aus der Biographie (dort und damals) des Gruppenteilnehmers hin.

Diese offenen Gestalten können jetzt in der Gruppe in den Vordergrund kommen. Sie können lebendig erinnert, erzählt und inszeniert werden, unterbrochene Impulse, zurückgehaltene Emotionen, verwehrte – nicht erfüllte – Bedürfnisse können ins Bewusstsein kommen und zusammen mit der Gruppe kann diese Erfahrung zu einem Abschluss gebracht werden.

Dieser Abschluss unterscheidet sich von der ehemals offenen Gestalt dadurch, dass etwas Neues hinzugekommen ist, eine neue Handlungs- und Ausdrucksmöglichkeit, neue Gefühle, Körperempfindungen und Verständnis. Der Gruppenteilnehmer ist an der reinszenierten Erfahrung gewachsen und zwar ganzheitlich mit Leib, Seele und Verstand. Manche offenen Gestalten brauchen viele Reinszenierungen, bis sie verdaut sind und der Klient sie auf unterschiedlichsten Ebenen gemeistert hat. Dann kann dieses Ereignis in den Hintergrund treten, und der Klient hat neue Fähigkeiten erlernt, mit ähnlichen Situationen umzugehen und braucht sie nicht mehr aus Angst zu vermeiden.

Im Unterschied zur Therapie im Einzelsetting bietet die Gruppe dem Einzelnen große Unterstützung bei diesem Wagnis, sie fühlt und denkt mit, fängt auf, ermutigt, tröstet, hat Nachsicht, feuert an, ist berührt und betroffen, ungeduldig, begeistert, überrascht, enttäuscht, gelangweilt, neugierig usw. Dieses weitgefächerte Spektrum an Resonanz durch die Gruppe hilft dem Klienten, sich seinem inneren Konflikt zwischen Angst vor dem Neuen und Erregung zu stellen.

Einerseits kann er die Angst, die sonst eher im Hintergrund wirkt, bewusster wahrnehmen, durchdringen, sich zu eigen machen, mit jeder Faser seines Körpers spüren und klar formulieren. Indem er sich mit seiner Angst zeigt, sie ausdrückt und an andere wendet, begibt er sich aus seiner bisherigen Isolation und kann sich von der Gruppe getragen fühlen. Auch kann er jetzt lernen, sich selbst zu stützen, körperlich durch Atem, Zentrierung, Erdung, Erforschung seiner Katastrophenängste, kritisches Hinterfragen seiner Introjekte, Bewusstwerdung seiner Ressourcen usw.

Andererseits kann er jetzt auch seine Erregung ins Bewusstsein kommen lassen, die er bisher gut gedrosselt hatte. Der Klient kann spüren, dass er gerne laut schreien möchte, oder sich einmal gewünscht hätte, dass sein Vater sich ihm freundlich interessiert zugewandt hätte, oder dass er gerne ein anderes Gruppenmitglied gestoppt hätte, sich weiter über ihn lustig zu machen usw.

Diese mit Erregung wahrgenommenen Handlungsimpulse können sich auf das Hier-und-Jetzt des Gruppenlebens beziehen oder auf Ereignisse im Dort-und-Jetzt (das momentane Leben des Klienten außerhalb der Gruppe) oder Ereignisse im Dort-und-Damals (aus dem in der Vergangenheit liegenden Leben des Klienten außerhalb der Gruppe). Im Allgemeinen scheint es für Klienten weniger angstbesetzt zu sein, sich Themen des Dort-und-Jetzt und Dort-und-Damals zuzuwenden.

Den größten Widerstand erwarte ich als Gruppenleiter bei Themen, die das Hier-und-Jetzt des Gruppenlebens betreffen. Es kommt oft Verlegenheit auf, die vielleicht überspielt wird, um trotzdem etwas tun zu können, was der Gruppenleiter vorschlägt. Besonders zu Anfang einer Gruppe fällt es den Gruppenmitgliedern schwer, mit all ihrer Erregung in Kontakt mit anderen zu gehen. Selbst eine anscheinend leichte Aufgaben, wie sich eine Person in der Gruppe auszusuchen, die man besonders sympathisch findet und es ihr in der Gruppenöffentlichkeit mitzuteilen, stößt anfänglich meist auf großen Widerstand.

Die Erregung in spontanes Handeln einfließen lassen

Wenn beiden Seiten des inneren Konflikts zwischen Erregung einerseits und Angst andererseits genug Raum gegeben wurde und der Klient sich mit beiden Seiten ausreichend vertraut machen und identifizieren konnte, ist es an der Zeit für ihn, sich zu entscheiden. Dafür sind Druck oder Manipulation von außen unnötig, denn dies macht er bereits selbst zur Genüge. Allerdings kann ich als Gruppenleiter mit ihm erforschen, welche Unterstützung er noch braucht, um den nächsten Schritt in eine unbekannte, aufregende und angstbesetzte Daseinsweise zu nehmen.

Wir könnten zusammen ein Experiment erfinden, quasi als Probehandlung. Ich könnte auf der energetischen körperlichen Ebene Interventionen erfinden die helfen, die Erregung in Ausdruck und Handlung fließen zu lassen (vgl. »Vertiefung der Selbsterfahrung durch Körperarbeit«, Kapitel »Mitten drin – einige allgemeine Prinzipien«). Dabei kann ich die gesamte Gruppe mit einbeziehen, was auch den Vorteil hat, dass mehrere Gruppenteilnehmer gleichzeitig – nebenbei für sich – ihr ähnliches Thema erforschen können, ohne sich auf passives Zuhören reduzieren zu müssen.

Meiner Erfahrung nach handelt es sich dabei aber in den wenigsten Fällen um explosionsartige emotionale Ausbrüche oder große qualitative Sprünge im Verhalten, wie es in der früheren Gestaltliteratur beschrieben wird. Es sind von außen gesehen kleine Veränderungen, die spontan stattfinden und oftmals den Urheber selbst überraschen, da sie anscheinend unwillentlich, nicht forciert passieren.

Gruppenteilnehmer wissen dies oft mehr zu würdigen als ich, wohl weil sie näher dran sind und wissen, wie viel Mut selbst kleine Veränderungsschritte brauchen. Für den Klienten ist es von unschätzbarem Wert, wenn ihr Mut von den anderen Gruppenmitgliedern besonders hervorgehoben wird und sie dafür wohlwollende Anerkennung erhalten. Dieses spontane Lob, oft mit Neid gepaart, spornt den Klienten an, diese kleinen Veränderungsschritte zu wiederholen und auszubauen.

Die Erfahrung aus der Gruppe in den Alltag übertragen

Damit das Leben in einer Therapiegruppe nicht nur zu einem tröstlichen Ersatz für das unbefriedigende eigene Leben außerhalb der Gruppe wird, ist es wichtig, dass Gruppenteilnehmer die Erfahrungen aus der Gruppe in ihren Alltag übertragen lernen. Eine nicht immer leichte Aufgabe.

Oft ist der Kontrast zwischen dem Hier-und-Jetzt in der Gruppe zu dem Dort-und-Jetz groß, eine als unüberwindbar und schmerzlich erlebte Kluft. Allein schon diese Tatsache in der Gruppe anzusprechen und zuzugeben ist oft schambesetzt. Diese Scham, manchmal auch stille Verzweiflung, zu überwinden, hilft oft die Tatsache, dass die anderen Gruppenmitglieder Ähnliches erleben und sich ebenfalls vor diese schwierige Aufgabe gestellt sehen.

Nehmen wir an, dem Gruppenmitglied Alina ist es zunächst in einer Reinszenierung für ein anderes Gruppenmitglied (also stellvertretend für jemand anderen) gelungen, ihr Bedürfnis laut und klar anzumelden, dass auf ihre Wünsche mehr eingegangen wird.

Dann, als nächste Herausforderung, hat sie es auch im direkten Kontakt mit einem anderen Gruppenmitglied geschafft, einen Wunsch klar zum Ausdruck zu bringen, hat einen daraus entstandenen Konflikt erfolgreich durchgestanden und ihr Bedürfnis gut durchgesetzt. Für Alina ungewohnte Erfahrungen, an denen sie aber Geschmack gefunden hat. Sie hat eine Ahnung davon bekommen, wie viel erfüllter ihr Leben aussehen kann, wenn ihr das im Alltag öfter gelingen könnte.

Doch jetzt sind die Bedingungen erschwert. Zum einen, weil Alinas Umwelt daran gewöhnt war, dass sie ihre Bedürfnisse eher hintanstellt und – wenn überhaupt – nur indirekt anmeldet. Sei es auf der Arbeit, wo sie bisher immer leise murrend Überstunden und mitunter unzumutbare Arbeitsbedingungen hinnahm, da sie schlecht Grenzen setzen konnte. Alina könnte jetzt für ihren Arbeitgeber unbequem werden.

Zum anderen kommen bei Alina jetzt auch Existenzängste ins Spiel: *»Werde ich meinen Arbeitsplatz verlieren, wenn ich klarer und selbstbewusster meine Grenzen setze?«* Und: Es ist natürlich verlockend und aufregend, die Grenzen neu zu testen.

Auch im Privatleben merkt Alina deutlicher, wie oft sie sich zurücknimmt und ihr Partner dies als selbstverständlich voraussetzt. Hier kommt es unweigerlich auch in der Partnerschaft zu Unruhe. Alina wird häufig auf Widerstand beim Partner stoßen, wann immer sie für ihre eigenen Bedürfnisse eintritt. Es wird Auseinandersetzungen und Kampf geben. Wer gibt schon gerne liebgewonnene Privilegien und Verhaltensmuster auf?

Partnerschaften und auch Freundschaften geraten aus den Fugen, wahrscheinlich waren sie schon vorher für Alina unbefriedigend, wenn auch nur diffus und der Zusammenhalt von konfluenter Natur. Auch hier können Existenzängste ganz anderer Art auftreten. *»Wird sich mein Partner von mir trennen oder ich mich von ihm? Werde ich all meine Freunde verlieren? Werde ich die Einsamkeit und das Alleinsein ertragen können?«*

Diese Ängste können so groß sein, dass sie sie lähmen und es Alina nicht gelingt, die in der Gruppe gemachten Erfahrungen in ihren Alltag zu transferieren.

Die Angst vor Veränderung kann natürlich auch gegenteiliger Art sein:

- Kann ich es aushalten, mich mehr zurückzunehmen?
- Kann ich außerhalb der Gruppe überhaupt Intimität zulassen und verbindliche Beziehungen aushalten?

Wichtig ist, dass der Gruppenleiter mit diesen Transferschwierigkeiten rechnet und sie in der Gruppe zum Thema werden können. Hierzu dienen vor allem die Anfangs- und Endrunden. Für die Eingangsrunde kann mit folgenden Fragen an das letzte Gruppentreffen angeknüpft werden:

- Wie hat das, was ihr das letzte Mal in der Gruppe erlebt habt, in eurem Alltag nachgewirkt?
- Was ist seit unserem letzten Treffen passiert, das ihr den anderen und mir mitteilen wollt?
- Gibt es etwas, das für euch noch offen geblieben ist, das euch noch nachhaltig beschäftigt hat?
- Und natürlich auf diesem Hintergrund: Was ist euer Anliegen heute Abend in dieser Gruppe?

Für die Abschlussrunde eines jeden Treffens ist es für die Teilnehmer hilfreich zu formulieren:

- was ihnen wichtig war.
- was sie bewegt und berührt hat.
- was sie inspiriert und ihnen gut getan hat.
- was ihnen vielleicht auch nicht gefallen hat.
- was sie auf irgendeine Weise unangenehm berührt oder unzufrieden gemacht hat.
- ob das Anliegen, mit dem sie heute Abend in die Gruppe kamen, erfüllt wurde.
- was sie eventuell als Hausaufgabe mitnehmen wollen, etwas, das sie in ihrem Alltag ausprobieren wollen oder auf das sie bewusst ihre Aufmerksamkeit lenken wollen.

Meine Erfahrung als Gruppenleiterin ist, dass im Anfangsstadium einer Gruppe ihre Teilnehmer oftmals gegen eine Kontinuität der Gruppenerfahrung arbeiten und auch wenig Interesse am Transfer ihrer Erfahrungen in ihren Alltag haben. Dadurch entsteht leicht eine scheinbar zusammenhangslose Reihe von separaten Gruppenepisoden, die zunächst im luftleeren Raum zu schweben scheinen. Wie eine Oase in der Wüste, die sich allerdings beim Näherkommen als Fata Morgana entpuppen wird.

Begünstigt wird diese Gruppenkultur durch eine (häufig falsch verstandene) Betonung des Hier-und-Jetzt-Prinzips, eine der wesentlichen Merkmale der Gestalttherapie. Vielleicht sind wir in unserer Kultur auch so sehr an eine Fragmentierung unserer Erfahrung gewöhnt, dass ein Gewahrsein für unser gesamtes Dasein mit all ihren Brüchen und zum Teil widersprüchlichen Anforderungen uns fremd ist, Unwohlsein und damit Widerstand erzeugt.

In der Gestaltarbeit gilt es, die Integrationsfähigkeit unserer vielfältigen Erfahrungen zu fördern. Für Alina würde das bedeuten, dass sie aufgrund ihrer neuen Erfahrungen in der Gruppe testen kann, ob sie sich auch in ihrem Beruf und ihrem Privatleben mehr Gehör für ihre Bedürfnisse verschaffen kann. Sie wird dabei die Entdeckung machen, dass sie je nach Kontext unterschiedlich vorgehen und ihre Kontaktfähigkeit noch weiter differenzieren muss. Auch hierfür kann sie zunächst die Gruppe nutzen (vgl. Kapitel «Das kreative Potenzial der Gruppe nutzen«).

Zum Abschluss möchte ich noch betonen, dass es sich bei meinen Ausführungen um einen idealtypischen Verlauf des Gruppengeschehens handelt. Die einzelnen Phasen sind nie so klar voneinander abgetrennt, noch befolgen sie immer die beschriebene Reihenfolge. Sie bedingen sich gegenseitig und werden immer wieder aufs Neue durchlaufen.

Diese Landkarte dient mir auch zur Orientierung, wenn Gruppenteilnehmer auf der Stelle treten und sich nicht verändern. Mit ihrer Hilfe kann ich überprüfen, wo ich vom Weg abgekommen bin und was ich übersehen oder übersprungen habe.

Ich, Du und Wir im Gruppenprozess

Was ist das Besondere an der Gestaltarbeit mit Gruppen im Unterschied zu der im Einzelsetting? In einer Gruppe werden gleichzeitig Prozesse stimuliert, die zwar alle wirken, aber nur wenige davon werden transparent und in der Gruppe zum Ausdruck gebracht. Das Geschehen in einer Gruppe lässt sich weniger kontrollieren. Die Quellen der dynamischen Kräfte, die in der Gruppe wirken, werden sich mehr meiner Kenntnis entziehen als im Einzelsetting.

Andererseits kann ich mehr auf den Selbstregulierungsprozess der Gruppe vertrauen. Die Gruppenteilnehmer werden sich untereinander in ihren Wahrnehmungs- und Wachstumsprozessen unterstützen können. Wichtige Impulse für Veränderung gehen von anderen Gruppenteilnehmern aus. Ich habe oft nur die Rolle der Moderatorin und Impulsgeberin. Ich halte zu den meisten Teilnehmern mehr Distanz als im Einzelsetting.

Die Gruppe als Organismus

Stellen Sie sich die Gruppe als Organismus vor oder als ein soziales System mit einer bestimmten Grenze und einer bestimmten Aufgabe. Als Gruppenleiter sind Sie Teil dieses Organismus und stehen gleichzeitig etwas außerhalb. Sie haben auf die Grenze zu achten und die Erfüllung der Aufgabe der Gruppe. Zur Verfügung stehen Ihnen die »Gestalt-Methoden« (in Anführungszeichen, da vieles nach und nach integriert und Teil Ihrer Persönlichkeit werden sollte).

Innerhalb des sozialen Systems einer Gruppe wirken Prozesse auf unterschiedlichen Systemebenen gleichzeitig, auf der intrapersonalen, der interpersonalen und der Gruppe als ganzer. Alle Prozesse bedingen sich dabei gegenseitig. Als Gestalt-Gruppenleiter haben Sie demnach die komplexe Aufgabe, sowohl manchmal therapeutisch mit einem einzelnen Gruppenmitglied zu arbeiten, als auch »Paar«-Beratung oder Konfliktmoderation zwischen zwei oder mehr Mitgliedern auszuüben und schließlich die Gruppe als ganze im Auge zu behalten und förderliche Impulse zu geben. Ihre Interventionen fördern Awareness und Kontakt, die Interaktionen untereinander und das Lernen miteinander.

Die Gestaltgruppe als ideales Lernfeld

Ein wichtiger Lernprozess bezieht sich auch auf die bewusste Erfahrung des Einzelnen in einer Gruppe. Wie verhält sich der Einzelne in Bezug auf die Gruppe? Wie geht er mit den polar gegensätzlichen Bedürfnissen nach Zugehörigkeit einerseits und Getrenntheit und Autonomie andererseits um? Wie viel Konfliktbereitschaft bringt er ein? Inwieweit besitzt er vermittelnde und nährende Fähigkeiten? Verfügt der Einzelne in Bezug auf die Gruppe über flexibles Verhaltensrepertoire oder nimmt er eher eine stereotype Gruppenrolle ein? Ist das einzelne Gruppenmitglied in der Lage, seine Bedürfnisse einzubringen, Einfluss in der Gruppe auszuüben, seine Autorität einzusetzen oder neigt es eher zur Anpassung und ist ein Meister im Sich-unsichtbar-Machen? Die Gruppe ist – so genutzt – ein ideales Lernfeld für den Alltag des Einzelnen. Jeder von uns verbringt einen Großteil seines Lebens in Gruppen, sei es bei der Arbeit, im Verein oder in der Familie. Die Bedürfnisregulierung des Einzelnen in diesen Gruppen ist ein lebenslanger Lern- und Anpassungsprozess.

Die Entwicklung von Verbindlichkeit

Die Gruppe als Organismus ist das umfassende soziale System, in dem die Handlung jedes einzelnen Mitglieds Auswirkungen auf die Gruppe als ganze hat und umgekehrt. Dies ist insbesondere zu Beginn einer Gruppe nicht jedem Gruppenmitglied einsichtig und manchem sogar unangenehm. Das ist nachvollziehbar, denn es bedeutet auch eine Aufgabe von Autonomie. Das zeigt sich an so banalen Gruppenereignissen wie Pünktlichkeit oder auch nur Anwesenheit oder die Einhaltung anderer Vereinbarungen. Gruppenmitglieder unterscheiden sich sehr in ihrer Einstellung zu Verbindlichkeit.

Als Gruppenleiter ist es wichtig, die unterminierende Wirkung von Unverbindlichkeit für die Entwicklung einer tragfähigen Gruppenkultur den einzelnen Gruppenmitgliedern erfahrbar zu machen. Ein Beispiel, wie ich damit manchmal in Gruppen umgehe, finden Sie im Anhang (vgl. »Einige leere Stühle«, ebd. Nr. 5).

Gleichzeitig gilt es anzuerkennen, dass jedes Gruppenmitglied ein Leben außerhalb dieser Gruppe hat, und die Zugehörigkeit zu einer anderen Gruppe Vorrang haben kann.

Idealerweise wird das Thema von Gruppenmitgliedern selbst angesprochen und es wird der Wunsch nach mehr Verbindlichkeit laut. Vielleicht zunächst in Seitengesprächen oder in der Pause. Sobald es mir zu Ohren kommt, unterstütze ich diejenigen, es direkt in der Gruppe zur Sprache zu bringen. Immer wird es in der Gruppe Fürsprecher für beide Pole geben. Die einen, für die Verbindlichkeit sehr wichtig ist, um sich in der Gruppe sicher zu fühlen und die anderen, die sich so viel wie möglich Autonomie innerhalb des Gruppenzusammenhangs bewahren möchten.

Meine Aufgabe als Gruppenleiter sehe ich darin, bei jedem einzelnen mehr Bewusstheit zu fördern für das Spannungsfeld Autonomie einerseits und Zugehörigkeit zur Gruppe andererseits. Meine Prämisse ist hierbei: Je mehr dem Einzelnen eine Bedürfnisregulierung in der Gruppe gelingt, desto eher wird er sich eingebunden und zugehörig fühlen. Das erforderliche Maß von Verbindlichkeit reguliert sich dann von selbst.

Ein Mindestmaß an Verbindlichkeit fordere ich jedoch zu Beginn einer Gruppe ein. Zu dieser »Eintrittskarte« für die Gruppe gehören Vereinbarungen über Bezahlung, Zeiten, Verfahren bei Abwesenheit und ab wann die Gruppe geschlossen oder wieder offen ist.

Der Kontaktzyklus als Modell der Bedürfnisregulierung in der Gruppe

Einige Gestalttheoretiker schlagen vor, den Kontakt-Zyklus auch auf die Arbeit mit Gruppen zu übertragen (P. Philippson / J. B. Harris 1992: 30 ff.). Diese Idee besticht durch ihre Einfachheit und dient mir oft als grobe Orientierung. Das ist aber gleichzeitig auch ihr Nachteil. Gruppenprozesse sind natürlich wesentlich komplexer und die Erfahrung eines einheitlichen »Wir« gibt es in keiner Gruppe. Ich betrachte dieses Modell als die Beschreibung von Synergieprozessen in einer Gruppe, ohne die Gruppenepisoden nie zu einem Abschluss finden und die Gruppenerfahrung aus einer Ansammlung unabgeschlossener Gestalten bestehen würde. Das wäre dann äußerst frustrierend.

Der Kontaktzyklus, übertragen auf ganzheitliche Erfahrungseinheiten im Gruppengeschehen

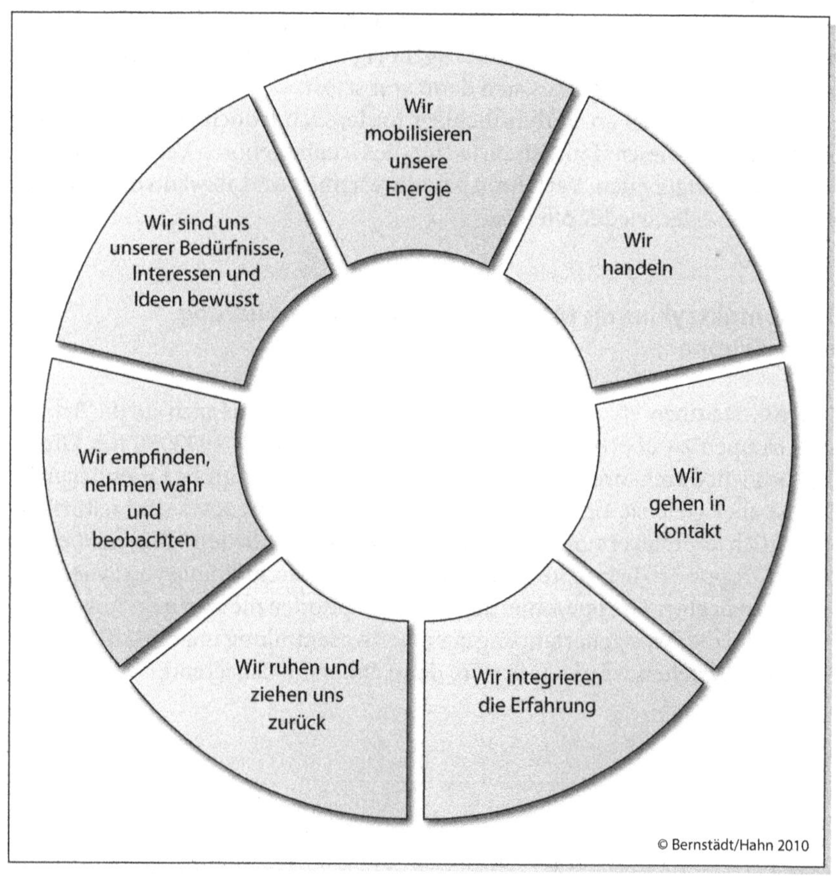

Abb. 7

Dieses Modell beschreibt den idealtypischen Verlauf einer Gruppenepisode. Aus einem undifferenzierten Hintergrund (Ruhephase) werden sich die einzelnen Gruppenmitglieder bestimmter Wahrnehmungen und Bedürfnisse bzw. Interessen bewusst (Figurbildung). Als offene Gestalten kommen sie in den Vordergrund, beanspruchen Aufmerksamkeit und gewinnen an Prägnanz. Die Erregung kann zugelassen werden und in Handlungen einfließen. Ein bedeutungsvoller Austausch zwischen Gruppenmitgliedern findet statt (Kontakt), die Erregung lässt nach. Es entsteht ein Gefühl von Vollständigkeit (die Gestalt ist geschlossen). Die Erfahrung kann nachwirken und gegebenenfalls reflektiert und integriert werden. Es entsteht ein Bedürfnis nach Ruhe und Rückzug.

Wie oben schon erwähnt, beschreibt dies den idealtypischen Synergieprozess während einer Gruppenepisode, bei dem die Handlungen einzelner von der ganzen Gruppe energetisch getragen werden. Normalerweise, besonders im Anfangs- und Mittelstadium einer Gruppe, trifft diese Beschreibung nicht zu. Im Gegenteil, selbst wenn an der Oberfläche alles harmonisch zu verlaufen scheint, handelt es sich eher um eine konfluente Phase im Gruppenprozess, in der es nicht wirklich zu Kontakt im Gestaltsinn kommt, sondern Unterschiedlichkeiten, Konflikte und Meinungsverschiedenheiten nivelliert werden. Stattdessen werden Gemeinsamkeiten hervorgehoben und Empathie ist hoch im Kurs.

Unterschiedliche Modelle für den Entwicklungsverlauf einer Gruppe

In Ergänzung zum Kontaktzyklus als Modell für die Bedürfnisregulierung in einer Gruppe ist es hilfreich, eine Vorstellung von dem idealen Entwicklungsverlauf einer Gruppe zu haben. Hierüber ist viel geforscht und geschrieben worden. Die Gefahr bei der Orientierung an einem Phasenmodell besteht darin, dass der Gruppenleiter es zur Norm für seine Gruppe macht und die Gruppe daran hindert, ihren eigenen Weg zu finden.

In Anlehnung an Yalom (2007), Zinker (1998) und Klein (2000) gebe ich die möglichen Entwicklungsstadien einer Gruppe wieder:

- Fremdheitsphase, oberflächliche Kontaktaufnahme und Exploration
- Orientierungsphase, seinen Platz in der Gruppe finden
- Vertrautheitsphase, Konfluenz und Isolation, Fixierung von Rollen
- Differenzierungsphase, Konflikt und Identität
- Starker Zusammenhalt in der Gruppe, Mitglieder sind konflikt- und kooperationsfähig
- Abschlussphase

Wie bei allen theoretischen Modellen wird es keine Gruppe geben, auf die diese Beschreibung zutrifft.

- Einige oder alle Gruppenmitglieder haben sich vielleicht, bis auf mich als Gruppenleiterin, bereits vorher gekannt. Oder umgekehrt, kaum jemand kennt sich untereinander, aber ich kenne bereits einige der Gruppenmitglieder.
- Konflikte tauchen oft bereits ganz zu Anfang der Gruppe auf oder werden nie offensichtlich.

- Nur einige Mitglieder lernen mehr Konflikt- und Kooperationsfähigkeit, andere lernen stattdessen vielleicht noch besser, wirklichen Auseinandersetzungen aus dem Weg zu gehen.
- In vielen Gruppen besteht die Tendenz, die emotionale Wirkung des Abschieds zu überspielen und das Ende zu leugnen.

Davon abgesehen bietet dieses Phasenmodell für mich trotzdem eine wichtige Orientierung.

Der erste Aspekt bezieht sich auf die These, dass die Gruppen die beste Kohäsion entwickeln, deren Mitglieder konfliktfähig sind. Wovor die meisten Gruppenmitglieder Angst haben, ist paradoxerweise der Garant dafür, dass sie sich nach durchstandener Krise – so werden Konflikte häufig erlebt – in der Gruppe aufgehoben und sicher fühlen können. Sie brauchen keine Energie mehr dafür aufzubringen, sich zu verstellen oder den Kontakt mit anderen zu vermeiden. Für die Teilnehmer ist es sehr heilsam zu erleben, dass Streit oder der Ausdruck von »negativen« Gefühlen ihre Gruppe nicht sprengen.

Der zweite wichtige Aspekt dieses Phasenmodells betont gerade das Gegenteil: So hat eine neu gebildete Gruppe viel zu verkraften, wenn es gleich in der Anfangsphase zu Eklats und heftigen negativen Gefühlsausbrüchen kommt, insbesondere wenn sie sich gegen andere Gruppenmitglieder richten. Dies löst verständlicherweise Angst in der Gruppe aus und kann dazu führen, dass die Gruppenmitglieder entweder erstarren und lieber ihre Impulse zurückhalten oder aber die Gruppe ganz verlassen. In dieser Situation werde ich bewusst dagegen steuern, um die destruktive Wirkung einzugrenzen. Ich werde andere Gruppenaktivitäten vorschlagen, die dem Bedürfnis nach mehr oberflächlicher Kontaktaufnahme und Orientierung entsprechen (vgl. im Anhang »Vorschläge für Experimente und Gruppenaktivitäten«, darin: »Für Gruppen in der Anfangsphase«).

Der dritte Aspekt, für den jeder Gruppenleiter ein wachsames Auge haben sollte, ist die Tendenz der Gruppenmitglieder, bestimmte Rollen einzunehmen. Diese fixierten Rollen bieten einerseits Sicherheit und Vertrautheit, insbesondere wenn es eine Rolle ist, die derjenige auch in anderen Gruppen einnimmt. Vielleicht entspricht die Rolle auch am besten den jeweiligen Stärken und Fähigkeiten, welche dann positive Beiträge zum Gruppengeschehen werden.

Umgekehrt ist aber auch zu beobachten, dass Mitglieder weniger angesehene Rollen übernehmen, was ihr ohnehin negatives Selbstwertgefühl verstärken wird.

Hier gilt es die Rollenfixierungen zunächst ins Gruppenbewusstsein zu holen. Dies kann durch eine Gruppenaktivität geschehen (vgl. im Anhang »Vorschläge für Experimente und Gruppenaktivitäten«; z. B. Nr. 2 ›Gruppenkörper‹), oder wann immer es im Gruppenprozess relevant wird.

Die Auflösung von Rollenfixierungen ist ein zäher Prozess, denn Rollen sind Teil unserer Identität und Persönlichkeit. Sie geben uns Halt, schränken aber auch ein. Hier eignen sich das Experimentieren mit Polaritäten und der Einsatz von kreativen Medien (vgl. Anhang »Vorschläge für Experimente und Gruppenaktivitäten«).

Der vierte und letzte Aspekt, der mir wichtig ist, betrifft den spezifischen Lerninhalt einer Gruppe, die nach Gestaltprinzipien geleitet wird: das Erlernen von Kontaktfähigkeit – wie auch im Kontaktzyklus dargestellt. Dazu gehören die bewusstere Nutzung unsere Kontaktfunktionen (Polsters 1975: 127 ff.) und die wachsende Bereitschaft im existenzialistischen Sinn Verantwortung für die Gestaltung unseres Lebens zu übernehmen– in diesem Fall für die Gestaltung unseres Lebens in der Gruppe; für Fritz Perls selber ist die Gestalttherapie in erster Linie eine existenzialistische Therapie (vgl. Perls und Baumgardner 1990: 17). Bei diesen Aufgaben schließe ich mich als Gruppenleiter mit ein. Hierzu gehören auch der Umgang mit Autorität und Macht und die Bereitschaft oder Furcht, in der Gruppe Einfluss auszuüben.

Meiner Erfahrung nach sind diese Lerninhalte für viele Gruppenteilnehmer neu (vgl. im Anhang »Vorschläge für Experimente und Gruppenaktivitäten«; darin: »Zur Erfahrung unterschiedlicher Kontaktfunktionen«). Ihre Kontaktfunktionen sind zu Beginn einer Gruppe verkümmert und eingeschränkt. Sie sind sich ihrer gewohnheitsmäßigen Kontaktunterbrechungen nicht bewusst. Sie nutzen nur einen Teil ihres Potenzials, ihr Leben so zu gestalten, wie es ihnen entspricht. Sie haben gelernt, sich eher an die – oft nur phantasierten– Anforderungen ihrer Umwelt anzupassen, als selbst Anforderungen an diese Umwelt zu stellen und sie sich passend zu machen.

Entwicklungsmodell einer Gestaltgruppe

Dementsprechend würde mein Entwicklungsmodell einer Gestaltgruppe so aussehen:

1. Gruppenmitglieder bringen ihre gewohnheitsmäßigen Kontaktunterbrechungen und eingeschränkten Kontaktfunktionen mit ins Gruppengeschehen ein und:
   - **introjezieren**: Nach welchen Regeln und Normen läuft diese Gruppe?

- **projizieren**: Wer erinnert mich hier an wen? Was wird hier von mir erwartet?
- sind **konfluent**: Am besten passe ich mich an. Ich schließe mich dem an, was mein Vorredner gesagt hat. Das klang gut, da werde ich nicht auffallen oder anecken.
- **retroflektieren**: Ich habe Kopfschmerzen, ich muss aufpassen, dass ich nicht losheule, mir geht es so schlecht.
- **deflektieren**: Am besten bringe ich etwas Allgemeines in die Runde ein.
- verfallen in **Egotismus**: Ich könnte eine interessante Diskussion beginnen, warum in dieser Gruppe nur so wenige Männer sind.
- oder sind **reaktiv**: Was für ein schreckliches Tagungshaus, überall hängen diese Kreuze.

2. Bewusstmachung der Kontaktunterbrechungen und eingeschränkten Kontaktfunktionen: Durch mehr Awareness verspüren Gruppenmitglieder mehr Lebendigkeit, Wachheit, aber auch Angst, Widerstand und Scham. Innerpsychische Konflikte werden deutlich. Erste Erfahrungen der Kontaktgestaltung in der Gruppe werden gemacht. Noch sind die einzelnen Gruppenmitglieder sehr mit der »Rettung ihrer eigenen Haut« beschäftigt. Die Gruppe wird oft noch entweder als zu bedrohlich ausgeblendet oder als einheitlich wohlwollend phantasiert – auf jeden Fall wird sie ziemlich undifferenziert wahrgenommen.

3. Die Gruppenmitglieder haben gelernt, einige habituelle Kontaktunterbrechungen zu überbrücken und ihre Kontaktfunktionen situationsadäquat zu nutzen. Sie haben aber auch den positiven Nutzen von Kontaktunterbrechungen und eingeschränkten Kontaktfunktionen bewusst erfahren und wissen um ihre Wahlfreiheit. Sie nehmen andere Gruppenmitglieder differenziert wahr. Sie können das Gruppengeschehen maßgeblich beeinflussen, sich aber auch zurücknehmen und beeinflussen lassen.

   Diese Entwicklung einer Gruppe kann sich über eine Zeitspanne von eineinhalb Stunden bis über viele Jahre hin erstrecken. Eine sehr instruktive und bewegende Schilderung einer Gruppensitzung von nur eineinhalb Stunden liefert Yalom (2000: 74 ff.). Unter eigentlich trostlosen Ausgangsbedingungen einer Gruppensitzung fordert Yalom die Teilnehmer heraus: »Was könnt Ihr Euch hier und jetzt in dieser knappen Zeit voneinander wünschen und gegenseitig geben?« Er beharrt auf der existenziellen Gegebenheit, dass jeder die Wahl hat, die Zeit für sich zu nutzen oder die Gelegenheit verstreichen zu lassen. Durch seine Insistenz und sein unerschütterliches Interesse an jedem einzelnen Gruppenteilnehmer finden angesichts widrigster Umstände tatsächlich Austausch und bereichernde Begegnungen – Kontakt – statt.

Konzentration auf das Hier-und-Jetzt in der Gruppe

Als ich für einige Jahre in einer Suchtklinik arbeitete, hieß es in der ärztlichen Anamnese immer: »Der Patient ist zeitlich und örtlich gut orientiert.« Damit war gemeint, dass er z.B. weder psychotisch war noch an der Alzheimerschen Erkrankung litt. So weit, so gut. Ansonsten war ich anderer Meinung. Viele dieser Patienten lebten im Hier-und-Jetzt, oder besser, für das Hier-und-Jetzt, sie wollten sich weder ihre Vergangenheit noch ihre Zukunft ungeschminkt vor Augen führen. Sie waren isolierte Überlebenskünstler mit wenig Bodenhaftung und sehr gehemmt in ihrem Ausdruck. Sie hatten Angst vor emotionaler Abhängigkeit und tiefes Misstrauen ihren Mitmenschen gegenüber. Sie waren kaum in der Lage, die nächsten Schritte in ihrem Leben realistisch zu planen und durchzuführen.

In den Gruppen nahmen sie wenig Bezug zueinander, zeigten wenig menschliches Interesse aneinander (es sei denn, es ging um Drogen oder wie man sich sonstige Annehmlichkeiten ergattern konnte) und sie schienen nicht daran interessiert, wie man sich in einer Gruppe gegenseitig helfen und unterstützen könnte.

Diese Patienten führten das Hier-und-jetzt-Prinzip ad absurdum. Eine für mich ernüchternde Erfahrung. Für sie war es zu einer Droge geworden. Sie lebten nur noch für das Hier-und-Jetzt. Meisterhaft konnten sie das Vor-und-Nachher ausblenden. Die Konzentration auf die Annehmlichkeiten und Vorteile, die die Gegenwart und die unmittelbare Zukunft zu bieten hatten, war zu einer Fixierung geworden.

Während in der Gruppe über beklagenswerte Konsequenzen der Drogenabhängigkeit gesprochen wurde, wie Hepatitis C oder drohender Verlust von Partnern und Kindern, planten die Patienten ungerührt ihren nächsten Rückfall oder beschäftigten sich damit, wie sie bei der nächsten Urin-Kontrolle tricksen konnten.

Wenn ich in dieser Gruppe morgens eine Befindlichkeitsrunde durchführte, kam meist ein stereotypes »Mir geht es gut«, »OK«, »Es passt schon« oder »Normal«. Oder die Patienten antworteten mit einer Beschwerde über einen Vorfall außerhalb der Gruppe, so z.B.: »Ich musste schon wieder mit Heuschnupfen im Garten arbeiten.« Das höchste der Gefühle war vielleicht: »Ich freue mich auf meine Entlassung«.

In diesem Kontext war es wichtig, den therapeutischen Fokus auf das Vor-und-Nachher zu lenken. Dazu gehörten eine Aufarbeitung der bisherigen Suchtgeschichte und eine gründliche Vorbereitung auf die Zukunft, sprich Rückfallprävention.

Jetzt leite ich vorwiegend Gestaltgruppen mit freiwilligen Teilnehmern, was das Entstehen tragfähiger therapeutischer Beziehungen begünstigt. Die meisten dieser Teilnehmer können vom Hier-und-Jetzt der Gestalt profitieren, da auf sie die treffende Beschreibung des Neurotikers von Fritz Perls zutrifft (Perls, F. 1973: 44 ff.): Sie leben nur selten in der Gegenwart, sondern sind entweder mit Themen aus der Vergangenheit oder Zukunft beschäftigt. Sie sind so mit ihren Gedanken identifiziert und abgelenkt, dass ihnen die sinnlichen und emotionalen Aspekte des Daseins völlig abhanden kommen.

»Loose your mind and come back to your senses«, ein berühmter Ausspruch von Fritz Perls aus den 60er-Jahren und auch als Anleitung für den Neurotiker zu verstehen, um zu einer besseren zeitlichen und örtlichen Orientierung zurückzufinden. Obwohl dieser Ausspruch plakativ und die Lösung all unserer Probleme vereinfacht darstellt, hat er einen wahren Kern.

Ohne Zuhilfenahme unserer Sinneswahrnehmungen (einschließlich Körperempfindungen und Gefühle), nur mit dem Verstand, können wir unsere Probleme nicht lösen und empfinden unser Leben als freudlos, leer und sinnlos oder auch als ferngesteuert, beliebig, ziellos und vielleicht nur als Anhängsel an das Leben von jemand anderem.

In der Gestaltsprache würden wir sagen: »Jemand ist nicht im Kontakt mit sich und anderen.« In der Umgangssprache beschreiben wir auch jemanden als kontaktgestört, wenn derjenige einen zum Beispiel beim Sprechen nicht anguckt, sehr leise spricht oder ganz schnell verlegen wird. Natürlich trifft das auch auf das Gegenteil zu, wenn jemand immer ›den Macker raushängen lässt‹, stets alles besser weiß u. Ä.

So gibt es unzählig viele Beispiele von interpersonellen Verhaltensweisen, bei denen wir auch als Laie spüren: Dieser Mensch hat Beziehungsprobleme! Nur würden wir normalerweise darüber keinen Kommentar abgeben, zumindest nicht ungefragt. Und das ist auch gut so, denn umgekehrt wollte ich auch nicht, dass jeder mein Verhalten ungefragt kommentiert.

Genau das ist aber von einem Gestaltgruppenleiter gefragt (vgl. Kapitel »Feedback geben«), er muss manchmal penetrant unhöflich sein können. Seine volle Aufmerksamkeit gilt dem Hier-und-Jetzt in der Gruppe, den Interaktionen zwischen den Teilnehmern, dem Gruppenprozess und gleichzeitig sich selbst. Das Ziel ist die Wiederherstellung der Kontaktfähigkeit mit sich selbst und anderen.

Kontakt oder seine Unterbrechung finden immer im Hier-und-Jetzt der Gruppe statt, und genau dann bietet sich die beste Gelegenheit, zu erforschen, wie es zu dieser Unterbrechung kommt und natürlich auch damit zu experimentieren, wie es ohne diese Unterbrechung weitergehen könnte. Dabei kann es sich um so Banales handeln, wie einen unterbrochenen Satz zu Ende zu sagen, eine nur angedeutete Bewegung zu Ende zu führen oder statt über ein anderes Gruppenmitglied zu sprechen, es direkt selber anzusprechen.

Darüber hinaus gibt es natürlich viel weitreichendere chronifizierte Kontaktunterbrechungen, die sich nicht so leicht auflösen lassen, die zu unserer zweiten Natur geworden sind, uns schützen und um die herum sich unsere ganze Persönlichkeit entwickelt hat. Wir sprechen dann von einer kreativen Anpassungsleistung des Individuums unter vormals ungünstigen Feldbedingungen.

In der Gestalt unterscheiden wir unterschiedliche Arten der Kontaktunterbrechung (vgl. Kapitel »Interventionsmöglichkeiten bei Kontaktunterbrechungen im Gruppengeschehen«).

Da sich die jeweils individuelle Form des Kontakts und seine Unterbrechungen am besten im Hier-und-Jetzt der Gruppe erleben und modifizieren lässt, besteht die vorrangige Aufgabe des Gestaltgruppenleiters darin, sich auf das Hier-und-Jetzt in der Gruppe zu konzentrieren (vgl. Yalom 2007: 159 ff.) Im Folgenden werde ich dazu einige Möglichkeiten aufzählen. Es liegt in der Natur des Hier-und-Jetzt, dass es immer wieder einmalig ist und ein Gestaltgruppenleiter nicht umhin kommt, sich immer wieder im Gegenwärtigsein zu üben.

Statt über etwas zu reden, jemanden direkt ansprechen

Wenn Gruppenteilnehmer über etwas im Allgemeinen sprechen, es aber bestimmte Gruppenteilnehmer betrifft, kann ich sie dazu auffordern, sich direkt und konkret an diejenigen zu wenden.

Beispiel:

Nicht alle Gruppenteilnehmer sind zum vereinbarten Beginn anwesend. Zwei von ihnen, Katja und Marion, kommen zum dritten Mal viel zu spät. Bernd sagt in die Runde:

»Es wäre doch schön, wenn wir pünktlich anfangen könnten.«

Meine Intervention:

»Bernd, kannst du das Katja und Marion auch persönlich sagen?«

Mein therapeutisches Ziel ist nicht, dass Bernd gehorsam ausführt, was ich ihm auftrage. Nehmen wir an, er folgt meiner Aufforderung, so könnte ich ihn fragen:

»Wie erlebst du dich jetzt, wenn du Katja und Marion direkt ansprichst?«

Vielleicht berichtet er von seiner Nervosität und der Angst, angegriffen oder von beiden von nun an mit Verachtung gestraft zu werden. Jetzt ist für Bernd scheinbar aus dem Nichts ein wichtiges Lebensthema aufgetaucht, welches in der Gruppe weiter erforscht werden könnte. Genauso gut könnte es aber auch sein, dass Bernd auf meine Aufforderung hin erwidert:

»Wieso, die haben mich doch schon verstanden.«

Er zeigt Widerstand und den gilt es zu würdigen. Wenn die Gruppe erst neu zusammengekommen ist, belasse ich es manchmal dabei oder befrage die anderen Gruppenmitglieder, wie sie zur Pünktlichkeit in der Gruppe stehen. Ich könnte mich aber für seinen Widerstand interessieren und fragen:

»Was könnte denn hier passieren, wenn du Katja und Marion persönlich bittest, demnächst pünktlich zu sein?«

Katja und Marion müssen natürlich auch gehört werden. Vielleicht melden sie sich selbst zu Wort, entschuldigen, rechtfertigen oder verteidigen sich. Oder aber sie fordern für sich das Recht ein, unpünktlich sein zu können. Wenn sie jedoch still bleiben, würde ich mich an sie einzeln wenden:

»Du bist jetzt so still Katja, was geht in dir vor?«

Woraufhin sie vielleicht ärgerlich schnaubt:

»Ich hatte schon zu Hause solchen Stress und nun auch hier noch.«

Ein für Katja wichtiges Lebensthema, ihre Schwierigkeit, gut für sich zu sorgen und abzugrenzen, hat jetzt auch lebendige Brisanz in der Gruppe gewonnen.

So sind aus einer so einfachen Intervention, etwas direkt von einem Gruppenmitglied einzufordern, viele Möglichkeiten in der Gruppe entstanden, zentrale Lebensthemen der Teilnehmer gemeinsam zu identifizieren und zu erforschen.

Wie ich noch weiter ausführen werde (vgl. Kapitel »Mitten drin – einige allgemeine Prinzipien«; darin: »Die Kreativität des Gruppenleiters«), nutzt sich jedoch die Effektivität jeder Intervention, wenn sie stereotyp und vorhersehbar wird, bald ab. In diesem Fall könnte es den Effekt haben, dass Gruppenmitglieder sich kaum noch trauen, etwas Allgemeines spontan in der Gruppe zu sagen, aus Angst, dass der Gruppenleiter sie dann ›dran nimmt‹. Oder aber, dass sie es geschickt umgehen, plötzlich kalt erwischt zu werden, sich anpassen und die Gruppenregel introjizieren: »Wenn ich hier in der Gruppe etwas sage, dann immer nur direkt und persönlich.« Als Gruppenleiter achte ich auf diese Gruppenprozesse und gegebenenfalls steuere ich spielerisch dagegen.

So lade ich zum Beispiel die Teilnehmer zum Gegenteil und zur Übertreibung ein:

»Macht nur allgemeine und indirekte Bemerkungen übereinander!«

Bei einer anschließenden gemeinsamen Auswertung wird es viel Neues und Interessantes zu entdecken geben. Zum Beispiel welchen Vorteil es bietet, indirekte, allgemeine Bemerkungen über einen Teilnehmer in die Gruppenrunde zu werfen. Und wir könnten uns Kontexte überlegen, in denen diese Fähigkeit sehr hilfreich ist und man so zum Beispiel gut seinen Ärger loswerden kann, ohne sich angreifbar zu machen.

Was können wir hier und jetzt in der Gruppe miteinander tun?

Zu Beginn oder im Laufe einer Gruppensitzung könnte ich vorschlagen, dass ein oder alle Teilnehmer einen Aspekt von sich nennen, den sie zu verändern wünschen, der etwas mit ihrer Beziehungs- und Kontaktfähigkeit zu tun hat, etwas, das sich im Hier-und-Jetzt der Gruppe verwirklichen lässt. Die Gruppenteilnehmer könnten dadurch ihren Umgang mit Menschen auch außerhalb der Gruppe verbessern lernen. Unsere Aufmerksamkeit und Energie würde sich dann nur auf das richten, was in der Gruppe unmittelbar an neuen Erfahrungen möglich ist und nicht auf das, was nicht möglich ist.

Beispiel:

In einer Ausbildungsgruppe, bei der die Teilnehmer freitagabends immer über Müdigkeit, Stress und Erschöpfung klagen, berichtet Helena an einem Samstagmorgen über ihr Gefühl von Überforderung, ihre Schwierigkeit, ihren Alltag zu bewältigen und andere diesbezüglich um einen Gefallen zu bitten.

Auf meine Frage hin, welchen Gefallen ihr hier jemand in der Gruppe tun könnte, guckt sie mich groß und zunächst sprachlos an. Dann kommen ihr die Tränen:

»Es wäre schon toll, wenn mir jemand morgens sagt, was ich anziehen soll, wenn ich vor meinem vollen Kleiderschrank stehe.«

Nach einer Pause fügt sie hinzu:

»Aber das kommt mir so kindisch vor.«

Ich komme nochmals auf meinen Vorschlag zurück, sich etwas von der Gruppe wünschen zu können:

»Welchen Gefallen kann dir jemand jetzt und hier tun?«

Auch hier ist es nicht so wichtig, dass Helena sofort etwas einfällt und es durchführt, obwohl es sicher eine sehr bereichernde Erfahrung wäre. Zentral für Helena ist die Entdeckung, wie sie sich an einem ›reich gedeckten Tisch‹ verhält: ob sie eher ›magersüchtig‹ verhungert, eine Fressattacke bekommt, genüsslich schlemmen kann, ob sie beim zögerlichen Essen Kalorien zählt, sich als Sünderin fühlt und bereits die nächste Diät plant, ob sie den reich gedeckten Tisch gar nicht sehen kann usw.

Hier bleibt es wieder meiner Kreativität überlassen, wie ich zusammen mit der ganzen Gruppe diese Thematik weiter erforsche. Ein Vorschlag könnte sein, Helena einzuladen, sich zunächst nur in der Phantasie vorzustellen, welche kindischen Wünsche sie an die Gruppenteilnehmer haben könnte. Nehmen wir an, sie sagt mit langen Pausen dazwischen:

»Jemand hier könnte mir die Schuhe ausziehen, die Haare kämmen, mir etwas zu trinken bringen und mir auf der Matratze ein gemütliches Lager machen und dann bräuchte ich noch jemanden, der mir die Füße massiert und mit einem Fächer kalte Luft zuwedelt.«

In den meisten Gruppen, die ich bisher geleitet habe, waren die Gruppenteilnehmer eifrigst bereit, auf diese Verwöhnungswünsche einzugehen, in der Hoffnung, auch selbst in ähnlichen Genuss zu kommen.

Selten habe ich eine Helena erlebt, die sich so ungezügelt ihrer Phantasie und deren Erfüllung hingeben würde. Aber ich als Gruppenleiter kann sie vielleicht trotzdem mit meiner Phantasie ein wenig inspirieren. Andererseits kann ich die Frage in die Gruppe geben:

»Welchen Gefallen kann euch jemand hier in der Gruppe gerade jetzt tun?«

Denn aufgrund der Freitagabendrunde vermute ich, dass viele genau wie Helena Schwierigkeiten haben, andere um einen Gefallen zu bitten.

Wenn es auch nicht wesentlich ist, dass dann alle Wünsche in die Tat umgesetzt werden, sondern es dabei zu vielen Kontaktunterbrechungen kommen wird, gehört zu einer abgeschlossenen Gestalt die Umsetzung des Bedürfnisses in eine Handlung und deren anschließende angemessene Verdauung und Würdigung. Alles andere artet leicht in frustrierendes Darüber-Reden aus. Die Energie und das lebendige Interesse der Gruppe werden dann absacken.

Spannend und unerlässlich ist es dagegen für die Gruppenteilnehmer, auf diese Weise bewusst wahrnehmen zu lernen, wie man selbst den Kontakt unterbricht oder andere es tun. Genau an dieser Grenze kann dann weitere therapeutische Arbeit stattfinden. Hierzu siehe auch mein Kapitel über Interventionsmöglichkeiten bei Kontaktunterbrechungen im Gruppengeschehen.

Eine Variante für den Gruppenleiter wäre, den Fokus ausschließlich auf die Interaktionen der Gruppenmitglieder zu richten und Lösungen von Problemen, die außerhalb der Gruppe existieren, auszuschließen. Siehe auch die Ausführungen über den interaktiven Fokus bei Bud Feder (2006: 57 ff.).

Beispiel:

In einer Ausbildungsgruppe gab es eine recht stille Gruppenteilnehmerin, Rebekka, die ausschließlich Probleme von ihrer Arbeit als Erzieherin in die Gruppe einbrachte und darauf bestand, ihre persönlichen Themen und ihre Ansichten und Gefühle anderen Gruppenmitgliedern gegenüber für sich zu behalten. Wenn andere Teilnehmer persönliche Themen einbrachten und es um Interaktionen in der Gruppe ging, hielt sie sich bedeckt und blieb distanziert. Auf Nachfrage von mir und einigen Gruppenteilnehmern versicherte sie uns, dass sie sich wohlfühle, viel lerne und die Gruppe am liebsten vom Rand aus beobachte. Es war für mich klar, dass sie den Kontakt mit uns vermied, und stattdessen Probleme von ihrer Arbeit anbot, um nicht völlig draußen vor zu stehen.

Bei der nächsten Gelegenheit, als sie wieder ein Problem von ihrer Arbeit einbringen wollte, entschied ich mich, ihre gewohnheitsmäßige Kontaktvermeidung zu konfrontieren:

> *»Rebekka, bisher hast du immer nur Themen aus deiner Arbeit hier eingebracht, dadurch habe ich dich in dem einen Jahr, seitdem du zur Gruppe kommst, nur sehr wenig kennen gelernt, was ich bedaure. Deshalb möchte ich jetzt nicht auf dein Problem auf der Arbeit eingehen, sondern etwas anderes von dir erfahren, etwas, das mit dir und uns hier in der Gruppe zu tun hat. Zum Beispiel könntest du uns etwas über deine bisherigen Beobachtungen hier in der Gruppe mitteilen.«*

Wie immer kommt es nicht so sehr darauf an, dass Rebekka jetzt viel von sich mitteilt, sondern ihre Aufmerksamkeit darauf zu lenken, wie sie mit meiner Einladung umgeht, mehr von sich in der Gruppe zu zeigen. Dabei ist es wichtig, dass ich diese Grenze wirklich setze und mich nicht in ein weiteres Problemlösungsgespräch über ihre Arbeit hineinziehen lasse.

Mit Widerstand ist zu rechnen, und wie immer ist er einerseits als Schutz zu würdigen, aber auch als Barriere für erfüllenden Kontakt und Wachstum in der Gruppe erfahrbar zu machen. Zum Beispiel könnte ich Rebekka einladen, zu jedem in der Gruppe folgenden Satzanfang zu sagen und selbst zu vervollständigen:

»Thomas, dir erzähle ich lieber von meinen Problemen auf der Arbeit als …«

»Regina, dir erzähle ich lieber von meinen Problemen auf der Arbeit als …«

Im Unterschied zu Bud Feder halte ich es nicht für sinnvoll oder notwendig, Problemlösungen, die mit Themen außerhalb der Gruppe zu tun haben, kategorisch auszuschließen. Als eine von mehreren Interventionsmöglichkeiten ist sie jedoch Gold wert, wie im obigen Beispiel.

Wenn in einer Gruppe immer wieder Probleme von außerhalb eingebracht werden, die sehr gravierend und im Moment nicht zu lösen sind und sich die Teilnehmer zusammen auf einen depressiven Strudel hinbewegen, könnte es alle aus einer Problemhypnose erwecken und erlösen, wenn der Gruppenleiter sagt:

> *»Wir haben jetzt von einigen Problemen gehört, für die wir hier im Moment keine Lösung finden und das fühlt sich richtig schwer an. Könnt ihr das spüren? Vielleicht aber gibt es hier etwas, was wir jetzt tun können – füreinander oder miteinander.«*

Wenn der Gruppenleiter auf Widerstand stößt (wahrscheinlich), könnte er wie oben beschrieben zumindest für eine Sitzung die Grenze setzen, sozusagen als Experiment, welches er am Schluss dieser Sitzung zusammen mit der Gruppe auswertet.

Das Dort-und-Jetzt entspricht dem Hier-und-Jetzt in der Gruppe

Wenn in der Gruppe ein Teilnehmer ein Thema oder Problem aufbringt, das mit seinen Interaktionen außerhalb der Gruppe zu tun hat, kann ich als Gruppenleiter versuchen, dafür eine Entsprechung im Gruppengeschehen zu finden.

Beispiel:

Ivonne, die Leiterein einer Spiel- und Lernstube im sozialen Brennpunkt, berichtete von ihrem Zorn auf ihre Vorgesetzte, der gegenüber sie sich oft machtlos fühlte. Aus Angst vor Konsequenzen war Ivonne in ihrer Gegenwart immer mehr verstummt, was die Freude an ihrer Arbeit mit den Kindern und Jugendlichen stark dämpfte. Auch in der Ausbildungsgruppe verstummte Ivonne zunehmend, wobei sie in den Pausen, wenn ich nicht direkt dabei war, oft ausgelassen und sehr lebendig war. Als mir die Parallele bewusst wurde, teilte ich ihr meine Beobachtung mit:

> *»Ivonne in den Pausen bist du oft ausgelassen und lebhaft, aber sobald wir hier zusammensitzen, kriegst du die Zähne nicht auseinander. Was passiert da in dir? Hat das etwas mit mir zu tun? Bist du wegen irgendetwas auf mich ärgerlich?«*

Dass Ivonne darauf viel zu antworten hätte, konnte man deutlich sehen. Sie wurde puterrot im Gesicht und drohte zu platzen, nur tat sie es nicht. Ihr innerer Widerstand war größer und ich respektierte es, nicht jedoch ohne meine Beobachtung mitzuteilen:

> *»Ivonne, du siehst aus, als ob du gleich platzen könntest, aber lieber behältst du es drin. Das kennst du?«*

Sie nickte stumm.

»Dann kann ich dich ja weiterhin übergehen?«

Da platzte Ivonne doch ein kleines bisschen, sie griff ein Kissen, deutete einen Wurf in meine Richtung an und rief:

> *»Nein!«*

Die anschließende positive Rückmeldung für Ivonnes Mut, mir entgegenzutreten, ließ sie vor Stolz strahlen. Es ist klar, dass dies für Ivonne der Anfang war, sich im Kontakt mit Menschen, denen sie sich unterlegen fühlte, zu üben. Was sie mit ihrer Vorgesetzten aus Angst noch vermied, konnte sie in der Gruppe mit mir und anderen üben.

Es kann aber auch umgekehrt passieren, wie ich im folgenden Beispiel schildern werde.

In einer Ausbildungsgruppe gab es viel Unmut über Nastasia, eine häufig fehlende Teilnehmerin. Ich hörte eine Weile zu und wunderte mich dann laut, ob die Gruppe das Nastasia besser in ihrem Beisein sagen sollte. Daraufhin entgegnete Eva aufgebracht:

»Das kann ich doch nicht machen, wer weiß, was Nastasia sich dann antut.«

Als ich sie verdutzt fragte, wie sie denn darauf komme, brach es aus Eva heraus:

»Ja, ich weiß, das hat mit meiner Schwester zu tun, jahrelang habe ich mir immer um sie Sorgen gemacht.«

»Auch jetzt noch?

»Ja auch jetzt noch, und eine reicht mir!«

Angsterfüllt und doch entschlossen blickte mich Eva an. Ich spürte die starke Wirkung, die Evas Worte auf mich hatten, sie nahmen mir fast den Atem. Um nicht reaktiv zu werden, nahm ich mir Zeit, ließ meinen Atem wieder tiefer werden und registrierte ihre Angst und Entschlossenheit.

»Ich sehe deine Angst und Entschlossenheit, dir keine weiteren Sorgen aufzubürden. Gleichzeitig höre ich auch deinen Ärger mit Nastasia, den du ihr gegenüber zurückhältst, obwohl du für sie hier keine Verantwortung zu tragen hast. Könntest du dir denn vorstellen, etwas von deiner Verantwortung an mich als Gruppenleitung abzugeben, damit du dich das nächste Mal freier fühlen kannst, Nastasia deinen Ärger zu zeigen?«

Meine Intervention gibt Eva die Möglichkeit, in der Gruppe anders mit ihrer automatischen Verantwortungsübernahme umzugehen. Ob sie es denn tun wird, bleibt ihre Entscheidung. Vielleicht merkt sie, dass es ihr nach all den Jahren schwer fällt, ihren Ärger direkt auszudrücken, statt ihn wie gewohnt zurückzuhalten.

Vielleicht möchte sie aber auch die offene Gestalt mit ihrer Schwester klären, weil sie merkt, wie sie es im Kontakt im Hier-und-Jetzt der Gruppe blockiert.

Vom Dort-und-Damals ins Hier-und-Jetzt

Um bei der Landkarte für Veränderungsprozesse zu bleiben, kann ich das Dort-und-Jetzt oder auch das Dort-und-Damals in das Hier-und-Jetzt des Gruppengeschehens holen, indem diese Ereignisse z.B. szenisch dargestellt werden, oder ein Dialog mit dem Protagonisten geführt wird, als ob er anwesend wäre.

Beispiel:

In einer Ausbildungsgruppe wurde deutlich, dass viele der Teilnehmer ihren Vater in der Kindheit als abwesend erlebt hatten. Ich griff die Schilderung von Marina auf, da sie eine prägnante Szene beschrieb, die sie mit ihrem emotional nicht erreichbaren Vater verband, und schlug der Gruppe vor, diese Szene Marina vorzuspielen. Jeder wählte sich seine Rolle und nach einer kurzen Vorbereitungszeit ging der Vorhang auf.

Ich begleitete Marina in dieser Erfahrung als Zuschauerin, fragte sie nach ihren Gefühlen, ihren Gedanken und Wünschen, wie es hätte anders sein können. Sie entwickelte zunächst ein Wunschszenario, in dem sie ihre ganze Wut, Enttäuschung und Kränkung ihrem Vater entgegenschleudern konnte. Zum zweiten Mal konnte der Vorhang aufgehen.

Wieder teilte sie mir beim Zuschauen ihre innersten Gedanken, Gefühle und Wünsche mit und es entstand ein drittes Wunschszenario: Diesmal wünschte sie sich, dass ihre Mutter für sie eingreift und erfolgreich dafür sorgt, dass ihr Vater sie beachtet.

Am Ende der dritten Szene lud ich Marina ein, selbst zwischen ihren Eltern Platz zu nehmen und die Nähe beider zu spüren, was für sie eine sehr bewegende und wohlige Erfahrung war. Für Marina war dieses Erleben einschneidend. Sie erkannte, wie viele eigene Bedürfnisse sie automatisch überging und fand durch diese Gruppenerfahrung positive Bestärkung, dass es nicht immer so aussichtslos sein muss, ihre Bedürfnisse befriedigt zu bekommen, wie sie es in ihrer Kindheit vorwiegend erlebt hatte. Kurz darauf setzte sich Marina zum ersten Mal vehement und erfolgreich für die Durchsetzung eines ihr wichtigen Anliegens ein.

Für den Rest der Gruppe waren auch viele Erinnerungen an ihre eigene Kindheit lebendig geworden, von denen einige Eingang in das weitere Gruppengeschehen nehmen konnten und für die auch alternative Wunschszenarien entwickelt und unerfüllte Bedürfnisse in der Gruppe gezeigt und ansatzweise spielerisch erfüllt werden konnten.

Wie in meinem Kapitel über den therapeutischen Prozess beschrieben, ist es wichtig, die Teilnehmer im Transfer dieser Erfahrungen in ihren Alltag außerhalb der Gruppe, aber auch in den weiteren Gruppensitzungen zu begleiten.

Vom Dort-und-Jetzt ins Hier-und-Jetzt

Beispiel:

Michael, ein Teilnehmer in einer Therapiegruppe, war von Grund auf gehemmt, ängstlich und grübelte viel. Zurzeit hatte er eine befristete Arbeitstelle und in einem Monat sollte sein Vertrag ablaufen, ohne dass er wusste, ob er übernommen würde. Verständlicherweise litt er sehr unter dieser Ungewissheit, noch größer aber war seine Angst, seine Chefin einfach zu fragen, was Sache ist. Obwohl die meisten in der Gruppe ihm rieten, sie einfach zu fragen – was hatte er denn schon zu verlieren? – fielen Michael immer wieder Gründe ein, warum er es lieber nicht tun sollte. Aber andererseits: Diese Ungewissheit konnte er nicht mehr lange aushalten.

Da ich dieses Sich-im-Kreis-Drehen bald nicht mehr ertragen konnte und es Michael nicht viel weiterzuhelfen schien, wollte ich ihm eine Gelegenheit bieten, mehr über seine Angst vor dieser Chefin zu erfahren:

»Michael, wie wär's, wir holen jetzt deine Chefin hierher. Suche dir jemand aus der Gruppe aus, der sie spielen soll und du kannst sie probeweise fragen, ob sie dich in einem Monat fest einstellen wird. Experimentiere mit unterschiedlichen Formulierungen und lass die Reaktionen deiner Chefin jeweils auf dich wirken.«

Michael nimmt meinen Vorschlag an und findet sogar Vergnügen daran. Insbesondere gefällt es ihm, als andere Gruppenmitglieder sich als Alter Ego hinter ihn stellen und ein paar griffige Formulierungen anbieten, die er zunächst zögerlich, dann aber mit fester Stimme aufgreift. Beim nächsten Treffen berichtet er, dass er sich getraut habe, auf seine Chefin zuzugehen und positiven Bescheid erhalten habe.

Selbst wenn er einen negativen Bescheid von ihr erhalten hätte, so wird er dennoch auf seiner positiven Erfahrung aufbauen können, sich mit Hilfe der Gruppe aus seiner selbstquälerischen Grübelei und lähmenden Angst befreit zu haben.

Ich, Du und Wir im Hier-und-Jetzt der Gruppe

Eine andere Möglichkeit wäre, dass ich als Gruppenleiter in der Anfangsrunde die Gruppenteilnehmer dazu auffordere, etwas im Moment Zutreffendes mitzuteilen, von sich [a], einem anderen Gruppenteilnehmer [b] und der Gruppe [c].

Beispiel:

[Zu a:] *»Ich habe Kopfschmerzen.«*
[Zu b:] *»Ich möchte gerne wissen, wie es dir geht, Fabian, du siehst so bedrückt aus.«*
[Zu c:] *»In der Gruppe fühle ich mich noch fremd.«*

Wenn alle Gruppenteilnehmer etwas gesagt haben, steht sozusagen das Programm für die Sitzung. Meine Aufgabe als Gruppenleiter ist es, mir möglichst viel davon zu merken, aufzugreifen und die Teilnehmer mit ihren Mitteilungen, Anliegen und Fragen miteinander in Bezug zu bringen.

Träume als Botschaft im Hier-und-Jetzt der Gruppe

Bei einer Gruppe, die sich über mehrere Tage trifft, lade ich manchmal in den Morgenrunden die Teilnehmer dazu ein, ihre Träume der vorangegangenen Nacht mitzuteilen. Dies stimuliert die Es-Funktion in der Gruppe (vgl. Dreitzel 2004), insbesondere, wenn ich zunächst überhaupt nicht mit den Träumen arbeite, und das Interesse der Teilnehmer wächst, sie im Kontext des Gruppengeschehens selbst verstehen zu können.

Zunehmend wird der Gruppe deutlich, dass sich die Träume auf das Gruppengeschehen beziehen und der Erzähler mit seinem Traum der Gruppe und vielleicht bestimmten Teilnehmern oder dem Gruppenleiter eine bildhafte Botschaft vermittelt.

Beispiel:

In einer neuen Ausbildungsgruppe, die sich für fünf Tage en bloc traf, schlug ich zu Beginn vor, dass die Teilnehmer in der morgendlichen Befindlichkeitsrunde ihre Träume, auch wenn es nur kurze Bilder oder Szenen waren, der Gruppe mitteilen konnten. Zwischendrin sollten sie sich gut Zeit nehmen, die Träume auf sich wirken zu lassen.

Nach anfänglichem Zögern erzählten immer mehr Teilnehmer offen ihre zum Teil sehr intensiven und persönlichen Traumbilder. Hier eine Auswahl:

Mario: *»Ich träumte von einem Dinosaurier, der mich zu beißen versuchte, aber ich wusste, er kann mich nicht kriegen, so sehr er auch nach mir schnappt, denn ich war in Cellophan eingepackt.«*

Undine: *»Ich träumte von einer Mutter, die sehr garstig zu ihren Kindern war.«*

Bodo: *»Ich träumte von einem Rettungshubschrauber und mir in einem Schlauchboot.«*

Gabi: *»Ich träumte von zwei Leichen im Keller.«*

Rosi: *»Ich träumte, ich ging mit meiner Familie spazieren und plötzlich sah ich ein Kleinflugzeug Loopings drehen und dann abstürzen.«*

Sarah: *»Ich träumte von meiner alten Freundin, wir gingen am Fluss spazieren, wo wir früher als Kinder immer entlang gegangen waren.«*

Annelie: *Ich träumte, ich ging in ein Geschäft und schaute mir viele bunte Perlen an.«*

Am vorletzten Tag gab ich die Anregung in die Gruppe, sich vorzustellen, jeder Traum könnte auch eine Botschaft an die Gruppe oder an bestimmte Teilnehmer aus der Gruppe sein. Meine Einladung, die Trauminhalte auf das Hier-und-Jetzt der Gruppe zu beziehen, wurde von einigen bereitwilligst angenommen. Es entstanden einige zaghafte Annäherungen und bewegende Beziehungsklärungen. Die Gruppe rückte dadurch etwas enger zusammen.

Die Arbeit mit Träumen in der Gruppe beinhaltet potenziell immer eine Tiefung und als Gruppenleiter sollte man dafür genügend Zeit einplanen.

Ich habe oben eine verkürzte Auswahl mitgeteilter Träume wiedergegeben, um dem Leser einen Eindruck davon zu vermitteln, was in einer Gruppe unter der Oberfläche brodeln kann – alles psychische Energien, die wirken, die Gruppendynamik beeinflussen und von denen ein naiver Zuschauer keine Ahnung hätte. Auch mich überrascht es immer wieder. Aber es beruhigt mich auch und speist mein Vertrauen, mit jeder Gruppe quasi aus dem Nichts spannende Begegnungen im Hier-und-Jetzt hervorzaubern zu können.

Das Wahrnehmungskontinuum

Ich könnte die Gruppe auch mit einer Awareness Übung beginnen (vgl. im Anhang »Vorschläge für Experimente und Gruppenaktivitäten«).

Viele Gruppenteilnehmer machen in einer Gestaltgruppe zum ersten Mal bewusst die Erfahrung des Gegenwärtigseins und sind davon fasziniert. Sie bekommen eine Ahnung davon, was sie an Erlebnismöglichkeiten und Informationen dazu gewinnen können, wenn sie sich darin weiterhin üben.

Die Kunst des Gruppenleiters besteht darin, dieses Gegenwärtigsein in seinen Kontakt mit den Teilnehmern einfließen zu lassen. Hierin besteht der Unterschied zu einer reinen Meditationsgruppe, in der jeder für sich das Präsentsein übt. Die Teilnehmer können an seinem Modell lernen und werden von ihm angeleitet, wie sie mit ihren Erfahrungen im Hier-und-Jetzt der Gruppe zu anderen Kontakt aufnehmen können.

Eine weniger angeleitete Variante besteht in der Einladung an die Teilnehmer, bewusst das wahrzunehmen, was für sie jeweils im Vordergrund ist, was sie gerade beschäftigt, bewegt und ihre Aufmerksamkeit beansprucht, vielleicht auch, welche Impulse sie gerade zurückhalten.

Dabei erläutere ich meist, dass das, was gerade im Vordergrund unserer Aufmerksamkeit ist, auch von Wichtigkeit für die Gruppe ist, denn hier wirken lebendiges Interesse oder Bedürfnisse, welche in den Gruppenprozess einfließen können. Werden sie übermäßig lange zurückgehalten, werden die Interaktionen in der Gruppe zäh und der Energiepegel sinkt.

Feedback geben

Das Geben von Feedback oder Rückmeldung ist meiner Meinung nach eine hohe Kunst, wenn es für den Empfänger von Nutzen sein soll. Brauchbare Rückmeldungen zu geben, fällt Gruppenteilnehmern anfangs schwer. Eine wichtige Funktion von Feedback ist es, Veränderungsprozesse anzustoßen. Das Johari-Fenster umschreibt sehr prägnant, worum es dabei gehen kann.

Das Johari-Fenster

Der Name Johari setzt sich zusammen aus den abgekürzten Vornamen der beiden Erfinder dieser nützlichen Landkarte für Selbstoffenbarung und Feedback in Gruppen (Joe Luft und Harry Ingram). Das Johari-Fenster besteht aus den vier Feldern: öffentlich, geheim, blind und unbewusst.

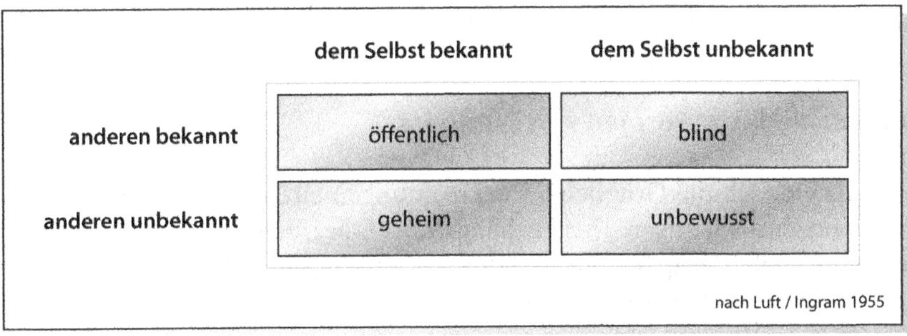

Abb. 8: Das Johari-Fenster

Es gibt:

1. Das Feld des **öffentlichen** Selbst (mir selbst und anderen bekannt)
2. Das Feld des **blinden** Selbst (mir selbst unbekannt und anderen bekannt)
3. Das Feld des **geheimen** Selbst (mir selbst bekannt und anderen unbekannt)
4. Das Feld des **unbewussten** Selbst (mir selbst und anderen unbekannt)

Bei jeder Person sind die Felder von unterschiedlicher Größe, was natürlich auch von dem Kontext abhängig ist, in dem ich mich gerade bewege. Bin ich zum Beispiel an einem fremden Ort im Urlaub, ist das erste Feld (öffentliches Selbst) wesentlich kleiner, als wenn ich zu Hause bei meiner Familie bin. Wenn ich als Gruppenleiter arbeite, wird es anfangs auch eher klein sein, aber mit der Zeit etwas größer werden.

Obwohl wir in der Gestalt das Selbst als eine Funktion verstehen und nicht als ein Ding in uns, ist diese schematische Darstellung ein nützlicher Ausgangspunkt. Hieraus können wir grobe Ziele in einer Gestaltgruppe ableiten und passende Methoden dazu entwickeln. Eine davon, das Feedbackgeben, ist besonders wichtig und sollte von allen Teilnehmern einer Gestaltgruppe erlernt werden, und natürlich lernen sie das am besten am Modell, also von den anderen Gruppenteilnehmern und von Ihnen als Gruppenleiter.

Zu den Zielen gehört sehr vereinfacht gesagt, den Quadranten des öffentlichen Selbst auf Kosten der anderen drei größer werden zu lassen. Gruppenteilnehmer sollen lernen:

- mehr von sich zu zeigen und mitzuteilen (Selbstoffenbarung)
- weniger geheim zuhalten
- Unbewusstes bewusst werden zu lassen (ins Gewahrsein zu bringen)
- durch Feedback eine realistischere Einschätzung von sich und der Wirkung auf andere zu erhalten (blinde Flecken zu verringern).

Unterschiedliche Formen von Feedback

Oftmals lade ich die Gruppe zu Rückmeldungen ein, wenn ein Teilnehmer an einem ihm wichtigen Thema therapeutisch gearbeitet hat. Insbesondere zu Beginn einer Gruppe wird »Feedback« verwechselt mit anderen Formen der Äußerung und es werden stattdessen:

- Ratschläge gegeben
- Trost angeboten
- Urteile gefällt
- der Mut bewundert, sich so verletzlich zu zeigen
- von Ähnlichem aus dem eigenen Leben berichtet
- der Wunsch geäußert, alles könne doch ganz anders sein
- Spekulationen angeboten, warum etwas passiert ist
- Bemerkungen gemacht, die an der Thematik vorbeigehen
- weitere Fragen zum Inhalt gestellt usw.

Dies kann zwar von dem Empfänger dieser Kommentare wie eine warme Dusche mit ein paar kalten Tropfen dazwischen erlebt werden, ist aber weniger dazu geeignet, blinde Flecken geringer werden zu lassen.

Diese Schwierigkeit liegt meiner Meinung darin, dass wir es nicht gewohnt sind, im alltäglichen Umgang einander direkte Rückmeldungen zu geben. Einerseits wäre es grenzüberschreitend und einengend, von jedem ständig Rückmeldungen über das eigene Verhalten zu bekommen. Andererseits fehlt einem die soziale Orientierung, wenn man nur selten von jemandem Rückmeldungen erhält, und man wird unsicher im Umgang mit seinen Mitmenschen.

- Rückmeldungen sind also eine Art soziales Korrektiv, das wir brauchen, oder wie ein Spiegel, der nie lügt.
- Rückmeldungen sind weder ein Synonym für Streicheleinheiten noch für Kritik.
- Rückmeldungen sind zwar nie **die** Wahrheit, aber eine subjektive Wahrheit. Das ist der Vorteil von Gruppenarbeit, sie bietet ein Kaleidoskop vieler subjektiver Wahrheiten.
- Rückmeldungen können eher aufgenommen werden, wenn der Empfänger dazu auch bereit und fähig ist. Nach einer tiefergehenden Arbeit ist es ratsam, Zeit zu lassen, um die Erfahrung nachwirken zu lassen.
- Rückmeldungen können verbaler Art sein. Teilnehmer teilen mit, was sie ganz konkret und spezifisch wahrgenommen haben und welche Gefühle es in ihnen ausgelöst hat.

Zum Beispiel:

»Mir fiel auf, dass deine Stimme die meiste Zeit über monoton war und du uns nicht angeschaut hast. Ich wurde müde und konnte dir nur schlecht zuhören. Doch als du das Haus beschriebst, wurde deine Stimme lebendig, du hast uns mit leuchtenden Augen angeschaut und gelächelt. Ich hörte dir aufmerksam zu, konnte das Haus genau vor mir sehen und spürte eine tiefe Sehnsucht.«

Da Gestalt ein ganzheitlicher Ansatz ist, ermuntere ich Teilnehmer auch zu anderen Formen der Rückmeldung; so zum Beispiel ihren Handlungsimpulsen zu folgen, anstatt nur darüber zu reden. Das können dann ein lauter schriller Schrei, eine liebevolle Umarmung, ein Beifall-Klatschen, ein Kissen-an-die-Wand-Werfen, das Anbieten einer Nackenmassage sein. Jemand mag ein Bild mitteilen, das ihm beim Zuhören kam oder eine Melodie oder ein Lied singen, welches ihm in den Sinn kam.

Zum Beispiel: »Wenn ich euch beiden zuhöre, muss ich an kämpfende Hirsche denken.«

Rückmeldungen können grundsätzlich natürlich jederzeit jedem in der Gruppe gegeben werden. Dabei ist es am günstigsten, wenn sich eine Rückmeldung unmittelbar auf eine Beobachtung im Hier-und-Jetzt bezieht. Besonders zu Beginn von Gruppen sind die Gruppenteilnehmer in dieser Hinsicht aber meist sehr zurückhaltend und ungeübt. Hilfreich könnte eine strukturierte Eingangsrunde nach einer Pause sein mit Aussagen zu dem Ich, dem Du und dem Ihr sowie dem Hier-und-Jetzt in der Gruppe als Ausgangspunkt für weitere Explorationen (vgl. im Anhang »Vorschläge für Experimente und Gruppenaktivitäten«; Nr. 2).

Wenn die Gruppe mehr Übung mit Rückmeldung-Geben und Rückmeldung-Empfangen hat und mehr Vertrautheit entstanden ist, können Sie als Gruppenleiter die Teilnehmer dazu einladen, Rückmeldungen sobald wie möglich auf das auslösende Ereignis folgen zu lassen.

Über die Jahre bin ich weniger streng und genau geworden, was *richtiges* Feedbackgeben betrifft. Teilnehmer mögen auch die warmen Duschen mit ein paar kalten Tropfen. Wichtig ist, dass ich es als Gruppenleiter immer wieder modellhaft, wie oben beschrieben vormache. Ab und zu frage ich auch Teilnehmer nach einer Runde Feedback, welche Rückmeldung sie am meisten unterstützt, bewegt und angeregt habe. Und siehe da, immer wieder hat ihnen auch etwas aus der *roten Liste* gefallen, was mich darin bestätigt, auf der Hut vor neuen Gestalt-Introjekten zu sein, wie man richtiges Feedback zu geben hat. Manchmal brauchen Teilnehmer zuallererst einen ganz konkreten Ratschlag oder eine Information, die ihnen weiter hilft, oder einfach nur Anteilnahme und Trost. Zum Beispiel braucht jemand, der sich scheiden lassen möchte, die Empfehlung für einen guten Anwalt, oder jemand, dessen Mutter gerade gestorben ist, möchte in erster Linie Anteilnahme.

Mit dieser Warnung vorweg möchte ich aber trotzdem noch einige weitere Anregungen für nützliche Formen von Feedback geben. Nützlich dahingehend, dass sie das Potenzial haben, blinde Flecken zu verringern und die Aufmerksamkeit auf das zu lenken, was gewohnheitsgemäß vermieden wird und nicht ins Gewahrsein kommen kann. Zur weiteren Vertiefung siehe auch Yalom (2002: 129 ff.) und Houston (1984: 42 ff.).

Rückmeldungen annehmbar gestalten

Eine Rückmeldung ist annehmbar, wenn sie sich auf konkrete nachzuvollziehende Wahrnehmungen bezieht.

> *»Du redest ohne Punkt und Komma. Wenn ich Dir zuhöre, werde ich selbst ganz atemlos und mag Dir bald nicht mehr zuhören. Ich möchte Dir aber gerne zuhören.«*

Da meiner Meinung nach eine Bemühung um Wertfreiheit und Objektivität müßig ist und eher verschleiert, ist eine Rückmeldung annehmbarer, wenn ihre subjektive Wertung klar und deutlich formuliert wird. Allerdings darf dies kein Freifahrtschein für abfällige, geringschätzige Verurteilungen und moralisierende Zurechtweisungen sein. Die Wertung bezieht sich auf das Kontaktverhalten, auf das **Wesen unserer Begegnung und Beziehung:**

- Wie viel Nähe wird durch das Verhalten zugelassen, aber auch wie viel Raum für Abstand und Rückzug?
- Lässt es Spontanität zu oder fühle ich mich kontrolliert und habe immer das Gefühl, ich muss vorsichtig sein?
- Ist mir die Stimme angenehm oder möchte ich sie eher ausblenden?
- Rühren mich die Erzählungen an oder lassen sie mich eher kalt?
- Fühle ich mich vom anderen wahrgenommen oder eher ausgeblendet?
- Spüre ich oft Verärgerung dem anderen gegenüber, wenig Respekt und Ungeduld?
- Erlebe ich eine spontane Sympathie und Wärme, die mir eine kritische Distanz erschweren?
- Fühle ich mich durch bestimmte Wesenszüge oder auch Äußerlichkeiten des anderen abgestoßen? usw.

Rückmeldungen, freundlich formuliert, erzeugen weniger Abwehr im Empfänger!

Viele Gruppenmitglieder haben Ohren wie Satellitenschüsseln, wenn es um das Hören scharfer, ironischer, moralisierender oder sonstiger abwertenden Untertöne geht und reagieren zu Recht darauf allergisch. Wohlwollen kann man nicht auf Bestellung fabrizieren, aber Sie können um direkte klare Aussagen ringen, die keine Schuldzuweisungen und vernichtende Verallgemeinerungen enthalten. Vielleicht verspüren Sie als Gruppenleiter meist dann den Impuls, Feedback zu geben, wenn Sie etwas kritisch wahrnehmen und wenn Sie etwas in einem Teilnehmer stört oder gar abstößt.

Hierzu gibt Yalom einen guten Tipp: *»Das Eisen schmieden, solange es kalt ist«* (Yalom 2002: 134). Er widmet sich genau diesem Dilemma und empfiehlt, auf eine Gelegenheit zu warten, in der sich der Patient **anders** verhält und das zunächst wertschätzend hervorzuheben. Eingebettet in diese positive Atmosphäre besteht jetzt eine gute Chance, dass ein potenziell verletzendes Feedback angenommen werden kann.

Beispiel:

Eine Klientin, die mich bisher mit ihrer unterwürfigen, aggressionsgehemmten Höflichkeit auf Abstand hielt, berichtete von einer blutrünstigen Herrscherin, die ihr in ihren Albträumen nach dem Leben trachtete. Sie folgte meiner Einladung, diese Herrscherin zu spielen. Ich teilte ihr mein Gefallen an ihrer Vitalität mit und an ihrer Fähigkeit, machtvoll und gebieterisch aufzutreten.

Jetzt erst beschrieb ich den Kontrast zu meiner sonstigen Erfahrung von ihr. Sie hörte mir animiert zu und fand sich in meiner Beschreibung wieder. In der nächsten Sitzung berichtete sie stolz von mehreren Situationen, in denen sie selbstsicherer ihre Position vertreten hatte. Dieselbe Veränderung konnte ich auch in unserem Kontakt wahrnehmen.

Diese Fähigkeit eines Teilnehmers, sich mit einem bisher abgespaltenen Persönlichkeitsanteil zu identifizieren, wird von den anderen Gruppenmitgliedern immer freudig begrüßt, fast gefeiert. In ihren spontanen Rückmeldungen nehmen sie dann oft Bezug auf ihr Unwohlsein mit dem vorangegangenen Verhalten. Ihre Kritik hatten sie solange wohlweislich zurückgehalten und jetzt *das Eisen geschmiedet solange es kalt war.*

Beispiel:

Anke, eine Teilnehmerin in einer Ausbildungsgruppe, die immer ein Späßchen auf den Lippen hatte und der es sehr wichtig war, von allen gemocht zu werden, verbarg ihre leichte Verletzbarkeit vor der Gruppe und holte sich nur außerhalb der Gruppe Unterstützung und Trost.

Sie hielt mit ihrem Verhalten den Gruppenleiter und die Gruppe auf Abstand. In ihrer Rolle als Clown und Entertainer nahm sie niemand so richtig ernst. Stattdessen fühlte sich die Gruppe von ihrem aufgesetzten Frohsinn manchmal richtig genervt. Als einige Gruppenteilnehmer einmal dementsprechend ungehalten reagierten, konnte Anke ihre Verletzung nicht weiter verbergen, sondern zeigte sie stattdessen in der Gruppe.

Unter Schluchzen bat sie, nicht mehr über sie zu lachen und ihr mitzuteilen, was denn an ihr so komisch sei. Die Gruppe war betroffen und, wie es sich herausstellte, auch erleichtert, Anke endlich ehrliche Rückmeldung geben zu können, sie hatte ja ausdrücklich darum gebeten. Es folgten einleitende Sätze wie:

»Es tut mir gut, dich weniger maskenhaft zu erleben, ich fühle mich dir gleich näher.«

»Es tut mir leid, dass ich über dich gelacht habe, ich mochte das an mir selbst nicht, ich konnte nicht anders. Jetzt gefällst du mir besser.«

»Ich bekomme mit, was du fühlst, dass du auch verletzlich bist, und ich würde diese Seite von dir gerne öfter sehen.«

Seitdem verhielt sich Anke authentischer und wurde für alle nahbarer.

Leider gelingt es nicht immer, den richtigen Ton und Zeitpunkt für aufrichtiges Feedback zu finden. Teilnehmer fühlen sich dann zutiefst gekränkt, gehen aus dem Kontakt und ziehen sich zurück oder verlassen sogar die Gruppe. Nicht immer lässt sich solch eine Verletzung und Kränkung vermeiden oder wieder gut machen – wie im richtigen Leben. Nichtsdestotrotz hängen mir solche Vorfälle immer lange nach. Dann beschäftigt mich die Frage, wie ich für einen besseren Ausgang hätte sorgen können.

Eine andere Möglichkeit, Feedback annehmbarer zu formulieren, besteht darin, die kritische Eigenschaft als nur einen Teil der Persönlichkeit herauszuheben, der sich von den anderen stark unterscheidet, quasi nicht zu passen scheint und den man gerne näher kennen lernen möchte.

Beispiel:

Eine Teilnehmerin aus einer Ausbildungsgruppe sitzt während der Essenspause immer in meiner Nähe. Wir führen angeregte Gespräche und entdecken viele gemeinsame Interessen. In den Gruppensitzungen ist sie hingegen sehr zurückgezogen und still. Ich weise sie auf den Kontrast hin und teile ihr meine Neugierde mit, mir mehr über die Person mitzuteilen, die jetzt in der Gruppe so stumm und zurückgezogen ist. Eine Einladung, der sie gerne gefolgt ist. So lernen wir den Teil von ihr kennen, der sich dumm und uninteressant findet.

Auf das richtige Timing kommt es an

Wenn Sie als Gruppenleiter Schwierigkeiten haben, zu einem Teilnehmer einen guten Rapport zu entwickeln, schenken Sie Ihrer Wahrnehmung von ihm mehr Aufmerksamkeit, um Data für Feedback zu sammeln. Wichtig ist, wie oben beschrieben, ein gutes Timing. Früher handelte ich eher zu voreilig, wollte hier und jetzt meine Wahrnehmungen mitteilen und explorieren. Heute warte ich manches Mal zu lange.

Beispiel:

Ein Teilnehmer in einer Ausbildungsgruppe fiel mir sofort als sonderbar auf, sowohl in seinem Verhalten (sehr linkisch), als auch seinem Aussehen (verwahrlost) und zunehmend auch in seinem Geruch; dieser alarmierte mich ganz besonders, denn er erinnerte mich an obdachlose Alkoholiker. Ich behielt meine Wahrnehmung für mich und sammelte weiter Data. Mich interessierte, wie er sich in der Gruppe verhielt und welche Kompetenzen er als Berater und Gruppenleiter zeigte. Bald wurde deutlich, dass er in der Gruppe zum Sonderling wurde. Schließlich sprach eine Teilnehmerin offen ihren Ekel vor ihm an, eine potenziell sehr verletzende Rückmeldung.

Spätestens jetzt hätte ich die Gelegenheit nutzen müssen, mein eigenes Feedback einzubringen und meine Vermutung, dass er Alkoholiker sei. Aus Angst, ihn noch weiter zu verletzen und zutiefst zu beschämen, hielt ich damit zurück. Seit dem Zeitpunkt fühlte ich mich wie gelähmt im Kontakt mit ihm, für das mir Wichtigste war ich sprachlos geworden, alles andere waren hohle Worte – für einen Gruppenleiter auf Dauer ein unhaltbarer Zustand. Eine Lösung musste gefunden werden. Damals sah ich mich außerstande, dieses Dilemma in der Gruppe aufzulösen, ich fühlte mich zu befangen.

Beim übernächsten Treffen hatte er die Gruppe verlassen. Ich war erleichtert, aber keineswegs froh über diesen Kontaktabbruch, an dem ich natürlich mit beteiligt war. Auch die Gruppe schien erleichtert.

Welche anderen Interventionen wären noch möglich gewesen? Ich hätte meinen Prozess in der Gruppe beschreiben können, mein Dilemma, ihn einerseits nicht verletzen oder beschämen zu wollen, aber andererseits mich ihm gegenüber immer befangener zu fühlen, solange ich meine Beobachtungen über sein Verhalten und dessen Wirkung auf mich zurückhielt. Dann hätte ich ihn fragen können, ob er meine Rückmeldung hören wolle.

- Bei einem »Ja« die Rückmeldung geben, so konkret und freundlich wie möglich, und dann nachfragen, was meine Rückmeldung bei ihm auslöst.
- Bei einem »Nein« die Gründe, Befürchtungen und Phantasien erforschen, die ihn mein Feedback ablehnen lässt, aber auch, was er sich dadurch erhofft.

Beim Lesen dieses Fallbeispiels fallen dem Leser, der bereits Gruppen leitet, vielleicht ähnliche Beispiele ein. Aus der berechtigten Angst, jemanden zu stark zu verletzen oder zu beschämen, haben Sie ihre kritische Rückmeldung zurückgehalten und sich damit selbst lahmgelegt.

- Lassen Sie eine solche Situation auf dem Hintergrund des bisher Gelesenen noch einmal Revue passieren.
- Wie hätten Sie sich anders verhalten können?
- Was möchten Sie in einer zukünftig ähnlichen Situation neu ausprobieren?

Mit etwas gnädigerem Blick auf meine Arbeit ziehe ich jetzt in Erwägung, dass sich dieser Gruppenteilnehmer gut zu schützen wusste, als er die Gruppe einfach verließ. Er wird seine mangelnde Akzeptanz, Unterstützung und Wertschätzung in der Gruppe gespürt haben.

Obwohl meine Erfahrung in Gruppen zeigt, dass es immer Teilnehmer gibt, die diese schützende Funktion übernehmen, reicht sie für charakterologisch schwierige Personen meist nicht aus. Dies ist ein Beispiel für viele. Warten Sie mit kritischen Rückmeldungen zu lange, steigen der Grad Ihrer Befangenheit und die Gefahr des Kontaktabbruchs.

Als Gruppenleiter ist es wertvoll, sich kontinuierlich im Feedbackgeben zu üben, sowohl laut in der Gruppe als auch leise, sowohl kritisches als auch wertschätzendes. Es ist ein wichtiger Bestandteil der Gestaltgruppenarbeit und der sie begleitenden inneren Supervision.

Bisher habe ich Feedback in Bezug auf ein Individuum beschrieben. Darüber hinaus gebe ich natürlich auch Feedback auf die Beziehung von *Paaren*, Kleingruppenkonstellationen und in Bezug auf die Gesamtgruppe. Alles von dem oben Gesagten trifft auch hier zu.

Feedback für Diaden und Paare

Gebe ich Feedback zu dem Verhalten von zwei Gruppenteilnehmern untereinander, so verhält es sich ähnlich wie bei einer Paartherapie. Meine Hauptaufgabe besteht darin, mit einer inneren Haltung der Unparteilichkeit den Prozess zwischen beiden zu kommentieren und ihre Aufmerksamkeit auf die Interaktion zwischen ihnen zu lenken. Das heißt für mich, bewusst abwechselnd für beide Seiten Partei zu ergreifen. In Gestaltsprache soll mein Feedback vor allem dazu dienen:

- ihren Kontakt (bzw. dessen Vermeidung und Unterbrechung) bewusster zu erleben,
- ihnen Unterstützung dabei bieten, ihre Kontaktfähigkeit zu verbessern.

Streng genommen geschieht dies natürlich nicht in einem luftleeren Raum. Sowohl meine Anwesenheit als auch die der Gruppe beeinflussen das Geschehen.

Beispiel:

In einer Ausbildungsgruppe herrschen offensichtlich Spannungen zwischen zwei Teilnehmerinnen, denen wir uns schließlich zuwenden. Keine hört der anderen wirklich zu, sie reden aneinander vorbei und bald sogar gleichzeitig. Um sie auf diesen Prozess aufmerksam zu machen, interveniere ich paradox und fordere sie auf, weiterhin gleichzeitig zu reden und auf keinen Fall dem anderen zuzuhören. Beide sind zunächst irritiert, einige aus der Gruppe lachen, ihr Streitgespräch ist ins Stocken gekommen. Ich nehme das als Signal, dass sie jetzt bereit sind, ihr Verhalten zu ändern.

Sie nehmen einen neuen Anlauf, die Spannung zwischen ihnen zu klären. Es wird deutlich, dass es beiden schwer fällt, der anderen akkurat zu hören, was ich ihnen zurückmelde. Ich biete ihnen eine Struktur an, die ihnen hilft sich zu vergewissern, ob sie die andere richtig verstanden haben: Wenn eine etwas gesagt hat, darf die andere erst darauf antworten, nachdem sie das Vorangegangene wortwörtlich richtig wiederholt hat. Beiden gelingt es mit gelegentlichem Eingreifen von mir, sich an die Struktur zu halten.

Die offenen Gestalten und damit zusammenhängenden Verletztheiten und Ängste kamen so zu Tage. Beide waren emotional sehr berührt und rückten näher zusammen.

Meine Funktion als Gruppenleiter war in diesem Fall lediglich, zunächst Rückmeldungen über ihre mangelhafte Kommunikation zu geben, Vorschläge für ihre Verbesserung zu machen und in ihrem Bemühen zu begleiten, einander besser zu verstehen, indem ich beide abwechselnd darin unterstützte, der anderen jeweils mitzuteilen, was sie bewegte.

In dem Kapitel »Klärung des Gruppenprozesses« beschreibe ich Möglichkeiten und Nutzen, der Gruppe als ganzer Feedback zu geben.

Klärung des Gruppenprozesses

Eine Ihrer wichtigsten Aufgaben als Gestaltgruppenleiter ist, mit wacher Aufmerksamkeit den Gruppenprozess zu verfolgen und ihn aus Ihrer subjektiven Sichtweise zu beschreiben. So tragen Sie zu mehr Transparenz des Gruppenprozesses bei. Ihre Prozessbeschreibungen werden besonders zu Beginn einer Gruppe mehr Gewicht haben als die der Gruppenteilnehmer.

Als Gruppenleiter sind Sie immer Teil des Gruppenprozesses, was es zu berücksichtigen gilt. Ich habe mir deshalb zur Gewohnheit gemacht, so bald wie möglich auch die Gruppenteilnehmer nach ihren Prozessbeobachtungen zu fragen, die natürlich ihrerseits nur subjektiv sein können. Zusammengenommen erhalten wir unterschiedliche Perspektiven ein- und desselben Gruppengeschehens. Selbst der Zeitpunkt, ab wann ein infragestehender Gruppenprozess beginnt, wird subjektiv unterschiedlich beurteilt.

Prozessbeobachtungen in diesem Sinn beziehen sich auf einen längeren Zeitraum im Gruppengeschehen. Sie sind das Gegenstück zur Bewusstheit des Hier-und-Jetzt in der Gruppe. Im Unterschied dazu können sich Prozesskommentare natürlich auch auf die Interaktionen im Hier-und-Jetzt der Gruppe beziehen (vgl. Kapitel »Feedback geben«, »Konzentration auf das Hier-und-Jetzt in der Gruppe«, »Ich, Du und Wir im Gruppenprozess«, »Interventionsmöglichkeiten bei Kontaktunterbrechungen im Gruppengeschehen«).

Der Unterschied zwischen Inhalt und Prozess

Jede Aussage und Handlung kann ich unter zwei Gesichtspunkten begreifen: dem Inhalt- und dem Beziehungsaspekt. Das trifft auch auf Geschehnisse in der Gruppe zu. Obwohl der Inhalt von Aussagen natürlich wichtig ist, richtet sich im Gestaltansatz ein Großteil der Aufmerksamkeit nicht nur darauf, *was*, sondern vor allem darauf, *wie* etwas gesagt wird.

Darüber hinaus sind alle Interaktionen einer Gruppe auch in einen Prozess eingebettet, auf den ich als Gruppenleiter immer wieder meine Aufmerksamkeit richte. Mit Prozess ist hier das Wesen der Beziehung zwischen den interagierenden Personen gemeint. Um den Prozess eines Gruppengeschehens zu erforschen, löse ich mich von der Inhaltsebene und erforsche auf der Metaebene, **wie** etwas geschieht, **wann, warum gerade jetzt** und **was** es über unsere Beziehung zueinander aussagt. (Yalom, 2002: 123 f.)

Eine noch einfachere Definition ist: Der Gruppenprozess ist alles, was in der Gruppe stattfindet, außer dem Inhalt ihrer Aufgabenstellung. Mit anderen Worten: Mit Gruppenprozess meine ich, wie eine Gruppe ihrer Aufgabenstellung nachkommt. Wobei der Inhalt und der Prozess sich natürlich auch gegenseitig bedingen werden. Zum Beispiel habe ich schon viele Ausbildungsgruppen geleitet, alle mit dem gleichen Ausbildungsziel. Jede verlief unterschiedlich und durchlief einen anderen Prozess.

Der synonyme Begriff Gruppendynamik stammt aus der psychoanalytischen Tradition. Dynamik meint Kräfte, die Bewegung erzeugen. Jede Handlung eines Gruppenteilnehmers beeinflusst, was andere tun und so weiter. Die Gruppendynamik wird immer von den Leuten in der Gruppe erzeugt und ist keine mysteriöse Kraft, die über die Gruppe kommt. In Gestalt sprechen wir von den Kräften des Feldes, die das Gruppengeschehen beeinflussen.

Warum Prozessbeobachtungen so wichtig sind

Durch Prozessbeobachtungen können Verhaltensmuster bewusst werden, die in ihrer Automatik vielleicht unbefriedigend sind. Werden diese Muster bewusst, eröffnen sich dem Einzelnen mehr Wahlmöglichkeiten. Genauso gut können durch Prozessbeobachtungen auch Fähigkeiten und Eigenschaften bewusst werden, die der Einzelne jetzt mit mehr Selbstwertgefühl in der Gruppe einsetzen kann. Lässt der Gruppenleiter eine Gruppe ohne Prozessbeobachtungen laufen, schleichen sich meist Muster ein, die den Zusammenhalt der Gruppe gefährden.

Was lässt sich beobachten?

1. Das Verhalten und die Entwicklung eines individuellen Gruppenteilnehmers.
2. Die Interaktionen und Entwicklung der Beziehungen zwischen einzelnen Gruppenteilnehmern (auch zum Gruppenleiter).
3. Ein Gesamtgruppenphänomen und dessen Entwicklung.
4. Mein eigenes Verhalten, meine Befindlichkeit, Gedanken, Bedürfnisse und Phantasien über einen Zeitraum.
5. Das Zusammenspiel aller oben genannten Faktoren.

Was teile ich mit?

Als Gruppenleiter beobachten Sie natürlich viel mehr, als Sie der Gruppe mitteilen (vgl. Kapitel »Feedback geben«). Ich versuche zwischen den eben aufgeführten fünf Ebenen zu pendeln und darauf zu achten, was meine Aufmerksamkeit erweckt.

Hier folgen Beispiele zu den fünf unterschiedlichen Ebenen:

1. Eine Teilnehmerin (Sabine) ergreift immer als erste (oder letzte) das Wort.
2. Zwischen Marita und Jochen werden immer wieder Feindseligkeiten und Ängste angedeutet.
3. In jeder Befindlichkeitsrunde nimmt das Thema Tod und Trauer einen großen Raum ein.
4. Ich spüre ein Unbehagen in der Gruppe.
5. Eine Teilnehmerin in einer Selbsterfahrungsgruppe dominiert über mehrere Treffen das Gruppengeschehen, indem sie als Einzige ihre persönlichen Themen einbringt und die anderen sich eher bedeckt halten. Auf mein persönliches Interesse reagieren sie zurückhaltend und abweisend. Ich fange an, mich in der Gruppe unwohl zu fühlen und kann mich nur noch schlecht auf die mitteilsame Teilnehmerin konzentrieren. Ich wünsche mir mehr Kontakt zu den anderen Gruppenmitgliedern.

Wie teile ich mit?

Eine Prozessbeobachtung ist für Gruppenmitglieder dann von Nutzen, wenn sie sich dadurch nicht angegriffen und abgewertet fühlen. Idealerweise stimuliert sie Neugierde und die Beteiligten finden selbst Antworten auf die Fragen:

- Wie kommt es zu den jeweils beschriebenen Phänomenen?
- Welche Motive liegen dem Verhalten zugrunde?
- Welche Bedürfnisse sollen damit befriedigt werden?
- Welche bleiben damit auf der Strecke?
- Gibt es für mich, dich und für uns als Gruppe auch andere, bessere Möglichkeiten?

Als Gruppenleiter beschreiben Sie die Prozessphänomene konkret und spezifisch, wie sie über einen gewissen Zeitraum hin aufgetreten sind.

Um bei den oben beschriebenen Beispielen zu bleiben:

1. Nehmen wir an, Sabine ergreift zu Beginn der Gruppe meist zuerst das Wort. Ich könnte ihr meine Beobachtung einfach mitteilen und warten, wie sie darauf reagiert. Vielleicht ist sie sich dessen bewusst und hat auch in anderen Gruppen diese Rolle. Sie übernimmt die Rolle gern, da sie ungern wartet. Sie fühlt sich verantwortlich dafür, dass die Gruppe in Gang kommt und unwohl, wenn alle schweigen. Dies weist auf ein wichtiges Thema in ihrem Leben, wie sie Beziehungen im Allgemeinen gestaltet. Dort kann sie auch schlecht warten und fühlt sich für alles verantwortlich. Sabine kommt jetzt in Kontakt mit der Last, die sie sich durch diese Rolle aufbürdet. Ich könnte ihr vorschlagen, mit dem Gegenteil zu experimentieren und diese neue Erfahrung in der Gruppe auszuwerten. Dies hat unweigerlich Auswirkung auf die Gesamtgruppe. Wer wird Sabines Platz einnehmen?

2. Ich teile Marita und Jochen meine Beobachtung mit, wie sie immer wieder mit verhaltener Feindseligkeit ihre Angst voreinander andeuten. Durch ihr Verhalten würde sich jedoch nichts klären, im Gegenteil, die Anspannung zwischen ihnen scheint sich dadurch eher zu verfestigen. Dies könnte dann der Beginn persönlicher Erforschung der zugrundeliegenden Übertragungsreaktionen sein und die Schließung noch offener Gestalten. Marita erinnert Jochen vielleicht an seine übergriffige herrschsüchtige Mutter und Jochen erinnert Marita stark an ihren inzwischen geschiedenen alkoholkranken Ehemann.

   Die Verflüssigung ihrer Beziehung durch mehr Transparenz und Ausdruck wird von den anderen Gruppenmitgliedern mit Erleichterung aufgenommen. Zudem regt sie die übrigen Gruppenteilnehmer an, ihre eigenen Beziehungen untereinander achtsamer, aber auch furchtloser wahrzunehmen. Jede Klärung von spannungsgeladenen Beziehungen schafft ein zuversichtliches Gruppenklima, auch in Zukunft mit schwierigen Situationen und Gefühlen untereinander umgehen zu können.

   Das Umgekehrte trifft leider auch zu.

3. Auch hier teile ich zunächst meine Beobachtung mit. Die Themen Tod und Trauer nehmen in dieser Gruppe einen großen Raum ein. Es scheint keine anderen Themen zu geben – oder doch? Wie ergeht es Gruppenmitgliedern hier, für die andere Themen im Vordergrund stehen, zum Beispiel eine bevorstehende Hochzeit oder Freude über eine neue Arbeitsstelle?

   Wenn das Timing stimmte, nimmt die Gruppe diesen Prozesskommentar dankbar auf. Gruppenmitglieder, die sich nicht unmittelbar von Trauer und Tod betroffen fühlten, hatten sich vielleicht an den Rand des Gruppengeschehens zurückgezogen. Jetzt trauen sie sich eher, ihre eigenen Anliegen wichtig zu nehmen und in die Gruppe einzubringen.

4. Wenn ich mich in einer Gruppe zunehmend unwohl fühle, bedarf es meiner Aufmerksamkeit. Vielleicht fällt mir das Atmen schwer oder ich bekomme Kopfschmerzen. Oft genügt es, diese Wahrnehmungen mitzuteilen und zu fragen, ob es anderen auch so geht. Dies lädt zu weiterer Erforschung und zu tieferem Durchatmen ein. Was hält der Einzelne zurück? Oder ich fühle mich von einigen schweigsamen Gruppenteilnehmern kritisch beäugt. Eine bloße Vermutung, die mich aber verunsichert und sich wie eine fixe Idee in mir festsetzt. Wenn ich meine Vermutung und Verunsicherung mitteile, initiiere ich Kontakt. Der Gruppenprozess kommt wieder in Fluss. Mehr Transparenz und Ausdruck werden ermöglicht. Andere Gruppenmitglieder haben sich vielleicht ähnlich verunsichert gefühlt. Falls wirklich Kritik zurückgehalten wurde, kann sie jetzt ins Gruppengeschehen mit einfließen.

5. Sobald ich diese Tendenz bemerke, beschreibe ich sie so konkret wie möglich und lade die anderen Gruppenmitglieder ein, ihre eigenen Wahrnehmungen von sich und der Gruppe mitzuteilen. Hier können unausgesprochene Erwartungen und Befürchtungen zur Sprache kommen und geklärt werden. Vielleicht hat das dominierende Gruppenmitglied für sie eine Norm gesetzt, wieviel sie von sich zeigen müssten, ohne es zu wollen oder einen Sinn darin zu sehen.

Durch Ihre Prozessbeobachtungen wird die Norm der Selbstoffenbarung zum Thema. Als Gruppenleiter bestimmen Sie sie maßgeblich mit und machen Ihre Haltung dazu klar: Jeder ist für sich selbst verantwortlich und trägt eine Mitverantwortung für das Gruppengeschehen. Sie unterstützen Teilnehmer, auf ihre eigene Grenze zu achten, sowie auf ihre Wirkung auf andere Gruppenmitglieder.

Mitten drin – einige allgemeine Prinzipien

Sie haben die Anfangstadien der Gruppe gut überstanden. Die meisten Ihrer Ängste sind nicht wahr geworden. Die Gruppe hat Ihre Autorität als Gruppenleitung akzeptiert. Sie haben an Selbstsicherheit und Vertrauen in sich und die Gruppe gewonnen und schon einige Krisen und Konflikte zusammen gemeistert. Dazu gehörte vielleicht auch, dass durch einen natürlichen Selektionsprozess Teilnehmer der ersten Stunden die Gruppe verlassen haben (vgl. im Kapitel »Wir nähern uns dem Ende« die Ausführungen zur Verabschiedung von einzelnen Gruppenteilnehmern).

Auch die Gruppenteilnehmer sind vertrauter miteinander geworden und haben größtenteils ihren Platz in der Gruppe gefunden. Es haben sich kleine Grüppchen gebildet, die gerne zusammen die Pause miteinander verbringen. Meist hat sich sogar eine feste Sitzordnung gebildet. Ein Klima der Verbindlichkeit ist entstanden. Es finden Seitengespräche statt und Teilnehmer trauen sich mehr, Sie zu unterbrechen und das Gruppengeschehen mit zu beeinflussen. Die Teilnehmer sind fasziniert von der Gestaltmethode und weniger verschreckt und ausweichend im Kontakt. Ab und zu kommt es sogar zur Persiflage. Erste Introjektionsversuche der Gestaltsprache und Haltung werden oft mit viel Selbstironie demonstriert.

Als Gruppenleiter haben Sie sich ein Bild von den einzelnen Gruppenmitgliedern und ihren gewohnheitsmäßigen Kontaktunterbrechungen machen können. Die Teilnehmer haben einige ihrer eingeschränkten Kontaktfunktionen bewusst erfahren, Neues in der Gruppe ausprobiert und mit in ihren Alltag genommen. Wie im Kapitel »Ich, Du und Wir im Gruppenprozess« beschrieben, besteht jetzt die Tendenz der Gruppenmitglieder, bestimmte fixierte Rollen einzunehmen und damit die neu gespürte Lebendigkeit und Aufregung wieder abzuwürgen. Dieselbe Gefahr besteht natürlich auch für Sie als Gruppenleiter.

Das Wesen des Gestaltansatzes ist, dass Sie sich immer wieder neu finden und erfinden müssen. Gestalt ist kein standardisiertes Verfahren, das Sie auswendig lernen könnten, um es dann für immer zu beherrschen.

Die Kreativität des Gruppenleiters

Es gibt Standard-Interventionen, die man einem Gestaltgruppenleiter zuschreiben würde wie z.B.

»Was fühlst du jetzt?«
»Kannst du statt ›man‹ jetzt ›ich‹ sagen?«
»Kannst du ihr das direkt sagen, statt über sie zu sprechen?«

Diese Interventionen, die Awareness und Kontakt fördern, sind methodisch richtig und nützlich, aber auch stereotypisch und eher unpersönlich. Der Gruppenleiter, der hauptsächlich auf Standard-Interventionen zurückgreift, wird vorhersehbar wie ein Gestaltautomat. Das Gruppengeschehen wirkt dann bald künstlich, hölzern, flach und unlebendig. Es kommt zu keiner klaren Figurenbildung und selten zu spontanen Interaktionen zwischen den Gruppenmitgliedern. Die »Wiederbelebung des Selbst« (Perls, Hefferlein & Goodmann 1979) ist für mich ein übergeordnetes Ziel der Gestalttherapie. Eine wichtige Voraussetzung für dessen Verwirklichung ist die Kreativität des Gruppenleiters. Was meine ich mit Kreativität? Sie erfinden etwas Neues, Einzigartiges, was nur zu der – zuvor nie da gewesenen – Gruppensituation passt.

Um eine Intervention zu erfinden, muss der Gruppenleiter einen guten Orientierungssinn haben:

- Wo kommen wir her? Was ist unsere gemeinsame Gruppengeschichte? Welche Themen und Bedürfnisse tauchten bisher in der Gruppe auf?
- Wo sind wir im Moment? Welche Themen stehen gerade an?
- Wo könnten wir gemeinsam hingehen?
- Für welche Themen bestehen Interesse und Energie?
- Gibt es einzelne Gruppenteilnehmer, die Bedürfnisse angemeldet haben?
- Ist eher Partner– oder Gruppenarbeit angesagt?

Die Kreativität des Gruppenleiters ist weder Selbstzweck noch mit dem Einsatz von kreativen Medien gleichzusetzen. Sie dient der Förderung von Awareness und Kontakt der Gruppenteilnehmer. Passende kreative Interventionen des Gruppenleiters schaffen den Raum für Gruppenteilnehmer, Zugang zu eigenen spontanen Impulsen zu bekommen, selbst kreativ zu werden, sich aus chronischen Fixierungen zu lösen und sich dabei selbst zu überraschen mit einmaligen Erlebnis- und Handlungsweisen. Der Gruppenleiter geht gemeinsam mit der Gruppe auf Entdeckungsreise in bisher unerforschte Gebiete – weiße Flecken auf der Landkarte.

Lösung chronischer Fixierung

Eine chronische Fixierung ist eine fast automatische Handlungs- und Erlebnisabfolge mit immerwiederkehrendem Muster, die mit wenig Bewusstheit ausgeführt wird. Ein banales Beispiel hierfür wäre das Zähneputzen. Eine Tätigkeit, die wir regelmäßig verrichten, ohne groß darüber nachzudenken. Im

Gegenteil, meist nehmen wir uns dann die Zeit, über etwas anderes nachzudenken. Lediglich wenn die Zahnpasta aufgebraucht ist, wird diese alltägliche Verrichtung zur Figur unserer Aufmerksamkeit. Dieser Handlungsautomatismus ist ökonomisch und zweckdienlich, vorausgesetzt, ich verwende die richtige Zahnputztechnik.

Ein weiteres typisches Beispiel, bezogen auf Handlungsmuster in einer Gruppe, kann ich in meinem Chor beobachten. Wir scheinen alle einen festvorgeschriebenen Platz zu haben, den jedes Gruppenmitglied, selbst auf Anweisung der Chorleiterin hin, meist nur ungern verändert. Dieses vertraute Muster gibt uns Unterstützung und Sicherheit im Zusammenspiel, verhindert aber vielleicht auch eine weitere Entwicklung der Klangfarbe und Stimmensicherheit jedes einzelnen Sängers und damit des gesamten Chors.

Beispiel für die Lösung einer chronischen Fixierung

Andreas ist ein junger Mann, der nach einer längeren Pause erneut in eine Therapiegruppe mit ihm fremden Gruppenteilnehmern kommt. Andreas kann im Unterschied zu vorher sein Leiden besser in Worte fassen und beschreibt seine Einsamkeit sowie Hemmungen und Minderwertigkeitsgefühle gegenüber dem anderen Geschlecht.

Das sich wiederholende Muster besteht darin, dass Andreas immer wieder klagt und ihm immer wieder Anteilnahme und wohlmeinende Ratschläge angeboten werden, die ihn aber nie wirklich zu erreichen scheinen. Die Interaktionen zwischen Andreas und den Gruppenteilnehmern verlaufen bald vorhersehbar und unbefriedigend, es findet nur scheinbar Kontakt statt.

Hier ist die Kreativität des Gruppenleiters gefragt. Welche Intervention könnte er erfinden, um dieses Muster Andreas bewusst, das heißt in der Gruppe erfahrbar zu machen? Wie könnte er Andreas erfahren lassen, wie er selbst sein Muster perpetuiert und somit an seinem unbefriedigten Zustand festhält?

Die Gestalttherapie ist dadurch bekannt geworden, dass sie für diesen Zweck ein reichhaltiges Instrumentarium für die therapeutische Arbeit mit einzelnen Individuen entwickelt hat.

Mich interessieren hier in erster Linie Methoden, die andere Gruppenmitglieder miteinbeziehen und das Potenzial der Gruppe nutzen, denn folgendes Phänomen ist immer in Gruppen zu beobachten:

Klienten wie Andreas möchten sich aufgrund von Leidensdruck verändern, deshalb kommen sie in die Gruppe. Aber gleichzeitig entwickeln sie sehr viel

Kreativität und Energie, um ihre chronische Fixierung aufrechtzuerhalten und sind sehr geübt darin, sowohl andere Gruppenmitglieder als auch den Gruppenleiter mit in ihr Muster einzubeziehen.

Erkennen

Zuerst ist es für Sie als Gruppenleiter wichtig, diesen Prozess, wenn er stattfindet, überhaupt als solchen zu erkennen. Anzeichen hierfür könnten sein, dass Sie ungeduldig werden oder ermüden. Es beschleicht Sie ein Gefühl von Ausweglosigkeit und Sie können in etwa die weiteren Interaktionen der Gruppenteilnehmer und auch Ihre eigenen vorhersehen – ein bisschen wie bei einem lang verheirateten Ehepaar. Sobald Sie diesen Prozess bewusst wahrnehmen, können Sie Ihr eigenes Verhalten verändern und neue Impulse für das Interaktionsmuster der gesamten Gruppe geben. Ihre Energie und Kreativität werden mobilisiert.

Alle im Folgenden genannten Interventionsmöglichkeiten haben im Wesentlichen zwei Ziele:

- Bewusstheit zu schaffen, wie die Gruppenmitglieder und Andreas zusammen das Problem zementieren.
- Energie und Kreativität zu mobilisieren, um neues Verhalten miteinander auszuprobieren.

Benennen

Es mag genügen, Ihre Beobachtung des fixierten Interaktionsmusters in der Gruppe zu benennen. Dieser Impuls reicht manchmal aus, um das kreative Potenzial der Gruppenmitglieder ausreichend zu mobilisieren und um neue Verhaltensweisen anzuregen.

Feedback geben

Oder Sie bieten Ihre eigene Befindlichkeit an: »Ich werde ungeduldig und ermüde, weil wir uns immer im Kreis drehen – wie geht es Euch?«

Experimente

1. Übertreibung

Sie könnten aber auch Andreas und die Gruppenteilnehmer dazu einladen, bewusst ihr Verhalten zu übertreiben. Andreas soll weiterhin klagen und die Ausweglosigkeit seiner Situation darstellen, während die übrigen Gruppenteilnehmer nicht ermüden sollen, ihn immer wieder mit Aufmunterungen und guten Ratschlägen zu überhäufen. Ein Experiment mit ungewissem Ausgang, welches aber sicherlich zu neuen Erfahrungen und mehr Bewusstheit bei allen Gruppenteilnehmern führt.

2. Lieber Feedback statt Ratschläge

Eine weitere Möglichkeit wäre, den Gruppenteilnehmern zu verbieten, Andreas Ratschläge zu geben und sie aufzufordern, stattdessen eine andere Form der Kontaktaufnahme auszuprobieren (zum Beispiel ihr persönliches Gefühl, wenn sie Andreas zuhören, eventuelle Impulse, Bilder oder auch Beobachtungen mitteilen). Dies stößt häufig auf Widerstand, den man dann erforschen könnte, ohne das Verbot aufzuheben.

Während meiner Ausbildungszeit wurde sehr viel Wert von den Trainern darauf gelegt, Ratschläge zurückzuhalten. Sie als allgemeine Regel zu verbieten, halte ich allerdings, besonders zu Beginn von Gruppen, nicht für sinnvoll. Im Rahmen eines jeweiligen Experiments wie hier lernen Teilnehmer aus eigener Erfahrung, wann Ratschläge nützlich und wann sie hinderlich sind. Vor allem lernen sie – und hier ist jedermanns Kreativität gefordert – wie sie stattdessen auf ein persönliches Anliegen eines Mitmenschen eingehen und mit ihm in Kontakt gehen können.

3. Paradoxe Intervention

Eine paradoxe Intervention könnte darin bestehen, gemeinsam mit Andreas und der Gruppe auszumalen, wie gut es wäre, alles beim Alten zu belassen und zusammenzutragen, was alles gegen eine Veränderung spräche. Oder:

4. Arbeit mit den Polaritäten eines innerpsychischen Konflikts

Sie könnten die Gruppe in zwei Lager aufteilen. Das eine ist für eine Veränderung und das andere dagegen. Andreas könnte es sich zunächst anhören, um sich mal dem einen und dann dem anderen Lager anschließen. So würde er die Möglichkeit erhalten, beide Seiten seines innerpsychischen Konflikts zu erfahren und sich mit beiden zu identifizieren. Er könnte bewusst Verantwortung für seinen inneren Saboteur übernehmen.

5. Verleugnete oder wenig entwickelte Persönlichkeitsanteile darstellen

Oder Sie könnten Andreas einladen, in der Gruppe genau den gegenteiligen Typ von Mann zu spielen, der bei allen Frauen Erfolg hat. Eine Intervention, die sicherlich das Thema Sexualität in den Vordergrund kommen lässt.

Sie könnten Andreas auch das Klagen untersagen und ihn konkret dazu auffordern, den Frauen in der Gruppe statt dessen Komplimente zu machen, mit ihnen zu schäkern und zu flirten, etwas, womit er sich in seinem Alltag so schwer tut und wobei die Gruppe ihm ein sicheres Übungsfeld bieten kann.

6. Erforschung der Bedürfnisregulierung

Sie könnten auch Andreas Aufmerksamkeit darauf richten, mit welchem Bedürfnis er sich an die Gruppenteilnehmer wendet, wenn er klagend immer wieder seine Ausweglosigkeit schildert. Dieselbe Frage könnten Sie natürlich auch einzelnen Gruppenteilnehmern stellen, wenn sie Ratschläge erteilen.

7. Auflösung chronischer Retroflexion

Oder Sie könnten an der chronischen Retroflexion von Andreas ansetzen, wie er sich ständig selbst niedermacht. Laden Sie ihn zu dem Experiment ein, seine Aggressionen stattdessen nach außen zu richten, auf Frauen im Allgemeinen oder auf eine ganz speziell. Als nächsten, mehr risikoreichen Schritt könnte er es mit einer oder mehreren Frauen in der Gruppe aufnehmen, sie kritisieren, niedermachen und entwerten.

Wenn das Ihre Gruppe wäre, für welche Interventionen würden Sie sich am ehesten entscheiden? Fallen Ihnen noch ganz andere dazu ein?

Es ist immer hilfreich, sich mehrere Interventionen vorzustellen, auch anscheinend verrückte, um sich dann in der Situation zunächst für eine zu entscheiden. ›Zunächst‹ meine ich deshalb, weil Sie als Gruppenleiter vorher nicht wissen können, welche Ihrer Interventionen angenommen wird. Im Dialog mit den Gruppenteilnehmern werden Sie sie dann modifizieren oder ganz fallen lassen und sich für eine andere entscheiden, die besser zu der jeweiligen Gruppensituation und den Gruppenteilnehmern passt.

All diesen Interventionen ist zu eigen, dass sie Experimente mit ungewissem Ausgang auch für den Gruppenleiter sind. Ihr übergeordnetes Ziel ist immer wieder eine Wiederbelebung unseres Selbst, eine Neuentdeckung unseres kreativen Potenzials, unserer Wahlmöglichkeiten und Fähigkeiten, unser Leben mitzugestalten. Dieser Prozess ist nie abgeschlossen – weder für die Gruppenteilnehmer noch für den Gruppenleiter.

Zusammenfassung

Der Lösungsprozess einer chronischen Fixierung könnte also folgendermaßen verlaufen:

1. **Erkennen**
2. **Benennen**
3. **Feedback geben**
4. **Experimente**, die die Gruppe mit einbeziehen, wie zum Beispiel:
   - Übertreibung
   - Lieber Feedback, statt Ratschläge
   - Paradoxe Intervention
   - Arbeit mit den Polaritäten eines innerpsychischen Konflikts
   - Verleugnete oder wenig entwickelte Persönlichkeitsanteile darstellen
   - Erforschung der Bedürfnisregulierung
   - Auflösung chronischer Retroflexion

Je reifer die Gruppe ist, desto eher können auch ihre Mitglieder diese Impulse geben.

Die Gruppe als Container für regressive Ablösearbeit

Wie im Kapitel »Ich, Du und Wir im Gruppenprozess« beschrieben, wirken in der Gruppe Prozesse auf unterschiedlichen Systemebenen gleichzeitig: auf der intrapersonalen, der interpersonalen und der Gruppe als ganzer.

Manchmal ist es erforderlich, dass der Gruppenleiter mit einem einzelnen Gruppenmitglied therapeutisch arbeitet und sich nur auf die intrapersonale Ebene konzentriert. Die Gruppe verschwindet dabei zeitweilig in den Hintergrund und wird erst gegen Ende der Einzelarbeit wieder bedeutsam. Diese fokussierte Kurzzeitregression mit angekoppelter Progression (Hartmann-Kottek 2004: 21 ff.) ist angesagt, wenn es Übertragungsreaktionen gibt, entweder auf den Gruppenleiter oder auf ein anderes Gruppenmitglied, die sich selbst nach einer Weile nicht spontan auflösen, obwohl es in der Gruppe viele Gelegenheiten für die Schulung der Wahrnehmung und Kontaktaufnahme gab. Manche Übertragungsschatten sind sehr hartnäckig. Das deutet oft auf schwerwiegende Verluste, Einschnitte und Entbehrungen oder gar traumatische Erfahrungen hin, die Teilnehmer in ihrer Kindheit erlitten und noch nicht ausreichend verarbeitet haben.

In einer regressiven Ablösearbeit kann der Teilnehmer zuerst einmal erkennen, wem die Gefühle und Verhaltensweisen eigentlich gelten. So wird der Hintergrund klar, auf dem sie einen Sinn ergeben. Mit dieser Person oder jenen Personen hat er noch etwas offen, das nach Schließung drängt. Das kann im Hier-und-Jetzt des Gruppenkontextes geschehen. In seiner Imagination geht er zurück in die ursprüngliche Situation, die schon viele Jahre zurückliegen kann (Regression). Er fühlt sich wie damals, als ob es jetzt gerade passiert und wird angeleitet, in Kontakt mit der Originalperson zu gehen, um endlich damals Zurückgehaltenes ausdrücken zu können.

Ihre Aufgabe ist es, ihn dabei unterstützend zu begleiten und wieder aus der Regression in die Progression zu bringen. Hierzu ist die Gruppe sehr hilfreich. Sie war nicht nur Zeuge seiner Zeitreise in die Kindheit, sondern bietet einen greifbaren Bezugsrahmen in der Gegenwart. Sie wird ihm Rückmeldungen für ihn als Kind sowie als Erwachsenem geben.

Das Ziel einer regressiven Ablösearbeit ist:

1. die Ausheilung und Relativierung der beeinträchtigenden Erlebnisspuren der frühen Jahre.
2. Eine Wahrnehmungsentzerrung und Konfliktentlastung. Beides dient der Weiterentwicklung eines emotional geklärten therapeutischen Arbeitsbündnisses und einer Verbesserung der interpersonellen Beziehungen in der Gruppe.

Damit hier kein falscher Eindruck entsteht: Meiner Erfahrung nach sind Gruppenteilnehmer nicht sehr erpicht darauf, ihren Übertragungsschatten aufzulösen. Darin besteht ja gerade die schützende Funktion der Übertragung, sie dient der Vermeidung, sich mit dem wirklichen Konfliktpartner auseinanderzusetzen, weil man sich innen drin eben immer noch klein, ohnmächtig und unterlegen fühlt. Notwendig sind Beharrlichkeit, Überzeugungskraft, ein klarer Fokus und Ausdauer. Diese Ablösearbeit ist in den seltensten Fällen mit einem Mal erledigt. Zu guter Letzt ist es manchmal von Vorteil, wenn man loslassen kann, weil die Zeit für den Gruppenteilnehmer noch nicht reif ist, sich der Übertragung zu stellen (vgl. Kapitel »Wir nähern uns dem Ende«).

Besonderheiten bei der Arbeit mit unterschiedlichen Ego-States

Dieses Buch wendet sich in erster Linie an Leser, die mit Erwachsenen in Gruppen arbeiten. Wenn es allerdings um vorübergehende Regressionsarbeit geht, kann das Wissen um Besonderheiten bei der Arbeit mit Kindern und Jugendlichen sehr hilfreich sein (siehe hierzu Violet Oaklander 1981).

- Das Element der Kinder ist das Spiel. Über das Spiel bekommt man Zugang zum Kind. Die Sprache ist natürlich auch wichtig, sie muss aber altersgerecht sein.
- Kinder und Jugendliche leben in abhängigen Verhältnissen. Ihr familiäres und soziales Umfeld muss bei der Arbeit mit ihnen immer mit einbezogen werden.
- Kinder und Jugendliche haben je nach Alter ein weniger entwickeltes Vermögen zur Selbstreflexion oder zu differenziertem Denken. Sie haben erst wenig Lebenserfahrung und leben sehr gegenwartsbezogen.
- In der Arbeit mit Kindern und Jugendlichen ist es wichtig, über Entwicklungspsychologie Bescheid zu wissen und über die »normale« Entwicklung von Kindern und Jugendlichen. Daraus leiten sich die therapeutischen/pädagogischen Zielsetzungen ab. Welche Entwicklungsaufgaben müssen die Kinder/Jugendlichen noch bewältigen? In welchen Entwicklungsschritten stecken sie fest?
- Daraus ergibt sich eine differenzierte Diagnostik, die anders als für Erwachsene ausfällt (siehe hierzu Baulig und Baulig 2002: 58 ff.).
- Hier muss die Gestalt Anleihen aus anderen Forschungsbereichen machen und in ihre Theorie integrieren. Wie zum Beispiel aus der Bindungstheorie (Karin Grossmann 2003), frühen Säuglingsforschung und aus der Psychoanalyse.
- Dementsprechend geht es in der Gestaltgruppenarbeit mit Kindern und Jugendlichen auch teilweise um andere Themen, wie zum Beispiel: Bindungsverhalten, Umgang mit Grenzen und Aggressionen, gewaltfreie Konfliktaustragung, Erlernen von Impulskontrolle und Gruppenfähigkeit, Erfahrung und Akzeptanz einer wohlwollenden Autorität und Regeln usw.

Der Gestaltgruppenleiter für Kinder und Jugendliche muss also naturgemäß etwas anders arbeiten, als in diesem Buch ausgeführt (gute Beschreibungen aus diesem Arbeitsfeld vgl. Rahm 2004, Franck 1997). Nur wenn Ihnen die oben genannten Inhalte geläufig sind, können Sie sie in Ihre Arbeit einfließen lassen und Fixierungen auflösen helfen. Denn wenn wir in der Gestalt von Fixierungen sprechen, meinen wir oft ein Steckenbleiben in kindlichen oder pubertären Denk- und Verhaltensweisen, die insbesondere bei regressiver Ablösearbeit zum Tragen kommen.

Als Gruppenleiter sind Sie hier gefordert, in Kontakt mit einem Klienten zu gehen, der sich vorübergehend in einem kindlichen Ego-State befindet, also auf einer früheren Entwicklungsstufe als die eines Erwachsenen (vgl. Watkins

& Watkins 2008). Für die damals zu bewältigende Entwicklungsaufgabe gab es nicht genügend Unterstützung in der Umwelt, also konnte er sie nicht meistern. Einen guten Zugang dazu erhalten Sie durch die einfache Frage: »Wie alt fühlst du dich gerade?«

Sie als Gruppenleiter müssen ein gut informiertes Gespür dafür haben, was gefehlt haben könnte. Wie könnte eine »Nachbeelterung« aussehen? Mit welcher Sprache und Aktivität könnten Sie zum Beispiel den kindlichen Ego-State des Klienten erreichen. Oder umgekehrt, wie vermeidet der Klient durch die Rationalisierungen seines erwachsenen Ego-State den Kontakt zu seinem unintegrierten kindlichen oder jugendlichen Ego-State? Hilfreich kann hier z.B. Ihre Frage sein: »Was würde der kleine sechsjährige Hans jetzt am liebsten zu seinem Vater sagen?« Sie können dann überprüfen, ob so ein Sechsjähriger spricht.

Techniken, die aus der Tiefung führen

Insbesondere Arbeiten oben beschriebener Art lösen in Ausbildungsgruppen Ängste aus. Was, wenn der Klient in der Regression stecken bleibt, die Zeit auf einmal knapp wird oder man einfach überwältigt ist von der Stärke der ausgelösten Gefühle und einem nichts mehr dazu einfällt?

Zu starken Gefühlsausbrüchen kann es natürlich jederzeit in einer Gruppe kommen – auch ohne großes Zutun des Gruppenleiters – und es gibt mir und damit auch der Gruppe Sicherheit, wenn ich weiß, wie ich damit umgehen kann (vgl. Kapitel »Gruppenleiten – von der Angst zu mehr Sicherheit«). Hier sind einige Tipps:

1. Bleiben Sie im Kontakt mit dem Klienten, sei es durch Blickkontakt oder Berührung, oder dass Sie nach einer Weile, wenn Sie sich zentriert haben, mit ihm sprechen.
2. Um so viel Sicherheit und Ruhe wie möglich für den Klienten auszustrahlen, bleiben Sie auch im Kontakt mit sich selbst. Hier eine kurze Checkliste:
   - Kann ich mich noch spüren?
   - Was fühle ich jetzt gerade?
   - Wie ist mein Atem?
   - Kann ich bewusst langsamer und tiefer atmen?
   - Wie ist mein Kontakt mit dem Boden?
   - Fühle ich mich gut getragen?
   - Sitze oder stehe ich bequem und gut geerdet?
   - Welche Befürchtung habe ich gerade?

- Kann ich sie überprüfen, indem ich den Klienten frage?
- Kann ich die Gruppe noch wahrnehmen?
- Wie reagieren die Teilnehmer?
- Gibt es spontane Unterstützungsangebote?
- Nutzen Sie die Angebote, die Gruppenteilnehmer immer machen.
- Jemand möchte den Klienten halten oder sich daneben setzen.
- Prima, sie sind nicht alleine hier!
- Selbst ein Taschentuch zu reichen hilft einem Klienten, kurzzeitig wieder in die Gegenwart einzutauchen.

Jetzt sind Sie bereit, den Klienten in seinem tiefen Erinnern von damals zu erreichen und bis zum Auftauchen in der Jetzt-Zeit behutsam zu begleiten – wenn er bis dahin nicht selbst schon spontan wieder aufgetaucht ist aus dem tiefen emotionalen Erleben oftmals lang angestauter Gefühle, die bis in die frühe Kindheit zurückreichen können. Kommentieren Sie auf einer Metaebene, was gerade passiert, wie z.B.:

> *»Das tut jetzt sehr weh.«*
> *»Jetzt kommt deine ganze aufgestaute Wut raus.«*
> *»Vor lauter Angst kannst du jetzt nur noch zittern.«*

Nach einer Weile könnten Sie auch noch eine bewertende Erklärung dazu abgeben und sich dabei ganz auf die Seite des Klienten stellen, wie z.B.:

> *»Eltern tun manchmal so gemeine Sachen, weil sie sich selbst nicht zu helfen wissen.«*
> *»Auf diese Gelegenheit hast du lange gewartet, denen endlich mal die Meinung zu sagen.«*
> *»Was du damals gebraucht hättest, wäre jemand, der dich gehört und dir geholfen hätte.«*

Umgang mit autonomen Körperreaktionen

Auch autonome Körperreaktionen beängstigen Gruppenmitglieder und manchen Gruppenleiter gleichermaßen. Dazu können gehören:

- Dissoziation
- Inneres Weggehen und Erstarren
- Hyperventilation
- starkes Zittern und Kälte
- Herzrasen

- Panik
- stark eingeschränktes Gesichtsfeld
- starkes Augenflimmern
- Impulsdurchbrüche (wie zum Beispiel lang anhaltendes lautes Schreien oder sich selbst verletzendes Verhalten)

Letzteres müssen Sie unbedingt begrenzen! Alles andere können sie in engem Kontakt begleiten. Hier gelten einfache Prinzipien der Gestaltkörperarbeit wie zum Beispiel:

- Hinspüren lassen
- Erdung
- bewusste Atmung
- sich bewegen
- den unmittelbaren körperlichen Impulsen und Bedürfnissen folgen

Wenn sich die autonomen Körperreaktionen wieder gelegt haben, was sie immer tun, beruhigt es die Gruppenmitglieder, wenn sie von Ihnen dazu etwas Erklärendes hören können. Wie zum Beispiel

> *»Zur Hyperventilation kommt es, wenn zu viel Kohlendioxyd im Blut ist, weil mehr eingeatmet als ausgeatmet wurde. Es kann bei starker Erregung auftreten, die keine Abfuhr findet. Es hilft, ganz bewusst lange auszuatmen.«*

Damit ist die Arbeit jedoch nicht abgeschlossen. Aber die Voraussetzungen sind geschaffen, den Auslöser dieser autonomen Körperreaktionen gemeinsam zu erforschen. Jetzt kann der Klient in kleinen Schritten lernen, stattdessen seine Erregung im Körper zu sammeln, bewusst auszuhalten, in geeigneter Form zu kanalisieren und damit in den Kontakt zu gehen.

Vertiefung der Selbsterfahrung durch Körperarbeit

Oben habe ich Techniken beschrieben, die aus der emotionalen Tiefung führen. Im Folgenden beschreibe ich einige Möglichkeiten, mit Hilfe von Körperarbeit vertiefende Prozesse der Selbsterfahrung einzuleiten (vgl. im Anhang die Übung »Spüren«). Hierzu können ganz einfache Übungen und Experimente dienen, an denen alle teilnehmen oder die Bestandteil der Arbeit mit Einzelnen, Paaren oder Triaden sind.

Bei jedem Gruppentreffen schlage ich mindestens einmal eine Körperübung für die ganze Gruppe vor, um die Körperempfindungen in das Gewahrsein der Teilnehmer zu bringen. Dabei geht es nicht darum, die richtige

Körperhaltung einzunehmen, besonders beweglich zu sein oder sich gut entspannen zu können, sondern darum, die Verkörperung von emotionaler und mentaler Anspannung und Fixierung wahrnehmen und erspüren zu lernen. Durch entsprechende Dehnung, Zentrierung, Erdung, stützenden Atem und Körperhaltung kann der Klient erlernen, körperlich empfundene Erregung zuzulassen, zu sammeln und als Gefühle, Bewegung und im Handeln auszudrücken. Wichtige Prinzipien der Gestaltkörperarbeit sind sehr gut nachzulesen bei Kepner (1988).

Bei diesen Körperübungen für die ganze Gruppe handelt es sich immer wieder um Variationen einiger Grundelemente von Körpererfahrung. Eine sehr gute Quelle für Körperübungen im Sinne der Gestaltarbeit findet sich bei Ilse Middendorf (1985). Die Teilnehmer können erlernen:

- ihren Atem bewusst wahrzunehmen und behutsam zu lenken,
- ihr Gewicht zu spüren und zuzulassen,
- sich bewusst vom Boden tragen zu lassen und sich zu erden,
- sich bewusst zu bewegen,
- Bewegungsimpulse wahrzunehmen,
- sich zu dehnen und zu strecken,
- die Grenze ihrer Beweglichkeit zu spüren,
- Anspannungen und Kontraktionen wahrzunehmen oder auch bewusst herbei zu führen,
- sich gewahr zu werden, dass sie bestimmte Körperteile nur undeutlich oder gar nicht spüren,
- Energie wahrzunehmen und fließen zu lassen.

Im Anschluss an diese Übungen lade ich die Teilnehmer meist ein, über ihre Erfahrungen zu sprechen. Dies vermittelt ihnen auch die Wichtigkeit von Körpererfahrungen als Hintergrund für ihre Bedürfnisse, Gefühle, Gedanken und Handlungen.

Manchmal kann sich daraus eine intensivere Einzelarbeit ergeben, insbesondere wenn ein Teilnehmer starkes Interesse an einer vertiefenden Erforschung seiner körperlichen Phänomene zeigt. Hier gehe ich meist sehr direktiv vor, um die Konzentration auf die Körpererfahrung zu erleichtern. Zum Beispiel könnte ich sagen:

- Spüre dort genauer hin und bleibe bei der Körperempfindung.
- Kannst du in diesen Körperteil bewusst hineinatmen?
- Warte ab und spüre, was passiert und ob du es zulassen kannst.
- Vielleicht gibt es einen Satz, der zu deinem Empfinden passt.

- Magst du ihn zu mir oder jemandem in der Gruppe sagen?
- Kannst du mich oder den Teilnehmer dabei anschauen?

Manchmal – wenn der Klient es auch möchte – berühre ich ihn unterstützend und lade ihn ein, sich auf meine Berührung zu konzentrieren Insgesamt gilt es Folgendes zu erforschen:

- die Körpererfahrungen im Kontakt mit dem Therapeuten oder einem anderen Gruppenteilnehmer,
- die ganzheitliche Bedeutung von Körpererfahrungen (der sprachliche, emotionale und handlungsorientierende Aspekt) und
- die Verbindung scheinbar zusammenhangsloser Körperempfindungen.

Ziel ist dabei, dass der Klient

- beide Pole bewusst erfahren kann: Sowohl das Gefühl und die Handlung, die zurückgehalten werden, als auch dessen Hemmung und den Akt seines Zurückhaltens (James Kepner 1988, über die Arbeit mit Retroflexion: 212 ff.),
- die Bedeutung der beiden Pole erlebt,
- unterbrochene Bewegungen, Impulse, Handlungen, Ausdrücke, Emotionen zu Ende führen kann,
- letztendlich eine Auflösung chronischer Kontraktionen,
- mehr Vitalität und Empfindungsvermögen erlebt.

Dies wird allerdings in den seltensten Fällen in einer einzigen Einzelarbeit zu erreichen sein.

Ab und zu schlage ich anschließend an die Gruppenaktivität ein weiteres Experiment für Partner- oder Triadenarbeit vor. Je nach Vertrautheitsgrad und Fokus der Gruppe können dies mehr oder weniger intime Übungen sein. Ich stelle hier nur einige wenige vor. Wichtig bei ihrer Durchführung ist, dass Sie die Teilnehmer darauf aufmerksam machen, auf ihre Grenzen zu achten:

Möchten sie sich auf diese Übung einlassen oder lieber erst nur zuschauen?

Insbesondere bei Teilnehmern mit Missbrauchserfahrungen ist damit zu rechnen, dass zu viel Nähe Angst auslöst. Aber auch Teilnehmern, die keine Übergriffe dieser Art erlebt haben, sind bewusste Körpererfahrungen meist fremd, vielleicht peinlich, zumindest aber gewöhnungsbedürftig. Sie als Gruppenleiter sollten diese Übungen idealerweise vorher selbst ausprobiert haben, bevor Sie sie in einer Gruppe anleiten.

Partner-Arbeit

Mit den Augen

Unterschiedliche Blicke ausprobieren wie zum Beispiel: feindselig, offen, durch den anderen hindurch, am anderen vorbei, misstrauisch, liebevoll, ängstlich.

Was fiel dabei leicht, was war eher schwierig?

Erdung und Kontakt

Ein Partner sitzt auf dem Stuhl. Der andere umfasst mit den Händen die Füße und bleibt mit seiner Aufmerksamkeit bei der Berührung und dem Kontakt.

Was erleben beide dabei?

Triaden-Arbeit

Ein Teilnehmer liegt auf dem Rücken, einer hält die Füße, einer den Kopf. Der Kopf wird gehalten und leicht bewegt und am Schluss leicht gezogen. Dabei wird der Hals beim Einatmen leicht gedehnt und kann beim Ausatmen in seine Ausgangsposition zurückgehen.

Wie leicht fällt es den Teilnehmern, ihren Kopf halten zu lassen? Wie erleben sie es?

Ein Teilnehmer steht mit ausgebreiteten Armen zwischen zwei anderen. Nach einer Weile fangen sie seine herunterfallenden Arme auf.

Inwieweit kann er sich auffangen lassen?

So gibt es viele mögliche Experimente für den Gruppenleiter, um auf der Körperebene zu arbeiten. Dazu gehören auch Methoden, die mehr Distanz erlauben. Die Gruppe oder auch der Einzelne können auch angeleitet werden, sich selbst zu berühren und zu spüren, und sich zum Beispiel abklopfen, massieren (Hände), den Puls spüren, die Atembewegung bewusst wahrnehmen oder mit den Händen fühlen.

Um den Gestaltprinzipien zu genügen, müssen Sie hier besonders der Einhaltung von Grenzen Ihre Aufmerksamkeit schenken, sowie jeglichen Widerstand – in Form von Muskelkontraktion – als zu integrierende Schutzfunktion würdigen. Darüber hinaus ist es wichtig, dass Sie sich ihrer körperlichen Existenz wohl bewusst sind. Ein integraler Bestandteil meines Alltags sind Körperawareness und Stretch-Übungen. Dies dient der Selbstfürsorge aber auch, um in der Begegnung mit Gruppenteilnehmern ganzheitlich präsent zu sein. Nur wenn unsere Energie und unser Atem gut fließen und wir uns selbst stützen können, sind wir schwingungs- und resonanzfähig und ausreichend geerdet in der Begegnung.

Typische Gruppenprozesse

In jeder Gruppe finden Prozesse statt, die die Kohäsion der Gruppe gefährden können. Bei offenen, nur für kurze Zeit bestehenden Gruppen mit freiwilliger Mitgliedschaft, wie zum Beispiel auf einer Party oder einer Lesung, ist dies kein Problem. Ich kann jederzeit einfach gehen. Wenn es sich jedoch um verbindlichere Gruppen mit unfreiwilliger Mitgliedschaft handelt, wandelt sich die Erfahrung. Man denke nur an die langfristige Zwangsgemeinschaft der Eltern einer Klasse, wenn sie sich zum Elternabend oder am Stammtisch treffen. Die Teilnahme nimmt ab, die Gruppe zerbröckelt in Untergruppen und Außenseiter. Ein Tatbestand, der für manche vielleicht als bedauerlich, aber von den meisten als normal hingenommen wird. Von weitreichender Konsequenz sind die den Gruppenzusammenhalt zersetzende Prozesse, wenn es sich um Arbeitsteams oder gar Familien handelt.

Auch für die Teilnehmer von Ausbildungsgruppen, die sich oft über mehrere Jahre als Mitglied einer Gruppe verpflichtet haben, sind manche Gruppenprozesse sehr belastend und schwer auszuhalten. In einer freiwilligen Therapiegruppe ist der Druck, sich auch mit unangenehmen Gruppenprozessen auseinandersetzen zu müssen, weniger stark, da die Vertragsbedingungen meist ein kurzfristiges Ausscheiden aus der Gruppe ermöglichen. Nichtsdestotrotz handelt es sich auch hier von Natur aus um ein längerfristiges Unterfangen mit einer gewissen Gruppenkonstanz (es sei denn, sie ist als Kurzzeittherapie konzipiert).

In längerfristigen geschlossenen Gruppen kommen häufig Prozesse zum Tragen, die den Zusammenhalt der Gruppe zu zersetzen drohen, beziehungsweise gar nicht erst entstehen lassen. Für den Gestaltgruppenleiter ist es von Vorteil, solche Prozesse selbst bewusst erfahren zu haben, um sie erkennen zu können und ihre Vor- und Nachteile erlebt zu haben. Auf diesem Erfahrungshintergrund wird es ihm vielleicht gelingen, mit wertschätzender Gelassenheit Interventionen zu erfinden, die Teilnehmer ermutigen, ihre Fixierungen im Interesse der Gesamtgruppe aufzugeben.

Die folgenden Beispiele sollen verdeutlichen, wie hartnäckig Teilnehmer an ihrem die Gruppenkohäsion zersetzenden Verhalten festhalten, wie bedrohlich und unangenehm dies vom Gruppenleiter erlebt werden kann und welch guter Nährboden diese Gruppenprozesse für Reaktivität aller Beteiligten ist.

Untergruppenbildung

Dies ist ein gutes Beispiel dafür, welche machtvolle Wirkung schon allein von einer fixierten Sitzordnung in einer Gruppe ausgehen kann.

Beispiel:

Ich erinnere mich an die Bildung einer Untergruppe in einer Ausbildungsgruppe, die ich zusammen mit einem männlichen Kollegen leitete. Drei Frauen, die sich vorher schon aus anderen Zusammenhängen kannten, saßen bereits während der gesamten ersten Ausbildungswoche zusammen. Und nicht nur das: Alle drei brachten von Anfang an immer ihre farbenprächtigen Decken mit, die sie platzeinnehmend nebeneinander auf ihren Stühlen ausbreiteten – ähnlich wie Touristen am Strand bereits morgens ihre Liegestühle reservieren. Obwohl es ausdrücklich nicht gestattet ist, würde sich niemand trauen, ihnen diese Plätze streitig zu machen. So geschah es auch in dieser Gruppe.

Ich schenkte diesem Phänomen anfangs nur wenig Beachtung, abgesehen davon, dass mir die Decken ausnehmend gut gefielen. Ich dachte, sie sorgten gut für sich und ließen jeden wissen, dass sie sich gut kennen und gerne Zeit miteinander verbringen. Ich bewertete das Phänomen als ein völlig normales Verhalten zu Beginn einer Gruppe, sich vorerst an Vertrautem zu orientieren. Vielleicht wies es auf ein großes Sicherheitsbedürfnis dieser Frauen hin. Sie hatten für sich eine gute Lösung gefunden, wie sie sich in der oft angstbesetzten Anfangszeit einer Gruppe gegenseitig stützen konnten.

Mein Blick für diese Untergruppe begann sich zu schärfen, als ein anderes Gruppenmitglied ganz unerwartet die Gruppe verließ und ein zweites mit demselben Gedanken spielte. Zusätzlich war mir von mehreren Seiten zu Ohren gekommen – und zwar außerhalb der Gruppe –, dass u.a. diese drei Frauen daran schuld seien. Sie übten häufig vernichtende Kritik, stellten hohe Anforderungen an andere und seien als Dreiergespann unangreifbar.

Mein Kollege und ich gingen davon aus, dass diese erste ernsthafte Krise in der Gruppe von den Teilnehmern beim nächsten Gruppentreffen in der Anfangsrunde selbst angesprochen würde. Zu unserer Überraschung forderte ein Teilnehmer vor dem offiziellen Beginn der Gruppe von uns die Zusicherung, dass wir diese Aufgabe übernähmen.

Auf die komplexe Dynamik, die dadurch entsteht, dass ein Gruppenteilnehmer dem Gruppenleiter außerhalb der offiziellen Gruppenzeit einen Auftrag gibt, möchte ich jetzt hier nicht eingehen.

Es gelang uns, den Raum dafür zu schaffen, dass die Krise der Gruppe zur Sprache kommen konnte, indem wir jegliche Andeutungen, die zunächst nur zögerlich kamen, aufgriffen. Alle Gruppenteilnehmer erhielten die Gelegenheit, ihre Sichtweise des Geschehens darzustellen.

Angst vor Bewertung kristallisierte sich als klare Figur und die bedrohliche Bewertungsinstanz wurde von der Untergruppe der drei Frauen mit den farbenprächtigen Decken verkörpert, die wie Königinnen von ihren Thronen aus richteten. Es verwundert den Leser sicherlich nicht, dass daraufhin die drei Frauen noch enger zusammenrückten.

Diese Gruppensituation stellte uns Gruppenleiter vor ein Dilemma: Durch die offene Kritik an dem Verhalten der drei Frauen verfestigte sich ihr Wunsch, eng zusammenzubleiben, um sich vor weiteren vermeintlichen Angriffen zu schützen.

Andererseits bestand in dem Wunsch der anderen Gruppenteilnehmer, zu den drei Frauen auch einzeln Kontakt herstellen zu können, ein berechtigtes Anliegen. Um die Kohäsion der gesamten Gruppe zu ermöglichen und die entstandenen Anspannungen abzubauen, musste für diesen Interessenkonflikt eine Lösung gefunden werden. Anderenfalls böte das längere Fortbestehen einer rigide abgegrenzten Untergruppe den idealen Nährboden für Projektionen, wie es bereits schon erlebbar war. Die Projektion des Dreiergespanns könnte sein: »Ihr wollt unsere Freundschaft zerstören.« Die Projektion der anderen Gruppenmitglieder hingegen: »Ihr kritisiert und bewertet uns.«

Interventionsmöglichkeiten bei Festhalten an rigider Untergruppe

Welche Interventionsmöglichkeiten gibt es im Falle einer Untergruppenbildung? Wieder ist die Kreativität des Gruppenleiters gefragt und es empfiehlt sich immer, unter mehreren Möglichkeiten auswählen zu können. Bei aller Kreativität halte ich mich an die Gestaltprinzipien: *erkennen, benennen, in den Dialog gehen und experimentieren* (vgl. Kapitel »Mittendrin – einige allgemeine Prinzipien«; darin: »Lösung chronischer Fixierung«).

Zuerst sollten Sie soviel wie möglich phänomenologisch erfahrbar machen und benennen. Was nehme ich wahr? Was nehmen andere wahr? Das ist wichtig, um sich ein gemeinsames Bild zu machen, das zusammengesetzt ist aus vielen individuellen subjektiven Wahrnehmungen.

Wir finden einen Konsens: Ja, es gibt eine Untergruppe mit engen Grenzen. Ja, einige Gruppenteilnehmer wünschen sich ein Aufweichen dieser Grenzen. Die Mitglieder der Untergruppe möchten selbstbestimmt über ihre Grenze entscheiden.

Dieses bereitet den Boden für Experimente, die die Erfahrungen vertiefen und auch Impulse für Veränderung geben können.

- Ein naheliegendes Experiment wäre, die Sitzordnung zu verändern, also das Gegenteil von dem fixierten Verhalten auszuprobieren: eine gute Gelegenheit für alle Gruppenteilnehmer, bisherige Phantasien und Ängste zu überprüfen. Gleichzeitig können vielleicht auch Bedürfnisse und Wünsche nach Kontakt und Veränderung bewusst werden.
- Eine andere Möglichkeit wäre, die Untergruppe dazu einzuladen ihr Verhalten zu übertreiben, noch näher zusammenzurücken und miteinander geheimnisvoll zu flüstern, die anderen mit kritischen Blicken zu mustern und abwertende Kommentare von sich zu geben: eine gute Gelegenheit für alle Gruppenteilnehmer, ihre Projektionen zu überprüfen. Gibt es wirklich Kritik und Abwertungen, die die drei Frauen bisher zurückgehalten haben? Wie freizügig gehen andere Gruppenteilnehmer mit ihrer eigenen Kritik und Abwertung in Bezug auf das Gruppengeschehen um?
- Neid der Besitzlosen könnte das Motto für eine andere Intervention sein: »Stellt Euch vor, Ihr könntet Euch auch mit ein oder zwei Gruppenteilnehmern so eng verbünden, wen würdet Ihr wählen?« Dies gibt Raum, sich zu eigenen Wünschen zu bekennen, bzw. sich diesbezüglicher Angst oder Verachtung bewusst zu werden.
- Der Gruppenleiter könnte auch das Thema ›Angst vor Bewertung‹ aufgreifen und für alle erfahrbar werden lassen, wie es wirkt. Dazu könnte er jeden einladen, zumindest einen anderen Teilnehmer explizit zu bewerten. Gut möglich, dass der Angstpegel dieser Intervention für die meisten Gruppenteilnehmer jedoch zu hoch ist und ein weniger bedrohlicher Zwischenschritt gefunden werden muss. Zur Einstufung von Experimenten siehe bei Zinker (1998:135 ff.).
- Wie eingangs erwähnt, gibt es in allen, vor allem länger andauernden größeren Gruppen Untergruppen. Sie erfüllen ihren Zweck, sonst gäbe es sie nicht. Erst wenn ihre Grenzen zu eng und rigide werden, bedroht ihre Existenz den Zusammenhalt der Großgruppe. Um diesem Tatbestand gerecht zu werden, könnte der Gruppenleiter die Gruppe sich in zwei Lager aufteilen lassen. Die eine Gruppe plädiert dafür, dass die Frauen in ihrer Untergruppe zusammen bleiben sollen und die andere argumentiert mit großer Dringlichkeit dagegen. Das Dreiergespann kann zuhören und es auf sich wirken lassen. Diese Intervention ist immer ein gutes Hilfsmittel gegen Polarisierungstendenzen in Gruppen und die fälschliche Annahme, dass es ein Richtig und ein Falsch geben könnte.

Es gibt natürlich noch weitere Interventionsmöglichkeiten. Welche fallen Ihnen noch ein?

In diesem speziellen Beispiel entwickelte sich das Experiment quasi von alleine. Die drei Frauen waren sehr betroffen von der Kritik der Großgruppe. Jede reagierte auf dem Hintergrund unterschiedlicher Biographie und Empfindsamkeit, die sie mitteilten. Einig waren sie sich in ihrem Wunsch, dass die Gruppe ihre Freundschaft akzeptieren sollte.

Einige emotionsgeladene Einladungen, die Plätze zu wechseln, wurden ausgesprochen, bewegt angenommen und die Gestalt konnte vorläufig geschlossen werden.

Abschließend ist mir noch Folgendes wichtig: Hat sich erst einmal eine feste Untergruppe gebildet, ist es mit einer einmaligen Intervention natürlich nicht getan. Ziel kann auch nicht sein, dass sich die Untergruppe wieder auflöst. Es geht lediglich darum, dass ihre Grenze durchlässiger wird und sie nicht zu einem störenden Fremdkörper in der Großgruppe wird. In großen Gruppen empfiehlt es sich immer, häufig Kleingruppen – oder auch Partnerarbeit mit wechselnden Besetzungen – vorzugeben, eine Struktur, die die Scheu vor Fremden zu überwinden hilft.

Die Gefahr für mich als Gruppenleiter bei solchen Prozessen liegt darin, dass ich selbst Stellung beziehe, mich für eine Seite des Gruppenkonflikts entscheide, entweder dafür bin, dass sich das Dreiergespann auflöst, oder dagegen. Was in solch einem Fall passieren kann, werde ich im Folgenden berichten.

Über einen direktiven Eingriff in den Gruppenprozess

Das wesentliche des Gestaltansatzes für mich ist, dass es keine festen Regeln für das Leiten von Gruppen gibt. Es gibt kein Richtig und Falsch, oder ein »Immer wenn, dann«. Ich gebe Impulse und stelle mich den Konsequenzen. Soviel vorweg für das nächste Beispiel.

Es handelt sich wieder um eine Ausbildungsgruppe, die ich zusammen mit einem anderen Kollegen leitete. In diesem Abschnitt der Ausbildung sollten sich die Teilnehmer zu Untergruppen zusammenfinden, die sich als feste Arbeitsgruppen für die kommenden zwei Jahre regelmäßig treffen würden. Einige Teilnehmer hatten sich bereits in Vorlaufgruppen kennen gelernt und sich abgesprochen, zusammen in eine Arbeitsgruppe zu gehen. So entsteht eine Dynamik, die häufig vorkommt und die das Zusammenwachsen einer neuen Gruppe erschwert. Die einen können an alt Vertrautem festhalten, die anderen hingegen kennen niemanden oder nur wenige. Sie fühlen sich ausgeschlossen und in ihrer Auswahl eingeschränkt. Auch die Mitglieder der bereits festgeschriebenen Untergruppen merkten vielleicht plötzlich, dass sie sich zu früh festgelegt hatten und damit auf andere Wahlmöglichkeiten verzichten mussten.

Überlasse ich als Gruppenleiter diesen Prozess dem Prinzip der Selbstregulation, so ist die Wahrscheinlichkeit groß, dass viele Ängste, aber auch Ärger und Unzufriedenheit im Verborgenen wirksam bleiben. Diesmal wollten mein Kollege und ich ein Experiment wagen und unsere Autorität als Gruppenleiter nutzen. Wir bestanden darauf, dass wirklich neue Gruppen gebildet wurden, wobei aus den vorher bereits abgesprochenen jeweils höchstens zwei Teilnehmer in einer Untergruppe bleiben durften.

Natürlich stießen wir bei den Teilnehmern der bereits informell gebildeten Gruppen auf Empörung und Widerstand. Es gab aber auch Teilnehmer, die uns für diese Intervention dankbar waren. Wir blieben trotz heftiger Auseinandersetzungen mit einigen Teilnehmern bei unserer Vorgabe. Berechtigterweise fühlten sie sich in ihrer Autonomie eingeschränkt. Jedoch konnten sie so die wichtige Erfahrung machen, dass man zum Wohle der Gemeinschaft auf seine uneingeschränkte Autonomie verzichten muss und dafür etwas anderes gewinnt.

Natürlich plagten uns die ersten Monate immer wieder Zweifel, ob unsere autoritäre Intervention für die Gruppenkohäsion förderlich sein würde. Beim Abschlusswochenende, an dem alle Teilnehmer teilnahmen, schien die Erfahrung gut integriert. Die betroffenen Teilnehmer fanden die Erfahrung bereichernd, die anfängliche Empörung hatte sich in Wertschätzung und Dankbarkeit verwandelt.

Aber einer der so geformten Untergruppen war es nie gelungen, ihre eigene Identität als Kleingruppe zu entwickeln – was an die Grundweisheit erinnert, dass man es auch als Gruppenleiter nie allen recht machen kann. Mein Restzweifel blieb: Hätten wir es uns als Gruppenleiter auch leichter machen können mit einem ähnlichen Ergebnis?

Pairing

Ein anderer typischer Gruppenprozess ist das Pairing, sich zu einem *Paar* zusammenfinden. Man sucht sich in der Gruppe einen Verbündeten, der zu einem hält, der immer der gleichen Meinung ist, mit dem man über die anderen Gruppenmitglieder und den Gruppenleiter tratschen und gegebenenfalls herziehen kann, wovon aber nur ein Bruchteil jemals an die Gruppenöffentlichkeit kommen darf. Menschlich, allzu menschlich – und natürlich sind auch Gruppenleiter, wenn sie zu zweit eine Gruppe leiten, nicht davor gefeit. Pairing ist wie frisch verliebt sein. Es gilt: »Wir und der Rest der Welt« – in diesem Fall die Gruppe. Es ist so schön, konfluent zu sein. Keiner kann einem etwas, im Zweifelsfall sind immer die anderen doof.

Das ist nur leicht übertrieben. Als Gruppenleiter habe ich diesen Prozess des Pairings oft erlebt und erlitten. Zum Ausgleich dafür habe ich es natürlich auch schon als Gruppenteilnehmer genossen; weiß also um den Reiz. Wie schädlich solches Verhalten für die Gruppenkohäsion ist, hängt davon ab, wie stark das Paar an seinem konfluenten Verhaltensmuster festhält. Konfluenz, in Form von partiellen Übereinstimmungen und Freundschaften zwischen Gruppenteilnehmern, kann jedoch für das Zusammenwachsen einer Gruppe nur förderlich sein.

Pairing als fixiertes Verhaltensmuster hat auf Dauer in einer Gruppe eine den offenen Austausch lähmende Wirkung. Es macht sich eine diffuse Unzufriedenheit und Zurückhaltung breit. Nur selten trauen sich andere Gruppenteilnehmer, offen das Paar und ihr konfluentes Verhalten zu konfrontieren. Zu Recht! Im besten Fall wird die Konfrontation deflektiert oder geschluckt, im schlimmsten Fall kommt es zu einer aggressiven Verteidigung des Status quo. Vielleicht ist aber auch das Erste schlimmer und das Zweite besser, da im letzteren zumindest Energie mobilisiert und dadurch Veränderung möglich wird.

Paare in der Gruppe sitzen immer zusammen, kommen zusammen an – oft auch zu spät und verbringen die Pausen miteinander. Meist ist einer von beiden eher dominant und der andere gehemmt. Sie haben sich in der Gruppenöffentlichkeit nichts Wesentliches zu sagen, außer eben, dass sie sich gut verstehen. Tunlichst werden jegliche Konflikte, Meinungsverschiedenheiten und Kritik am anderen vermieden. Eine Krähe hackt eben der anderen kein Auge aus. Die Beziehungsgestaltung eines Paares in der Gruppe zu thematisieren, ist ein unausgesprochenes Tabu.

Die Dynamik, die von einem Paar in einer Gruppe ausgehen kann, ist höchst ansteckend. Es kann passieren, dass nach und nach die gesamte Gruppe in weitere Paare und Untergruppen zersplittert und immer weniger Kontakt zwischen allen Gruppenteilnehmern stattfindet.

Interventionsmöglichkeiten bei Bildung rigider Paare

Welche Interventionsmöglichkeiten haben Sie als Gruppenleiter, um dieser unheilvollen Dynamik entgegenzuwirken?

Der erste Schritt ist, wie immer, das Phänomen überhaupt wahrzunehmen und es konkret und spezifisch in seiner Erscheinungsform als Beobachtung in der Gruppe mitzuteilen. Weiter nichts planen und offen bleiben für die Reaktionen, die kommen, sowohl von dem Paar, als auch von anderen Gruppenmitgliedern. Als weitere Entwicklung des Gruppenprozesses sind mehrere Szenarien denkbar und ihrer Wahrscheinlichkeit nach aufgelistet:

1. Das Paar fühlt sich angegriffen und reagiert reaktiv.
2. Andere Gruppenmitglieder fühlen sich durch Ihre Intervention ermutigt, jetzt endlich ihre eigenen Beobachtungen mitzuteilen.
3. Darüber hinaus benennen und zeigen Gruppenmitglieder Gefühle, die das Paar in ihnen auslöst.
4. Vielleicht gelingt es auch einem Gruppenteilnehmer, seinen Wunsch nach mehr Kontakt zu beiden auszusprechen und zu zeigen.
5. In ganz seltenen Fällen wird das Paar mit Betroffenheit oder gar Dankbarkeit auf die ehrlichen und mutigen Rückmeldungen reagieren und spontan aus ihrer jeweiligen Individualität heraus handeln.

Für Sie als Gruppenleiter ist es unabdingbar, eine konkrete Vorstellung davon zu haben, wie kontaktvolle Begegnungen (im Unterschied zu Konfluenz) in einer Gruppe aussehen könnten, um richtungsweisende Impulse geben zu können. Die folgende Herangehensweise wird von einem *Paar* vielleicht weniger leicht als Affront aufgefasst. Sie beschreiben Ihre eigenen Gefühle, wie es Ihnen mit dem *Paar* geht. Wie zum Beispiel:

> *»Ich fühle mich verunsichert, wenn ich euch beide immer zusammen erlebe. Ich habe dann die Phantasie, dass ihr über mich oder andere hier herzieht.«*
>
> *»Ich habe den Eindruck, du hältst mich immer auf Distanz. Wenn ich dich mit X erlebe, bekomme ich mit, dass du sehr wohl Nähe zulassen kannst. Hast du etwas gegen mich?«*
>
> *»Ich mag es nicht, wenn du mich unterbrichst, während ich mit X rede, sie kann für sich selbst sprechen.«*

Eine eher indirekte Herangehensweise wäre, mit Hilfe kreativer Medien, die Gruppendynamik darzustellen und erfahrbar zu machen, z.B. eine Gruppenskulptur aufstellen. Eine reichhaltige Fundgrube für die Arbeit mit kreativen Medien findet der Leser bei Richter (1997), Nitsch-Berg & Kühn (2000), Abram & Hirzl (2007).

Eine andere indirekte Herangehensweise, fixierte Verhaltensmuster zu konfrontieren und gruppendynamische Prozesse transparent zu machen, empfiehlt sich zum Beispiel, wenn Sie sich als Gruppenleiter nicht sehr belastbar fühlen, etwas Abstand zu den Gruppenteilnehmern brauchen oder auch die Gruppe davon profitieren könnte, in etwas ruhigeren Gewässern zu dümpeln. Dann sind Partner- oder Kleingruppenübungen angesagt, mit der Anweisung, sich mit jemandem zusammenzutun, den man bisher nur wenig kennt.

Oder Sie können Konfluenz als allgemeines Gruppenthema einführen, es auf der Metaebene beschreiben, anhand von Beispielen illustrieren und mit geeigneten Übungen explorieren.

Vielleicht fällt Ihnen jetzt zu einer konkreten Situation von Pairing eine genau dazu passende Intervention ein.

Nicht dass hier der Eindruck entsteht, als guter Gestaltgruppenleiter müsste ich immer eingreifen und die Gruppe vor unangenehmen Prozessen schützen. Unzählige Male habe ich Pairing in Gruppen wahrgenommen und nicht sonderlich reagiert. Um ehrlich zu sein: Ich habe es meist dann unterlassen, wenn ich mir wenig Erfolg davon versprach, einzugreifen, oder wenn ich Angst vor Blessuren verspürte, nachdem ich das Wasser getestet hatte.

Ein Fall von Selbstregulation

Hier ein schönes Beispiel für Selbstregulation, oder salopp ausgedrückt: Vieles regelt sich von selbst.

In einer Ausbildungsgruppe gab es ein Paar, das auch außerhalb ein Paar war, was sie aber in der Gruppe weder zur Sprache brachten, noch direkt zeigten. Sie schienen bereits alles zu wissen, waren sehr kritisch – auch mit mir – und sehr leistungsbetont. Alles in allem erlebte ich sie als hart und als Paar eine einschüchternde Präsenz in der Gruppe.

Viele Monate kaute ich auf der Frage herum, ob ich sie in der Gruppe auf ihre Beziehung hin ansprechen und wie ich es machen sollte. Bis eines Tages – es gab immer große Abstände zwischen den Treffen – beide wie verwandelt schienen: weicher, lockerer und vor allem nahbar. Jetzt traute ich mich endlich nachzufragen. Ja, sie hätten sich getrennt und beiden tue es sehr gut! Jetzt konnte ich das Eisen schmieden, als es kalt war.

Splitting

Splitting heißt spalten und es kann sich auf zwei unterschiedliche Vorgänge beziehen. Zum einen beschreibt es einen innerpsychischen Vorgang, wie ich die Welt wahrnehme (vgl. u. »Splitting und projektive Identifikation«). Die Welt wird in gute und böse Menschen aufgeteilt – in unserem Fall in gute und schlechte Gruppenleiter. Kinder tun das ganz spontan. Es ist Teil ihrer Entwicklung, der ihnen Sicherheit und Selbstwert verleiht.

Die ist vollblöd. Das ist meine beste Freundin. Ich bin unschuldig. Der andere ist Schuld! Der andere hat angefangen!

Diese Spaltung kann auch in der Selbstwahrnehmung stattfinden.

Ich bin entweder nur gut oder nur schlecht, nur klug oder nur dumm, nur schön oder nur hässlich.

Die Fähigkeit, sich selbst und andere differenzierter und mit allen Schattierungen wahrzunehmen, entwickelt sich daraus langsam, häufig auch widerwillig.

Zum anderen beschreibt Splitting den Effekt, den das Verhalten einer Person auf eine ganze Gruppe haben kann, wenn es innerhalb der Gruppe zu einer starken Polarisierung kommt. Bei dieser Gruppe kann es sich auch um ein Trainerteam oder um Co-Therapeuten handeln.

Patienten mit der Diagnose Borderline sind dafür bekannt, dass sie ein ganzes Behandlungsteam spalten könnten. Es wird sogar rückwirkend als diagnostisches Kriterium benutzt, wenn jemand Spaltungsprozesse in einer Gruppe bewirkt. In einem derart gespaltenen Team setzen sich die einen unermüdlich für den Patienten ein, während die anderen mit ihrem Latein am Ende sind und den Patienten auf- oder abgeben möchten.

In Zeiten von Stress – in einer Gestaltgruppe zu sein kann viel Stress bedeuten – bietet sich das *Splitting* als regressives Bewältigungsmuster an. Aber es kann verheerende Wirkung für das Gruppenklima und ihre Kohäsion haben.

Splitting des Leitungsteams

In einer Ausbildungsgruppe, die ich zusammen mit einem männlichen Kollegen leitete, kam es zu Spannungen auf Grund sehr unterschiedlicher Arbeitsweisen und unseres Verständnisses des Gestaltansatzes, für die wir keine tragfähige Lösung fanden. Unsere Unterschiedlichkeit schien sich nicht zu ergänzen, keiner konnte den anderen in seiner Andersartigkeit akzeptieren.

Die Gruppenmitglieder bekamen dies natürlich schnell mit. Die Situation eskalierte, als ein Paar in der Gruppe in eine Krise geriet. Zu beiden Teilnehmern hatte ich bis dahin keinen Kontakt gefunden, im Gegenteil, sie verhielten sich mir gegenüber verschlossen bis ablehnend. Sie wandten sich an meinen

Kollegen um Hilfe. Wir gerieten in einen handfesten Streit über die Art und Weise seiner Krisenintervention, ohne ihn wieder beilegen zu können.

Somit steckten wir jetzt als Gruppenleiter fest und waren lahmgelegt. Da wir beide in den Prozess der Polarisierung involviert waren, entstand enormer Druck, eine Lösung zu finden. Notfalls würde einer von uns beiden das Feld verlassen müssen. Nach heftigsten Auseinandersetzungen gab mein Kollege die Gruppenleitung ab, ohne der Gruppe eine Erklärung zu geben oder sich persönlich von ihr zu verabschieden. Auf der einen Seite fühlte ich mich erleichtert, auf der anderen war ich verärgert, verletzt und fühlte mich im Stich gelassen. Die Teilnehmer erlebten ähnliche Gefühle, wie Scheidungskinder, die jetzt plötzlich mit der alleinerziehenden Mutter und ohne Vater klar kommen müssen.

Für mich war es unter den damaligen Voraussetzungen zwar die beste Lösung, aber auch unbefriedigend. Denn das Splitting war gelungen, die Gruppenleitung gespalten und die Gruppe von dieser Erfahrung nachteilig geprägt. Sie hatte erfahren, dass Unterschiedlichkeit und Meinungsverschiedenheiten in einer Krise dazu führen können, plötzlich verlassen zu werden. Das machte alle vorsichtig, ängstlich und bestrebt, Konflikte möglichst zu vermeiden.

Therapeutischer Umgang mit Spaltungsprozessen

Wie hätte dieses Splitting vermieden werden können? Mein männlicher Kollege hätte dem Paar zu verstehen geben müssen, dass er sich in wichtigen Interventionen, die die Gruppenmitglieder betreffen – insbesondere bei Kriseninterventionen –, immer mit mir abspricht und ich umgekehrt natürlich auch.

Bei Gruppenleitern spaltet meiner Erfahrung nach die Gruppe immer in einen guten, lieben Gruppenleiter und einen strengen, konfrontativen. Oder sie erlebt den einen als kompetent und den anderen als inkompetent. Bei dem einen kann man sich etwas trauen und vor dem anderen hat man Angst. Das ist völlig normal, ist zu erwarten und dient einer nützlichen Orientierung. Wir alle haben das als Kind schon bei unseren Eltern geübt: Wenn Papa etwas nicht erlaubte, hatten wir bei Mama vielleicht eine Chance.

Zum Problem kann es werden, wenn die Gruppenleiter diese Schwarzweiß-Übertragung übernehmen und – um in der Gestaltbegrifflichkeit zu sprechen – damit konfluent sind. Es ist in jeder Gruppe zu erwarten, dass einzelne Teilnehmer versuchen werden, die Gruppenleiter – wenn es zwei gibt – gegeneinander auszuspielen und damit ihre Autorität zu untergraben.

Ein einfaches Beispiel:

Ich gebe einer Gruppenteilnehmerin die Aufgabe, für ihre Abschlussarbeit etwas nachzureichen, wohlweislich nach Absprache mit meinem Kollegen. Wenige Tage später erkundigt sie sich bei ihm, ob das denn wirklich notwendig sei. Hier ist die Falle in Form eines Spaltungsversuchs. Mein Kollege, der sich durchaus manchmal weniger streng gibt, war also ein aussichtsreicher Kandidat für diesen Spaltungsversuch. Er verwies auf ihre Absprache mit mir, und damit war ihr Spaltungsversuch gescheitert.

In Therapie- und Ausbildungsgruppen kann es auch zu Spaltungsprozessen unter den Teilnehmern kommen, zu einer Polarisierung in zwei Lager. Die einen finden es gut, wie die Gruppe läuft und wie der Gruppenleiter arbeitet, die anderen sind damit unzufrieden und sehr kritisch. Wenn sich diese Aufteilung verfestigt und vor allem im Untergrund wirksam ist, dann ist die Gruppenkohäsion gefährdet.

Für das Aufspüren etwaiger Spaltungsprozesse in der Gruppe sind zu Beginn jedes Gruppentreffens Befindlichkeitsrunden gut sowie zum Abschluss die Möglichkeit für jeden Teilnehmer, Rückmeldung an den Gruppenleiter zu geben mit der expliziten Einladung, neben Wertschätzung auch Kritik zu äußern. Während der Befindlichkeitsrunde frage ich die Teilnehmer auch immer: »Was ist noch offen?« Dann können sie alles ansprechen, was sie im Anschluss an unser letztes Treffen noch beschäftigt hat, sei es Ärger, Freude, Scham, Verwirrung, Kritik oder auch Fragen.

Häufig findet auch eine Polarisierung in Bezug auf bestimmte Werte und Normen in der Gruppe statt.

Beispiel:

In einer Ausbildungsgruppe gibt es einige Teilnehmer, die sehr gefühlsbetont agieren, und andere die sehr rational und beherrscht sind. Beide Lager bestehen darauf, dass ihre Daseinsweise die bessere ist. Die Gruppentreffen sind immer spannungsgeladen und sehr anstrengend.

Als einmal eine vom beherrschten Lager monoton redet, schreit eine andere plötzlich laut anhaltend und schrill auf, sie könne deren Leblosigkeit nicht mehr aushalten und bekommt daraufhin eine monotone Erklärung zurück, warum jene sich weigert, ihre Gefühle zuzulassen.

Diese Polarisierung war nach und nach entstanden und wurde mir als Gruppenleiter erst in dem Moment deutlich, als sich nun um beide Kontrahenten Verbündete sammelten.

Endlich kam etwas in die Gruppenöffentlichkeit, was vorher im Verborgenen geschwelt hatte. Als Gruppenleiter war es wichtig, jetzt beiden Lagern Raum zu geben. Sie konnten jeweils ihre Position vertreten, die jeweiligen Vorzüge und Nachteile beschreiben, und wussten, dass die anderen zuhörten.

Diese Vorgehensweise ließ Teilnehmer neugierig werden, die Vorzüge der momentan noch abgelehnten Andersartigkeit kennen zu lernen: Die Weichen zur Überwindung der Spaltung waren gestellt.

Splitting und projektive Identifikation

Um eine Gruppe gut leiten zu können, ist es wichtig, den wesentlichen Zusammenhang der innerpsychischen Prozesse von Splitting und projektiver Identifikation zu verstehen und ihre Wirkung in einer Gruppe bewusst erfahren zu haben, um sie wiedererkennen zu können. Der Leser findet eine gute kurze Übersicht diesbezüglicher Definitionen bei Casement (1985: 100). Ich werde diese Prozesse hier nur kurz beschreiben.

Melanie Klein beschreibt projektive Identifikation und Spaltung als Aspekte der frühkindlichen Entwicklung (Klein 1988: 61 ff.). Bion bezeichnet es als eine primitive Form der Kommunikation (Bion 1967). Rosenfeld spricht von projektiver Identifikation als Bestandteil des psychotischen Prozesses (Rosenfeld 1965). Dabei unterscheidet er zwischen projektiver Identifikation als

- Form von Kommunikation,
- Versuch, ungewollten Persönlichkeitsanteil loszuwerden (abzuspalten) und
- ein Bestreben in der Beziehung Kontrolle über den anderen auszuüben.

Eine weitere gute Beschreibung projektiver Identifikation findet man bei Yalom in dem Kapitel über charakterologisch schwierige Patienten (Yalom 2007: 411). Hierzu zählt er die schizoiden, narzisstischen und Borderline-Patienten, die zwar gut von einer Gruppentherapie profitieren können, aber auch ein Risiko für die Gruppenkohäsion darstellen. Gemeinsam ist ihnen, dass ihnen die innerliche Vorstellung von beruhigenden, tröstenden Eltern fehlt, weil sie von ihren Eltern verlassen, emotional vernachlässigt und enttäuscht wurden. Diese Patienten sind geprägt von Wut, Verletzlichkeit gegenüber einem Verlassensein und gegenüber narzisstischer Verletzung, für die sie aber nie ein empfängliches Gegenüber hatten. Sie haben gelernt, diese Teile ihres Innenlebens abzuspalten.

Mit dem Abwehrmechanismus der projektiven Identifikation projiziert der Klient einen abgespaltenen Teil seines Innenlebens auf ein anderes Gruppenmitglied oder auf Sie als Gruppenleiter. Und zwar auf eine Art und Weise, dass sein Verhalten in Ihnen genau die Gedanken, Gefühle und das Verhalten auslöst, welches Ihnen als Projektion zugeschrieben wurde.

In gewisser Weise handelt es sich um eine sich selbst erfüllende Prophezeiung. Unter dem Einfluss einer projektiven Identifikation eines Gruppenteilnehmers beginnen Sie sich als Gruppenleiter allmählich genauso zu verhalten, wie es der Projektion entspricht. Was ursprünglich als Projektion begann, scheint nun wirklich wahr zu sein. Jetzt versucht der Klient, Ihr Verhalten zu kontrollieren oder sogar zu bekämpfen. Der Subtext dazu könnte lauten: »Ich habe dieses Gefühl nicht und ich möchte, dass Du dieses Gefühl auch nicht hast!«

Wie merken Sie als Gruppenleiter, ob Sie Zielscheibe einer projektiven Identifikation sind? Ich würde es so beschreiben: Alle meine Kontaktangebote scheinen vergeblich. Ich fühle mich ständig missverstanden. Es wird eher schlimmer als besser, denn die projektive Identifikation zeigt ihre Wirkung. Hier gilt es innezuhalten, um dem Teufelskreis der sich selbst erfüllenden Prophezeiung entgegenzuwirken.

- Mein erster Schritt wäre, in die Anklage hineinzugehen, also mich zu dem wahren Kern der Projektion zu bekennen.
- Der zweite Schritt wäre, gemeinsam zu untersuchen, was mein Gegenüber dazu beigetragen hat und wahrscheinlich immer noch beiträgt. Dies ist der eindeutig schwierigere Teil der Auflösung einer projektiven Identifikation. Denn es geht ja darum, dass der Klient sich mit abgespaltenen Teilen seines Selbst wieder identifiziert, sie bewusst wahrnimmt und dazu stehen kann.

Die ursprüngliche Abspaltung ist immer biographisch nachvollziehbar. Es handelt sich um eine offene Gestalt, die durch Re-Inszenierung nach einer zufrieden stellenden Schließung drängt, so dass vormals Verdrängtes bewusst und integriert werden kann (vgl. Kapitel »Mitten drin«; »Das kreative Potenzial der Gruppe nutzen«).

Beispiel:

Eine Teilnehmerin in einer Ausbildungsgruppe fiel von Anfang an durch ihre starke Zurückgezogenheit auf. Wenn sie angesprochen wurde, reagierte sie immer abweisend und unterschwellig feindselig und betonte, dass sie sehr viel Schutz und Abgrenzung brauche.

Das ihr anfangs entgegengebrachte Wohlwollen von der Gruppe begann allmählich umzuschlagen in Genervtheit und Aggression. Letztendlich wollte niemand mehr etwas mit ihr zu tun haben. Die besagte Teilnehmerin erlebte sich nur als Opfer und konnte oder wollte ihren eigenen Anteil in dieser leidvollen Gruppendynamik nicht sehen.

Jetzt brauchte sie tatsächlich sehr viel Schutz und Abgrenzung in einer Gruppe, die sie durch ihr eigenes Zutun anprangerte und am liebsten ausgestoßen hätte.

In der Aufarbeitung dieser projektiven Identifikation ging es darum, der Teilnehmerin bewusst werden zu lassen, dass dies ein vertrautes Gefühl aus ihrer Kindheit war, wo sie tatsächlich oft Opfer willkürlicher Gewalt gewesen war.

In der Aufarbeitung dieser traumatischen Erfahrungen gelang es der Teilnehmerin unter anderem, Zugang zu ihren eigenen Hassgefühlen ihren damaligen Peinigern gegenüber zu bekommen und auszudrücken. So gestärkt gewann sie auch mehr Selbstvertrauen, sich in der Gruppe direkt und nicht nur durch feindseligen Rückzug schützen und abgrenzen zu können. Der Teufelskreis dieser unheilvollen Gruppendynamik war durchbrochen.

Oftmals nehmen ähnliche Prozesse jedoch nicht so einen geglückten Verlauf und besagte Gruppenteilnehmer verlassen tatsächlich die Gruppe. Die Gruppe wäre dann kein ausreichend sicherer Ort, um derart Abgespaltenes bewusst werden und integrieren zu können. Diese Annahme hilft mir, das frühzeitige Ausscheiden eines Gruppenteilnehmers als Selbstschutz zu würdigen.

Interventionsmöglichkeiten bei Kontaktunterbrechungen im Gruppengeschehen

Das Bewusstmachen von Kontaktunterbrechungen und das Erlernen möglicher Überbrückungen sind das Herzstück der Gestaltarbeit. Für mich bedeutet das, den natürlichen Rhythmus von Expansion und Kontraktion wiederherzustellen, die pulsierende Lebendigkeit und fließende Energie. Wie bei einem Fluss, dessen Wasser viele steinige Hindernisse und Biegungen umfließt, der mal breiter, mal enger ist, mal tost, mal gemächlicher fließt, der einiges mitreißt und manchmal in Tiefen stürzt, der Geröll und Baumstämme mitführt, an einigen Stellen zum Schwimmen einlädt, der aber auch gefährliche Strudel haben kann, dessen Wasser an manchen Stellen köstlich rein schmeckt und an anderen ungenießbar verschmutzt und vor allem, der sich immer verändert. Man kann in denselben Fluss nicht zweimal steigen!

Im Einzelsetting ist dies für den Therapeuten noch eine relativ überschaubare und klare Aufgabenstellung, vorausgesetzt er ist mit all seinen Sinnen präsent und gut im Kontakt mit sich selbst und seinem Gegenüber.

Kontaktunterbrechungen des Individuums werden immer unter Einbeziehung der Gruppe bearbeitet

Wesentlich komplexer stellt sich die Aufgabe in der Gruppe. Hier kann der Gruppenleiter von seiner Wahrnehmung leicht überflutet werden. Um dem ein Ende zu bereiten, ist die Versuchung groß, den Fokus auf einen Teilnehmer und seine Kontaktunterbrechungen zu lenken und den Rest der Gruppe quasi auszublenden.

Dieser Stil, Einzelarbeiten im Gruppensetting zu machen, entspricht dem ursprünglichen von Perls, der mit Demonstrationen vor großen Gruppen der Gestalt zu ihrer Popularität verhalf. Prinzipiell sind diese Einzelarbeiten im Gruppensetting auch heute noch bei Gruppen sehr beliebt. Die große Intensität und Lebendigkeit, die dabei entstehen können, üben eine große Faszination aus. Wahrscheinlich wird hier auch für die »Zuschauer« eine Sehnsucht nach tiefer Bewegtheit und vollständigem Aufgehen im Erleben des Hier-und-Jetzt erfüllt. Damit ist aber das Potenzial einer Gruppe für Veränderungsprozesse längst nicht ausgeschöpft, ist doch die Gruppe das ideale Feld für das Erlernen sozialer Kompetenzen.

Darüber hinaus hat die alleinige Einzelarbeit im Gruppensetting auch Nachteile für die Gruppenkohäsion (vgl. Kapitel »Ich, Du und Wir im Gruppenprozess«).

Einzelarbeiten sind immer eingebettet in vor- und nachbereitende Miteinbeziehung anderer Gruppenteilnehmer, sowie der ganzen Gruppe. Ich verfolge dabei einen Rhythmus. Mal begebe ich mich an die Peripherie des Gruppengeschehens, um auch die Gruppe als ganze im Blick zu haben, dann wiederum gehe ich in den direkten Kontakt zu einem oder mehreren Gruppenteilnehmern.

Einzelarbeiten können entstehen, wenn ein Gruppenteilnehmer den Kontakt zu mir sucht, in Form einer Frage, eines Problems, eines Konflikts in der Gruppe, eines intensiven Gefühlsausdrucks oder Traums, oder einer akuten Krise in seinem Leben usw. Oft aber ergreife auch ich die Initiative, geleitet von meinem Interesse und meiner Neugier. Neben dem Inhaltsaspekt konzentriere ich mich auf die Form der Kontaktgestaltung, auf das »wie« der Interaktion.

Im Kapitel über den therapeutischen Prozess habe ich meine »Landkarte« für Veränderungsprozess in der Gruppe vorgestellt. Dies entspräche dem Weitwinkelobjektiv einer Kamera. Um bei der Analogie mit der Kamera zu bleiben, benutze ich bei der Arbeit an den Kontaktunterbrechungen einen Zoom. Zunächst ermöglicht das Heranzoomen einen klareren Blick, allerdings nur auf **einen** Ausschnitt des Bildes. Ist der Zoom zu groß, wird auch dieser Ausschnitt wieder unscharf. Verlieren wir den Bezug zum Gesamtbild, wird der klare Bildausschnitt für uns weniger bedeutsam. Daher ist die Einbettung der Arbeit an den Kontaktunterbrechungen des Einzelnen in das Gruppengeschehen so wichtig.

Typische Beispiele für Kontaktunterbrechungen im Gruppengeschehen anhand des Kontaktzyklus

Wenn wir uns jetzt den Kontaktzyklus noch mal vor Augen führen, so kann es dort scheinbare Leerstellen und Unterbrechungen geben. Bei diesen scheinbaren Leerstellen handelt es sich meist um gewohnheitsmäßige Vermeidungen, die nicht mehr im Gewahrsein sind (Abb. 9).

Im Folgenden schildere ich einige Beispiele von Gruppenmitgliedern, die zwar alle fiktiv sind, aber auf wahren Begebenheiten beruhen.

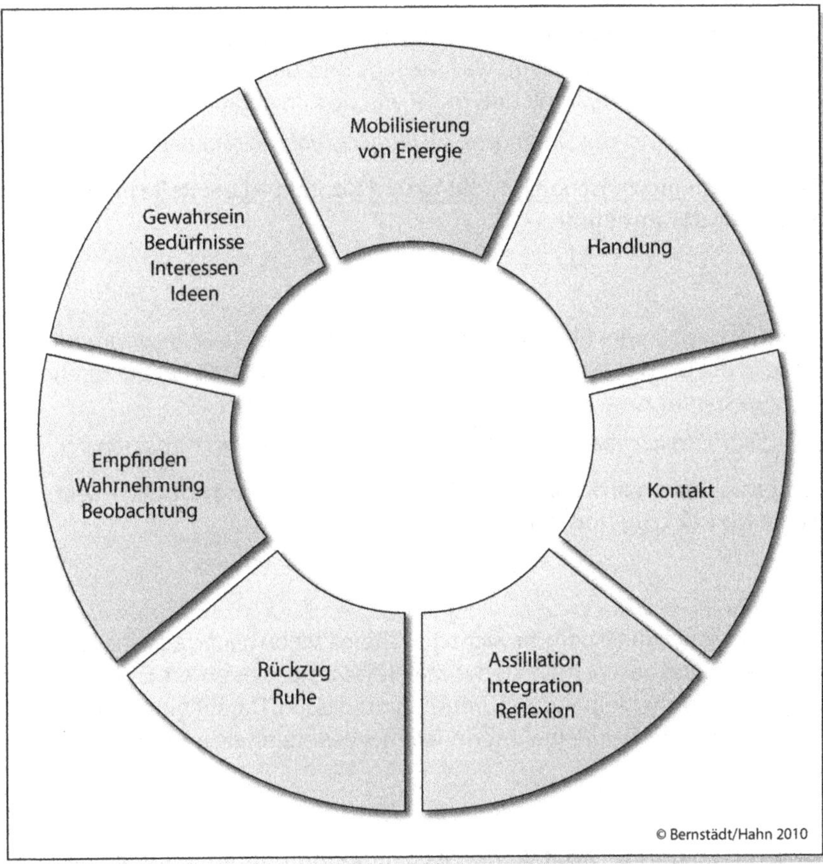

Abb. 9

1. Gefragt nach ihren Interessen und Bedürfnissen zu Beginn eines Gruppentreffens zuckt Margot mit den Schultern, lächelt und antwortet, sie sei offen für alles.

   »Wirklich offen für alles?«

   »Ja, mal sehen, was so passiert. Ich lass mich überraschen.«

Unterbrechung zwischen Wahrnehmungen und Interessen und Bedürfnissen – Leerstelle für das Gewahrsein von Interessen, Bedürfnissen und Ideen

2. Susanne gestikuliert viel in wiederkehrenden Mustern. Ihre Bewegungen passen nicht zu dem, was sie sagt und umgekehrt. Ich teile ihr meine Beobachtung mit und frage, wie sie sich gerade fühlt.
   »Ich bin sehr nervös. Das mache ich immer, wenn ich sehr nervös bin.«

Unterbrechung zwischen Handlung und Kontakt – Leerstelle im Empfinden und Wahrnehmen

3. Vicky klagt immer über Erschöpfung. Häufig ist sie die Erste, die Impulse in die Gruppe einbringt. Sie scheint immer präsent, aber auch sehr angespannt zu sein. Daraufhin angesprochen, erklärt sie:
   »Ich fühle mich immer verantwortlich und möchte nichts verpassen.«

Unterbrechung von Kontakt und Rückzug, Rückzug und Kontakt – Leerstelle für Rückzug und Ruhe

4. Gabi hat sich mit einem ihr wichtigen Thema schon häufig auseinandergesetzt und anscheinend jedes Mal Bewegendes erfahren. Es scheint jedoch wenig bleibende Spuren zu hinterlassen. Darauf hingewiesen, kommen bei der Teilnehmerin leichte Verlegenheit und Erstaunen auf.
   »Ach ja, stimmt ja!«

Unterbrechung von Kontakt und Assimilation/Integration – Leerstelle für Assimilation und Integration

5. Anja, die sich durch private Lebensumstände sehr belastet fühlt, ist schweigsam und sehr angespannt. Auf meine Frage hin, was sie jetzt am liebsten tun würde, antwortet sie spontan:
   »Ganz laut schreien.«
   »Du könntest das jetzt hier tun, wenn du möchtest.«
   »Oh nein, das könnte ich nicht!«

Unterbrechung zwischen Mobilisierung von Energie und Handlung – Leerstelle für Handlung

Es ist hilfreich, das Verhalten eines Gruppenmitglieds auf diese Weise einzuordnen und zu diagnostizieren, um daraus Ideen für förderliche Interventionen zu entwickeln. Diese Unterbrechungen sind eine Reaktion auf Angst; Angst davor, die Erregung zuzulassen und in spontanes Handeln einfließen zu lassen; Angst vor den möglichen Konsequenzen; Angst vor Scham, Ablehnung, Frustration, Ohnmacht und Bestrafung und sonstigen »Katastrophen«. Diese Unterbrechungen haben also zweierlei Funktionen: Sie schützen und/aber sie erdrosseln auch Spontanität und selbstverantwortliches kraftvolles Handeln.

Als Gruppenleiter sollten Sie jetzt zweigleisig fahren:

- die Ängste ernst nehmen und erforschen
- aber auch dem Teilnehmer Wege zeigen, seine Erregung zuzulassen und in spontanes Handeln einfließen zu lassen.

Bei dieser Erforschung werden Sie auf die Kontaktunterbrechungen Konfluenz, Introjekte, Projektion, Retroflexion und Egotismus stoßen. Sie beschreiben unterschiedliche Prozesse, wie die Erregung gedrosselt und kontrolliert wird, die zugrunde liegende Angst aushaltbar und spontanes Handeln verhindert wird. Diese Prozesse wurden zum ersten Mal von Perls, Hefferline und Goodman beschrieben (neue Übersetzung 2006: 312 ff.) und von Joseph Zinker vom Gestalt Institut Cleveland weiterentwickelt (1982: 102 ff.). Ich werde die Kontaktunterbrechungen an den obigen Beispielen illustrieren.

Konfluenz

Zu 1.

Der Gruppenleiter könnte seine Aufmerksamkeit auf Margots Konfluenz richten, um sie Margot selbst mehr ins Bewusstsein zu bringen:

»*Wenn du dich hier so offen zeigst, wirst du bestimmt mit niemandem Streit bekommen, richtig?*« (Hervorhebung der schützenden Funktion)

»*Ja, aber ich habe wirklich nichts besonderes, was mich im Moment interessiert.*«

»*Gibt es denn etwas, was du hier nicht machen wolltest, oder bist du wirklich offen für alles?*«

»*Nun, ich wollte nicht, dass du noch lange mit mir so weiter redest.*«

»*Gut, nun schau dich mal hier in der Gruppe um. Wenn du einen Wunsch offen hättest, den dir hier jemand auf jeden Fall erfüllen würde, was wäre das?*« (Unterstützung darin, ihre Erregung zuzulassen und in spontanes Handeln einfließen zu lassen)

»Ich hätte gerne von Katja eine Schultermassage«

»Jetzt?«

»Nein, später, in der Pause.«

Ich beschränke meine Intervention auf eine recht kurze Sequenz, die nicht in die Tiefe und Breite geht. Sie ist eher spielerisch, wie eine Ouvertüre. Das Thema klingt bereits an und wir werden darauf zurückkommen. Ich hätte auch etwas tiefer schürfen können:

»Margot, spür doch mal nach, was du fühlst, wenn du mich so anlächelst und dich überraschen lassen möchtest.«

»Ich bin aufgeregt und möchte wissen, was du jetzt von mir willst.«

»Und wenn ich dir jetzt sage, was ich von dir will, wirst du es dann auch auf jeden Fall machen?«

»Vielleicht, es kommt natürlich drauf an, was es ist.«

»Gut, ich möchte, dass du jetzt in die Runde schaust und einigen Gruppenmitglied diesen Satz noch mal sagst: ›Ich bin offen für alles‹ *und dabei nachspürst, was du für Körperempfindungen und Gefühle hast und ob der Satz bei jedem so zutrifft.«*

Bei der so angeleiteten Überprüfung ihres Satzes, die ihre konfluente Kontaktgestaltung konfrontiert, wird sie vielleicht merken, dass sie gar nicht so offen ist, das mit ihrem Lächeln eher vertuscht und ihre Angst verbirgt.

Auch hier gilt es wieder, einerseits die schützende Funktion hervorzuheben, andererseits sie aber auch darin zu unterstützen, den Satz im Kontakt zu überprüfen und spontane Impulse in eine Handlung einfließen zu lassen. Zum Beispiel könnte sie dann sagen:

»Mit dir fühle ich mich nicht so offen, du erinnerst mich an meinen Ex-Mann.«

Womit wir bei einem wahrscheinlich wichtigen Lebensthema von Margot wären.

Die phänomenologische Erforschung von Konfluenz hängt ganz von Ihrem Stil und Ihrer Kreativität als Gruppenleiter ab.

Retroflexion und Projektion

Zu 2.

Mit Susanne könnte ich an ihrer **Retroflexion** arbeiten und sie einladen, sich ganz auf ihre Nervosität zu konzentrieren, ihren Körper zu spüren und ihren Atem und dann in die Gruppe zu schauen.

»Nimm dir Zeit und schau dir die Leute gut an. Vielleicht merkst du, dass es einige gibt, die dich nervös machen und andere, bei denen du dich eher beruhigst. Kannst du uns darüber berichten?«

Anstatt sich durch stereotype Bewegungsmuster selbst zu beruhigen, weise ich ihr eine Möglichkeit, sich die Beruhigung durch den Kontakt mit einem Gruppenmitglied – also von außen – zu holen.

»Wenn ich Michaela anschaue, geht meine Nervosität weg. Ich sehe, dass sie mich mag.«

»Gibt es jetzt irgendetwas, was du ihr gerne sagen möchtest oder was du dir von ihr wünschst?«

»Ja. Michaela ich mag dich.«

Woraufhin Michaela spontan aufsteht, zu Susanne geht, sie in den Arm nimmt und sich dann neben sie setzt.

Hier könnte die Sequenz beendet sein. Wenn es eine Gruppe ist, die sich schon länger kennt, könnte ich auch noch an der **Projektion** arbeiten. Sie also einladen, sich auf denjenigen zu konzentrieren, der sie so nervös macht.

»Kannst du ihm direkt sagen, dass er dich nervös macht und wie?«

»Du machst mich nervös, wenn du so arrogant daher redest und mich gar nicht beachtest.«

»Susanne, wärest du bereit, das hier mit uns auch mal zu machen? Beachte uns so wenig wie möglich und rede arrogant über unsere Köpfe hinweg. Benutze dabei deinen ganzen Körper, laufe am besten durch den Raum dabei und sei so arrogant und groß wie möglich.«

Nach anfänglichem Zögern geht Susanne ganz in ihrer arroganten Art auf, ihre Reden und Bewegungen passen zusammen. In der abschließenden Feedbackrunde, nimmt es ihr keiner übel, vorherrschend ist die Freude über ihre nie vorher gezeigte Vitalität. Susanne hat ihr Selbstbild erweitert und die nächste therapeutische Aufgabe wird sein, wie sie ihre Arroganz in ihren Alltag integrieren kann.

Egotismus, Projektion und Introjektion

Zu 3.

Bei Vicky könnte ich mich auf ihren **Egotismus** konzentrieren, auf Ihren Wunsch, alles kontrollieren zu wollen, um von nichts überrascht zu werden. Hier gilt es zum einen, ihre Angst vor Kontrollverlust zu erforschen.

»Vicky, was könnte hier mit dir passieren, wenn du etwas verpasst und dich nicht für alles verantwortlich fühlst?«

»Die anderen könnten denken, ich sei kalt und gefühllos.«

»Und dann?«

»Dann wollte niemand etwas mit mir zu tun haben.«

»Und das wäre schlimm für dich?«

»Ja klar.«

»Möchtest du das noch mal überprüfen, indem du dich hier in der Gruppe umschaust? Sobald du dich also einmal hier zurückziehst, wirst du nicht mehr dazu gehören?«

Vicky schaut sich langsam und nachdenklich um und lächelt schließlich:

»Naja, bei einem Mal bestimmt nicht.«

Jetzt, wo Vicky ihre Grenze etwas gelockert hat, könnte ich ihr ein Experiment vorschlagen:

»Vicky, wann immer du dich erschöpft fühlt, könntest du dich aus dem Gruppengeschehen innerlich zurückziehen und nachspüren, ob du dann kalt und gefühllos bist und bei nächster Gelegenheit davon berichten.«

Oder, wenn die Gruppe schon etwas vertrauter ist, könnte ich an ihrer **Projektion** arbeiten:

»Vicky, gibt es denn Zeiten, in denen du tatsächlich kalt und gefühllos bist?«

»Ja klar.«

»Wann zum Beispiel?«

»Meistens, wenn ich mit meinem Vater spreche.«

»Und hier in der Gruppe?«

Vicky windet sich, schweigt und wird leicht rot im Gesicht.

»Die Frage ist dir sichtlich unangenehm.«

»Ja klar, wer gibt schon gern zu, dass er kalt und gefühllos ist?«

»Könntest du es hier jemandem in der Gruppe sagen und zeigen?«

Vicky schaut sich wieder in der Gruppe um.

»Ja, Ilona könnte ich es sagen, die schaut mich gerade so offen an.«.

Ich hätte auch an dem **Introjekt** arbeiten können, dass Vicky verinnerlicht hat, nie kalt und gefühllos sein zu dürfen:

»Vicky, könntest du einigen Gruppenteilnehmern hier sagen, dass sie nie kalt und gefühllos sein dürfen?«

Woraufhin sie mir wahrscheinlich erstaunt widersprochen hätte. Dann könnte ich sie noch einladen, ihre Regel auf ihre aktuelle Gültigkeit hin zu überprüfen und für wen sie heutzutage noch wann gilt.

Die noch anstehende Beziehungsklärung mit ihrem Vater würde ich erst später aufgreifen, falls es dann noch nötig scheint (vgl. Kapitel »Mitten drin – einige allgemeine Prinzipien«; darin: »Die Gruppe als Container für regressive Ablösearbeit«). Vielleicht war sie bei ihm bisher immer auf der Hut, um sich vor Grenzüberschreitungen oder emotionalen Verletzungen zu schützen. Zunächst reicht es, das Potenzial der Gruppe im Hier-und-Jetzt zu nützen, um wichtige neue Impulse zu geben.

Am Ende hätte Vicky dann gelernt, sich auch mal entspannt in der Gruppe zurückzuziehen und diese Erfahrung in den Alltag zu übertragen.

Konfluenz

Zu 4.

Bei Gabi ist offensichtlich die Seite abgetaucht, die sich jeglicher Veränderung widersetzt und **konfluent** am Status quo festhält. Diese Seite gilt es zu würdigen und ihre Schutzfunktion erfahrbar machen:

»Gabi, nehmen wir mal an, dass es einen positiven Sinn hat, dass du das, was du hier erlebst, so schnell zu vergessen scheinst und du dich immer mit demselben Thema hier einbringst. Wozu könnte das gut sein?«

»Dann brauche ich mich nicht zu verändern.«

Dabei schießen ihr Tränen in die Augen.

»Das macht dir Angst?«

»Ja.«

»Also lässt du lieber alles beim Alten?«

»Ja …«

»Kannst du das hier einigen in der Gruppe sagen, dass du gern alles beim Alten lassen möchtest?«

Gabi zögert und guckt mich etwas empört an.

»Na, alles will ich nicht beim Alten lassen!«

Hier ist es jetzt zu einer Differenzierung gekommen, und als Gruppenleiter nutze ich die Gunst der Stunde und lasse Gabi ganz konkret und spezifisch einige Sachen nennen, die sie wirklich beim Alten lassen möchte und was sie verändern und neu ausprobieren möchte. Ganz wesentlich wäre, sie dazu zu ermuntern, jetzt etwas Neues in der Gruppe hier auszuprobieren und sie dann bewusst im Assimilationsprozess zu begleiten.

Die Angst, außerhalb der Gruppe Veränderungen vorzunehmen, kann zu einem späteren Zeitpunkt aufgegriffen werden.

Retroflexion, Introjektion und Konfluenz

Zu 5.

Die große Anspannung und Zurückhaltung Anjas können wir als **Retroflexion** verstehen. Als Gruppenleiter fahre ich, wie oben erwähnt, zweigleisig: Zur Erforschung der Schutzfunktion könnte ich nachfragen, was ihrer Meinung nach passieren würde, wenn sie ihrem Impuls nachgeben und laut schreien würde.

»Ich könnte völlig die Kontrolle verlieren.«

»Und dann?«

»Weiß ich nicht, da habe ich Angst vor.«

»Kannst du ein bisschen bei deiner Angst bleiben und sie spüren? Suche dir ein Gruppenmitglied aus, dem du etwas über diese Angst, hier in der Gruppe die Kontrolle zu verlieren, berichten magst.«

Vielleicht lässt sich Anja auf dieses Experiment ein und findet einen Schritt heraus aus ihrer ängstlichen Erstarrung. Sie hätte dann zumindest einen Ausdruck für ihre Angst gefunden.

Vielleicht könnte sie ihrer Angst auch noch weiter auf den Grund gehen. Ihre Angst und ihr Glaube (**Introjekt**) könnten darin bestehen, sich lächerlich zu machen oder hässlich auszusehen, wenn sie einmal laut ihre Wut und ihren Frust herausschreit.

Ebenso gut ist vorstellbar, dass Anja vorerst nicht in den Kontakt gehen möchte und **konfluent** an ihrer Zurückhaltung festhält.

»Nein, das möchte ich jetzt nicht.«

»Gibt es irgendetwas, was du jetzt stattdessen gerne tun möchtest?«

»Ja, ich möchte mich jetzt wieder zurückziehen.«

»Du könntest uns auch erzählen, was dich innerlich so aufregt, dass du am liebsten laut schreien möchtest, dann hättest du mehr Kontrolle.«

»Ja, vielleicht später.«

Anja wurden mehrere Möglichkeiten aufgezeigt, ihre zurückgehaltene Erregung in Handlung einfließen zu lassen. Die Entscheidung bleibt jetzt ihr überlassen, ob und wann sie diese Angebote annimmt.

Bei allen fünf Beispielen habe ich immer die Gruppe mit ins Spiel gebracht. Ich habe konkrete Vorschläge gemacht, wie Teilnehmer miteinander in Kontakt kommen könnten. In sorgfältig abgestimmten Experimenten wurden sie eingeladen, etwas auszuprobieren, das sich auf ihre Vermeidung bezog. Dabei ging es nicht unbedingt darum, dass sie das Experiment ausführten. Viel wichtiger war, dass ihnen zuerst einmal die Kontaktunterbrechungen bewusst wurden. Wie aus den Beispielen hervorgeht, wird selten nur an einer Kontaktunterbrechung gearbeitet, da sie sich alle gegenseitig bedingen und in Sequenz auftreten.

Als Gruppenleiter achte ich darauf, welche spontane Handlung vermieden wird. Wie kann ich die Gruppe ermutigen, das, was gerade ansteht, anzugehen? Wie kann sie dafür günstigere Voraussetzungen als in der Vergangenheit schaffen?

Übertragung und Gegenübertragung

Übertragung und Gegenübertragung als Sonderform von Projektion

Während meiner eigenen Ausbildung als Gestalttherapeutin wurden die Begriffe ›Übertragung‹ und ›Gegenübertragung‹ vermieden und als überflüssig abgetan. Es hieß, es genüge, sie als Projektionen zu verstehen. Für meine Arbeit hat es sich jedoch als nützlich erwiesen, diesen Sonderformen der Projektionen auch den ihr von Freud zugedachten Namen zu geben: Wir sprechen von Übertragung, wenn wir introjizierte Grunderfahrungen mit bedeutsamen Bezugspersonen auf aktuelle Personen in unserem Leben projizieren.

Es gibt unterschiedliche Beschreibungen des Phänomens Übertragung und Gegenübertragung. Im klassischen Sinn bezieht sich der Begriff Übertragung immer auf die verzerrte Wahrnehmung des Klienten, während man beim Therapeuten immer von der Gegenübertragung spricht. Dieses Modell impliziert, dass der Klient damit anfängt und der Therapeut erst dann mit Gegenübertragung reagiert. Dem lag die Vorstellung zugrunde, dass der Therapeut unfehlbar, durchtherapiert und frei von verzerrter Wahrnehmung sei. Nur durch die Übertragung des Klienten würde er quasi aus dem Gleichgewicht gebracht, und dann verzerrt wahrnehmen.

Das trifft natürlich nicht zu. Wir tragen alle, biographisch bedingt, eine verzerrende Brille, durch die wir unsere Mitmenschen wahrnehmen. Wir können sie nie abnehmen. Diesem erkenntnistheoretischen Dilemma wird die Gestalt gerecht, indem sie phänomenologisch vorgeht, sich an das Offensichtliche hält und eine dialogische Haltung dem Klienten gegenüber einnimmt. Parallel dazu ist der Gestaltgruppenleiter gehalten, sich seiner Gegenübertragungen bewusst zu werden, sie diagnostisch zu nutzen, beziehungsweise aufzulösen oder einzuklammern (vgl. Yontef 1999: 269 ff.).

Übertragungen sind also Teil unserer menschlichen Grundausstattung. Sie sind eine Sonderform der Projektion und entstehen im Zwischenfeld als eine Co-Kreation. Dementsprechend könnte man dann, was den Therapeuten bzw. Gruppenleiter betrifft, auch von Co-Übertragung sprechen (O'Shea, 2003:107 ff.). Trotzdem werde ich mich weiterhin an die klassische Definition halten, weil der Begriff Gegenübertragung klar macht, dass es hier um die Übertragung des Therapeuten geht.

In der Gruppenarbeit kommen andere Inhalte der Übertragung in den Vordergrund als im Einzelsetting, da die Gruppe einer Familie mit Geschwistern gleicht. Die Rivalität unter den Gruppenmitgliedern in Bezug auf die »Eltern« spielt eine große Rolle. Dementsprechend werden viele Phänomene meiner Gegenübertragung etwas mit meiner Erfahrung von Familie, sowie Mutter- und Vaterschaft zu tun haben. Die Arbeit an den Übertragungsphänomenen im Hinblick auf den/die Gruppenleiter ist jedoch nur ein Fokus unter vielen.

Übertragung und Gegenübertragung im Unterschied zu einer einfachen Projektion

Übertragung als eine Sonderform der Projektion ist also eine spontane Einheit von Kontaktunterbrechungen. Eine »einfache« Projektion lässt sich relativ leicht auflösen, ohne dass regressive Ablösearbeit geleistet werden muss (vgl. Kapitel »Die Gruppe als Container für regressive Ablösearbeit«).

Beispiel:

Im Rahmen einer Ausbildungsgruppe hatte ich über eine halbe Stunde fast ausschließlich theoretische Konzepte vermittelt und verspürte plötzlich die Befürchtung, die Teilnehmer könnten sich langweilen und wollten etwas anderes machen. Ich guckte in ihre Gesichter und fragte sie:

»Langweilt ihr euch?«

»Nein es ist sehr interessant.« »Ich könnte dir noch lange zuhören.«

»Endlich verstehe ich die Zusammenhänge.«

Da merkte ich deutlich, dass ich es war, die gerne etwas anderes machen würde, als weiterzureden. Ich hatte dieses Bedürfnis auf die Gruppe projiziert. Zumindest hatten sich diejenigen, die es leid waren mir zuzuhören, nicht gemeldet. So entschied ich, zu einer praktischen Übung überzuleiten.

Anders verhält es sich bei Übertragungen.

Übertragung und Gegenübertragung als komplexes und fixiertes Muster von Kontaktunterbrechungen

Hier wirkt ein komplexeres Muster der Kontaktunterbrechungen, von denen Projektion nur eine ist. Da diese Muster sehr veränderungsresistent sind, nennt die Gestalt sie auch Fixierungen oder fixierte Gestalten. Es handelt sich um lang erprobte kreative Anpassungen, die wie automatische Reaktionen ausgelöst werden und das subjektive Empfinden von Handlungsfreiheit stark einschränken. Im Hintergrund wirken, wie bei allen Fixierungen, offene unerledigte konflikthafte Situationen aus der Vergangenheit oder auch im aktuellen Leben, die nach Schließung drängen und sich im Kontakt mit dem momentanen Gegenüber dazwischen schieben. Mir gefällt dazu der Begriff Übertragungsschatten von Lotte Hartmann-Kottek sehr gut. (Hartmann-Kottek 2004: 21 ff.).

Man könnte auch sagen, dass wir in neuen Situationen nach bisher Vertrautem, Bekannten Ausschau halten, uns an dem orientieren, was wir wieder erkennen, um uns in diesem Fall in einer Gruppe besser zurecht zu finden und weniger Angst und Ungewissheit zu spüren. In diesem Sinn ist die Übertragung bisheriger Erfahrung auf eine neue Situation hilfreich.

Erkennen von und Umgang mit Übertragung und Gegenübertragung

Im Unterschied zur orthodoxen Psychoanalyse setzt sich der Gestaltgruppenleiter nicht zum Ziel, Übertragungen der Teilnehmer zu fördern, indem er sich abstinent verhält, um eine leere Projektionsfläche anzubieten. Es wäre erstens ein unmögliches Unterfangen und zweitens bedarf die Übertragung keiner Förderung. Sie entsteht spontan, in Selbstregulation, hat eine wichtige Orientierungsfunktion und dient letztendlich dem persönlichen Wachstumsprozess. Jede Projektion beruht auf einer Teilwahrheit. Übertragungsreaktionen des Klienten deuten auf offene Gestalten in seiner Biographie hin. Unerledigte Situationen aus seiner Vergangenheit drängen auf Abschließung.

Als Gestaltgruppenleiter brauchen Sie sich auch nicht ängstlich zu bemühen, jegliche Gegenübertragung zu vermeiden, da dies spontane Prozesse sind, die außerhalb unseres Gewahrseins ablaufen. Wichtig ist vielmehr, die Anzeichen zu kennen, die auf eine Gegenübertragung hinweisen und zu wissen, wie man sie nutzen und wieder auflösen kann.

Woher können Sie als Gruppenleiter nun wissen, ob Ihre emotionalen Reaktionen und Impulse auf Gegenübertragung beruhen oder sich im Wesentlichen nur auf das Hier-und-Jetzt in der Gruppe beziehen? Vor allem, wo doch jede Projektion immer auch einen mehr oder weniger großen Kern an Wahrheit enthält. Ein wichtiger Anhaltspunkt sind unangemessen starke Gefühle, die in keinem Verhältnis zu der tatsächlichen Begebenheit stehen (Dreitzel 2004: 56 ff.).

Aus den bisherigen Ausführungen lassen sich jetzt einige Maßnahmen ableiten, die jeder Gruppenleiter, egal wie erfahren er ist, vornehmen kann, um achtsamer mit seinen Gegenübertragungsmustern umzugehen. Im Grunde sind es die gleichen, die er auch in der Arbeit mit den Gruppenteilnehmern anwendet.

Zunächst eine Bestandsaufnahme meiner Fixierungen als Gruppenleiter, die ich immer mal wieder vornehmen kann, indem ich mir folgende Frage (oder ähnliche) beantworte:

- Was sind meine wunden Punkte?
- Woran beiße ich mich oft fest?
- Worauf reagiere ich allergisch?
- Was bringt mich immer auf die Palme?
- Was würde ich niemals/immer tun?
- Worauf falle ich immer wieder rein?
- Was kann ich mir nur schwer verkneifen?
- Welchen Eindruck möchte ich auf jeden Fall in der Gruppe machen?

Dann, wenn ich in der jeweiligen Gruppensituation bei mir eine Schräglage wahrnehme:

- Was passiert jetzt gerade?
- Woher kenne ich das / woran erinnert es mich?
- Was ist hier gleich, was ist unterschiedlich?
- Kann ich das, was hier nicht hingehört, bis später einklammern?
- Wie fühle ich mich jetzt?
- Was genau macht mein Unwohlsein aus?
- Was wünsche ich mir jetzt vom Gegenüber?
- Woran halte ich gerade fest?
- Könnte ich im Moment auch etwas anderes tun?
- Was geht im Gegenüber gerade vor?
- Könnte ich fragen?
- Wie erlebe ich gerade die anderen Gruppenteilnehmer?
- Könnte ich sie fragen, was sie beobachten und wahrnehmen?
- Könnte ich mich beim Zuhören etwas entspannter hinsetzen; vielleicht auch zurücklehnen und etwas freier atmen?
- Bin ich jetzt offen für neue Informationen?
- Könnte ich jetzt etwas Neues auszuprobieren?

Viele dieser Fragen würde ein Gruppenleiter sinngemäß auch einem Gruppenteilnehmer stellen. Aber er würde von ihm nicht erwarten, dass er etwas einklammert und zurückhält, weil es nicht in die Gruppe gehört, es sei denn, die vereinbarte Zeit wäre um. Im Gegenteil, es geht ja gerade auch darum, diese Übertragungsschatten abzulösen. Allerdings wird das in Gestaltausbildungs- und Supervisionsgruppen etwas anders gehandhabt, da die Gruppenteilnehmer die Möglichkeit haben, diese Themen im Einzelsetting weiter zu bearbeiten.

Aus meiner eigenen Erfahrung heraus lassen sich diese Maßnahmen jedoch nicht immer so leicht umsetzen. Gerade weil sie mit so starken Gefühlen verbunden ist, lässt sich die Gegenübertragung manchmal nicht in den Griff bekommen und einklammern. Für mich stellt das eine der größten Herausforderungen an den Gruppenleiter dar. Denn hier ist mein Dilemma: Behalte ich diese starken Gefühle für mich, kann ich mich kaum noch auf den Kontakt mit den Gruppenteilnehmern einlassen. Das verunsichert die Gruppe, die sich wundert, was mit mir los ist. Drücke ich diese Gefühle aus, steigt auch der Angstpegel in der Gruppe. Die Teilnehmer fühlen sich weniger sicher und gehalten. Idealerweise bräuchte ich in dieser Situation jemanden, der mich sicher durch diese Untiefen steuert. Hier ist es vorteilhaft, einen Co-Leiter an der Seite zu haben, der diese Funktion vorübergehend übernehmen und somit der Gruppe mehr Sicherheit anbieten kann (vgl. u. »Abstinenz versus Transparenz«).

Übertragung als Zugangsweg zur Wirklichkeit

Der Gruppenleiter wird aber auch Übertragungen ganz anderer Art erleben, die seine Handlungsfreiheit, statt – wie oben beschrieben – einzuschränken und zu fixieren, im Gegenteil sogar erweitern. Hartmann-Kottek (2004) nennt das »Übertragung im weiteren Sinn«. Sie beruhen auch auf seiner Fähigkeit zur Projektion, diesmal als ein Zugangsweg zur Wirklichkeit. Voraussetzung dafür ist, dass er sich auf den Kontakt zu seinem Gegenüber mit all seinen Sinnen konzentriert und gleichzeitig mit entspannter Aufmerksamkeit seine eigene Resonanz wahrnimmt.

- Welche Emotionen, Impulse, Bilder, Einfälle und Phantasien löst der andere in ihm aus?
- Welche davon mitgeteilt werden, hängt von seiner Einschätzung ab.
- Für welche Mitteilung könnte das Gegenüber offen sein?
- Welche könnten ihm dienlich sein?
- Welche vermag er zu assimilieren?
- Und vor allem: an welchen könnte er vitales Interesse haben?

Der Gruppenleiter kann das natürlich nur auf dem Hintergrund seiner bisherigen Erfahrungen erraten. Bei einem Irrtum besteht die Kunst darin, es wieder loslassen zu können, statt sich darauf zu versteifen.

Was für den einzelnen Teilnehmer gilt, trifft natürlich auch auf die ganze Gruppe zu. Diese Einladung zur Projektion biete ich oft den Gruppen an. Es hilft den Einzelnen, sich selbst als Teil der Gruppe zu erleben und sich bewusst zu werden, was für sie die Gruppe bedeutet. Diese Anregung löst immer viel Erregung und oft auch Angst in einigen Gruppenmitgliedern aus (vgl. Kapitel »Arbeit mit der Gruppe als Ganzes«; im Anhang »Vorschläge für Experimente und Gruppenaktivitäten«).

Übertragung und Transparenz

Nachdem ich kurz umrissen habe, worum es bei Übertragungsprozessen hauptsächlich geht, wird deutlich, welches Potenzial sie haben und auch wie man sie ablösen kann, um die Kontaktfähigkeit wieder herzustellen.

Wenn es sich bei der Übertragung um Fixierungen handelt, kann der Übertragungsschatten durch biographische Arbeit abgelöst werden. Offene Gestalten werden in ihrem ursprünglichen Kontext bearbeitet und können nach und nach integriert werden. Hier bietet die Gruppe einen vorzüglichen Rahmen (vgl. Kapitel »Das kreative Potenzial der Gruppe nutzen«).

Handelt es sich um eine Übertragung im weiteren Sinn, also eine projektive Wahrnehmung, lässt sie sich im Kontakt überprüfen. Die Vermutung kann mit der Realität abgeglichen werden. Dazu bedarf es natürlich der Transparenz des Gegenübers. Je weniger der andere transparent für uns ist, desto mehr sind wir zur zwischenmenschlichen Orientierung auf unsere Projektionen und natürlich auch genauen Beobachtungen **angewiesen.**

Dem Klienten wird im Allgemeinen völlige Transparenz und Authentizität zugestanden, wenn er es denn möchte. Was die Transparenz und Authentizität des Therapeuten betrifft, gibt es sehr unterschiedliche Handhabungen. Der Gruppenleiter wird es in jeder Situation neu entscheiden und verantworten müssen. Er kann damit experimentieren und wird so seine eigenen Erfahrungen sammeln und auswerten können.

Abstinenz versus Transparenz

Wie viel Transparenz und Authentizität des Gruppenleiters ist dann für die Gruppe und ihre einzelnen Mitlieder förderlich? Wenn man von Zeitzeugen liest, wie direkt und ungeschminkt Fritz Perls auch noch in seinen späten Jahren den Auszubildenden und Klienten seine Ansichten und Gefühle mitteilte, so kann man sich nur wundern, dass er nie für professionelle Verfehlungen verklagt wurde (Gaines 1979). Im Gegenteil, er übte eine ungeheure Anziehungskraft auf viele aus, wurde sehr einflussreich und berühmt. Er schien damals eine lang ersehnte Befreiung auszulösen, von all den Regeln und Vorschriften, die nicht nur Therapeuten knebelten.

Einige Jahre später gab es zu Mäßigung ermahnende Stimmen, sicher zu Recht. Heute scheint das Pendel jedoch wieder ins andere Extrem zurück zu schwingen. Bei vielen Gestalttherapeuten beobachte ich übermäßige Abstinenz sowie einen Rückzug und ein Sichverstecken in ihrer Rolle. Sorgt nur das Ende der Anerkennung der Gestalttherapie als Richtlinienverfahren von den Krankenkassen und allgemeine wirtschaftliche Unsicherheit für diesen großen Konformitätsdruck?

Wenn ich jetzt auf die eingangs gestellte Frage eingehe, entsteht ein innerer Dialog, den ich in tabellarisch darstellen möchte (vgl. Abb. 10 auf der folgenden Seite).

Fassen wir bisher Gesagtes zusammen:

- Übertragungen sind eine Sonderform der Projektion und Teil unserer menschlichen Grundausstattung.
- Tauchen Übertragungsprozesse in der Gruppe auf, werden sie bearbeitet, um die Kontaktfähigkeit wieder herzustellen. Hierzu findet eine biographische Ablösearbeit statt.
- Handelt es sich um eine Übertragung im weiteren Sinn, also eine projektive Wahrnehmung, lässt sie sich im Kontakt überprüfen. Die Vermutung kann mit der Realität abgeglichen werden.
- Beides bedarf der Transparenz des Gegenübers, dem die Übertragung beziehungsweise projektive Wahrnehmung gilt. Je weniger der andere transparent für uns ist, desto mehr sind wir zur zwischenmenschlichen Orientierung auf unsere Projektionen und natürlich auch genauen Beobachtungen angewiesen.

Was aber machen Sie als Gruppenleiter, wenn es Sie kalt erwischt und Sie Ihr Gegenübertragungsgefühl nicht in den Griff bekommen und einklammern können? Was machen Sie, wenn Sie nicht genügend Zeit, Muße und Abstand haben, um die oben beschriebenen Maßnahmen alle zu beherzigen?

Was brauchen Sie, um arbeitsfähig zu bleiben?

Tun sie stets das, was Sie persönlich brauchen, um in der Gruppe arbeitsfähig zu bleiben. Das wird von Gruppe zu Gruppe verschieden sein.

Für mehr Abstinenz	Für mehr Authentizität/Transparenz
»Es ist schon gut, dass Gestalttherapeuten heute behutsamer sind, ich habe in den letzten Workshops, an denen ich teilnahm, keine Angst gehabt – herrlich entspannend.«	»Stimmt, aber irgendwie hat auch etwas gefehlt. Du hattest wenige Anhaltspunkte dafür, was sie wirklich von dir dachten. Es war wie eine warme Brühe, in die jeder routinemäßig eingetaucht wurde, damit er sich wohl fühlen konnte.«
»Das Wechselbad warme Dusche, kalte Dusche hat mich aber auch oft verstört.«	»Ja das hat dich oft an den Rand des Erträglichen gebracht, aber wie das bei Wechselbädern so ist, sie regen auch den Kreislauf an. Außerdem wusstest du besser, wo du mit den Therapeuten dran warst. Wenn sie sich dir zugewandt zeigten, dann war das echt.«
»Aber erinnere dich daran, wie oft du geschimpft hast, dass sie nur ihren eigenen Trip fahren, immer dir das Problem zugeschoben haben, um selbst eine reine Weste anzubehalten.«	»Das ist wahr und das war teilweise unverschämt, reine Gegenübertragung, ohne das jemals direkt einzugestehen. Aber wir erfuhren damals so viel aus dem Leben der Gestalttherapeuten, dass ich mir zusammen mit anderen Gruppenteilnehmern selbst einen Reim draus machen konnte.«
»Ja toll – und damit ist es entschuldigt?«	»Nein das nicht. Aber solche Menschen gibt's doch immer wieder im normalen Leben, die sich unreflektiert an dir abreagieren. Damit habe ich gut gelernt umzugehen.«
»Der Zweck heiligt die Mittel oder was? Erinnerst du dich daran, wie du dich einige Male beschämt und am Boden zerstört fühltest?«	»Ja klar, aber das waren zum Teil uralte Gefühle, an die ich so rangekommen bin. Nie bin ich darin hängen gelassen worden. Ich fühlte mich absolut sicher und gehalten, so dass mir auch nie die Idee kam, diesen Prozess abzubrechen. Tief drinnen hatte ich immer große Zuversicht, heil am anderen Ende raus zu kommen.«
»OK, und weil das für dich so eine gute Erfahrung war, möchtest du sie auch anderen angedeihen lassen?«	»Wenn du mich so direkt fragst, ja.«
»Und das spricht für dich dafür, deine emotionalen Reaktionen Gruppenmitgliedern ungefiltert mitzuteilen?«	»Nein, jetzt übertreibst du. Das haben damals die Gestalttherapeuten sicherlich auch nicht gemacht. Ich nenne es selektive Authentizität. Das sind auch mal unangenehme, potenziell verletzende oder beschämende Kommentare. Wenn ich immer nur freundlich stützende Kommentare abgebe, dann geht die Authentizität flöten und mit Kontakt hat das dann auch nichts mehr zu tun.«
»Das klingt so, als ob du jetzt endlich mal an der Reihe wärst, andere zu verletzen und zu beschämen.«	»Ja ich muss sicher achtsam sein, dass da die Pferde nicht mit mir durchgehen können. Aber diese Kommentare mache ich in der Regel nicht, um zu verletzen oder zu beschämen, es sei denn, ich fühle mich von der Gruppe selbst verletzt.«

© Bernstädt/Hahn 2010

Abb. 10

In einer institutionellen Supervisionsgruppe zum Beispiel kann ich so tun, als ob mich die Abwertung seitens einzelner Teammitglieder nicht trifft, und ausreichend arbeitsfähig bleiben. Wenn es um sozialpädagogische Fallbesprechungen und Teamentwicklung geht, kann ich meine diesbezügliche hohe Empfindsamkeit vorübergehend einklammern. Später, vielleicht in meiner Supervision, kann ich dann in Ruhe nachspüren, einordnen und mir überlegen, wie ich damit in Zukunft umgehen möchte.

In einer Therapiegruppe erlebe ich das oben beschriebene Dilemma schon häufiger. In den meisten Fällen entscheide ich mich für Transparenz, um entstehende Gegenübertragungen zu »verflüssigen«, um kontaktfähig und in diesem Kontext arbeitsfähig zu bleiben. Das ist jedoch alles andere als gemütlich.

Beispiel:

Bernd, ein Patient in einer fortlaufenden Therapiegruppe, war in die Gruppe gekommen, als er sich in einer massiven Ehekrise befand. Er hatte große Schwierigkeiten, seinen eigenen Anteil an der Krise emotional anzunehmen und viel von seiner Verantwortungsübernahme war rein kognitives Lippenbekenntnis. An diesem Abend hatte ich ihn zu Beginn der Sitzung darauf angesprochen, dass sein Honorar überfällig sei. Er erwiderte ganz erstaunt, dass er es schon längst überwiesen habe. Ein leichtes Misstrauen regte sich in mir. Gegen Ende derselben Sitzung erwähnt er wie nebenbei, dass er sich jetzt sicher sei, dass er in der Gruppe bleiben wolle.

Jetzt war ich mir so gut wie sicher, dass Bernd mich angelogen hatte. Wie getrieben versuchte ich herauszubekommen, wann er das Geld angewiesen hatte, das einen Tag später tatsächlich auf meinem Konto eingegangen war. Irgendwann merkte ich, wie unangemessen stark meine gefühlsmäßige Reaktion war. Die gelassene Reaktion meines Co-Therapeuten beruhigte mich etwas.

Für jemand anderen wäre der Fall damit vielleicht erledigt gewesen. Nicht für mich. Ein tiefes Misstrauen Bernd gegenüber hatte sich in mir breit gemacht – ein klarer Fall von Gegenübertragung. Andere wichtige Männer in meinem Leben hatten mich belogen und verletzt. In der Eingangsrunde der nächsten Sitzung ergriff ich als Letzte das Wort:

»Bernd, für mich ist vom letzten Treffen noch etwas offen!«

»Ach ja?«

»Das fällt mir jetzt nicht leicht zu sagen, andererseits ist es für dich vielleicht eine wichtige Rückmeldung. Nach unserem letzten Treffen habe ich gemerkt, wie misstrauisch ich dir gegenüber geworden bin.«

»Wieso? Das macht mich jetzt sehr betroffen.«

»Ich hatte den Verdacht, dass du dir noch ein Hintertürchen aufhalten wolltest, was diese Gruppe betrifft und dass du diesbezüglich nicht ganz ehrlich mit mir und der Gruppe warst.«

Schlagartig hatte sich die Atmosphäre in der Gruppe verändert. Ängstliche Anspannung war greifbar. Da Bernd zunächst verstummt war, lud ich die anderen ein, der Gruppe mitzuteilen, was meine Äußerungen in ihnen ausgelöst hatte.

»Ist schon eine schwere Beschuldigung.«

»Ich wollte so etwas nicht hören.«

»Ich fühle mich ganz angespannt und kann kaum atmen.«

Schließlich äußerte sich auch Bernd wieder:

»Ich bin noch ganz benommen und möchte über dein Feedback erstmal nachdenken. Ich meine, dass ich hier niemanden angelogen habe und natürlich honoriere ich immer Verbindlichkeiten.«

Ich weiß bis heute nicht, ob ich mit meiner Vermutung Recht hatte. Jetzt, da ich mein Misstrauen geäußert hatte und Bernd offensichtlich damit auch emotional erreicht hatte, war für mich die Wahrheitsfindung unwichtig geworden. Stattdessen wurde deutlich, dass für Bernd Ehrlichkeit, Verbindlichkeit und Zuverlässigkeit sehr hohe Werte waren. Aus meiner Sicht zu hohe, da er sich die Schattenseite dazu nicht eingestehen wollte. Konsequenterweise verlangte er dieselbe rigide Korrektheit auch von seinen pubertierenden Kindern und seiner Frau.

Mein Interesse an Bernd hatte einen anderen Fokus gefunden: Was war der biographische Hintergrund seiner rigiden Korrektheit? Wie sich bald herausstellte, hatte Bernd als einziger Sohn nach dem frühen Tod seines Vaters die Verantwortung für die Familie übernommen. Wie konnte ihm die Gruppe dabei helfen, diese Fixierung zu lösen? Wie konnte er sich mit seinen Schattenseiten in der Gruppe zeigen? Was waren überhaupt seine Schattenseiten?

Alles in allem war es mir durch mein Feedback gelungen, meinen Gegenübertragungsschatten aufzulösen und neues, ungetrübtes Interesse an der therapeutischen Arbeit mit Bernd zu gewinnen. Für die Gruppe war meine Konfrontation ein deutlich alarmierender Vorfall. Das Vertrauen in mich als Gruppenleitung stellte sich erst wieder ein, als die Teilnehmer merkten, dass der Vorfall für uns so geklärt war. Das gelingt aber leider nicht immer so – oft aufgrund schlechten Timings (vgl. Kapitel »Feedback geben«)

Manchmal lassen sich Übertragungen und Gegenübertragungen aber einfach nicht klären. Das sorgt bei allen Beteiligten für Unwohlsein. Mir tut es meist leid, aber nicht immer. Manchmal bleibt auch Ärger oder Frustration zurück – wie im richtigen Leben. Darüber hinaus birgt unser Beruf als Gestalttherapeut ein erhöhtes Risiko, zusätzliche offene Gestalten zu kreieren, beziehungsweise zu re-kreieren, da wir uns immer wieder für kontaktvolle Begegnungen öffnen.

Ein Beispiel für schlechtes Timing

Dies ist ein extremes Beispiel für schlechtes Timing und mir war es in der Situation wohl bewusst. Es geschah am letzten Morgen einer Ausbildungsgruppe. Wir hatten noch drei Stunden Zeit und ich wusste, dass ich die meisten der Gruppenteilnehmer nie wiedersehen würde. Gleichzeitig hatte ich mit einer Untergruppe bereits den ersten Termin für eine fortlaufende Supervision ausgemacht. Über den Hintergrund: Vieles in dieser Gruppe war auf systemischer Ebene schief gelaufen. Die Gruppe war nicht zusammengewachsen. Die meisten Wochenenden hatte ich als spannungsgeladen erlebt. Ich hatte hart gearbeitet und war mit dem Ergebnis unzufrieden. Es herrschte wenig Offenheit und Vertrauen untereinander. Kurzum, eigentlich war ich froh, dass die Gruppe beendet wurde.

Aber so hatte ich mir den Abschied nicht vorgestellt! Der Vorabend des Abschiednehmens, an dem normalerweise ausgelassen gefeiert wird, war, bis auf wenige freundliche Gesten und stachlige Botschaften, ein Non-Event. Erst am nächsten Morgen spürte ich, wie viel es mir ausmachte, nicht gebührend verabschiedet zu werden. Je mehr ich mich auf meine Gefühle konzentrierte, desto stärker wurden sie.

Was tun? Für mich behalten? Darüber reden? Es ansprechen? Meine Gefühle von Ärger und Enttäuschung ausdrücken? Wie wird es sein, es für mich zu behalten und eine Woche später mit denselben Leuten wieder zusammen arbeiten zu müssen? Wäre es nicht besser, jetzt für reine Luft zu sorgen? In diesem Zustand konnte ich den Leuten sowieso kaum direkt in die Augen schauen, geschweige denn mit ihnen einen kontaktvollen harmonischen Abschied gestalten. Also holte ich tief Luft und mit Herzrasen teilte ich der Gruppe meine Gefühle mit.

Es verfehlte nicht seine Wirkung. Viele Teilnehmer zeigten große Betroffenheit und eigenes Bedauern, dass das Abschiedsfest so erbärmlich misslungen war. Meine Worte hatten eine kathartische Wirkung. Gruppenmitglieder machten sich jetzt ganz zum Abschluss Luft über vieles, was ihnen in den zwei Jahren nicht gefallen hatte. Eine unkonventionelle Abschiedsrunde fürwahr, dafür aber sehr gefühlvoll und lebendig. Schade nur, dass es zu diesem reinigenden Gewitter nicht früher im Leben dieser Gruppe gekommen war.

Zugegeben, die Pferde waren mit mir durchgegangen und ich hatte auch einige Teilnehmer mit meinem Ärger verletzt. Im Nachhinein bin ich mir sicher, dass auch Gegenübertragung mit im Spiel war, da die Stärke meiner Gefühle in keinem Verhältnis stand zu dem, was tatsächlich passiert war. Die Gruppe hatte also auch Ärger abbekommen, der woanders hingehört hätte. Rückblickend denke ich, dass ich zu lange mit meinem Unwohlsein in der Gruppe zurückgehalten hatte. Stattdessen hatte ich vieles ertragen und dafür härter gearbeitet (vgl. Kapitel »Feedback geben«).

Mir gefällt an der Gestaltphilosophie, dass sie postuliert, dass es nie um richtig oder falsch geht. Wir selbst müssen die Verantwortung für unsere Entscheidungen übernehmen und dann mit den Konsequenzen leben. So auch in diesem Fall, der natürlich ein Nachspiel hatte. In der Supervisionsgruppe eine Woche später ging es in erster Linie darum, wieder ein ausreichendes Maß an Sicherheit und Vertrauen zu etablieren. Ich stellte mich der Kritik und dem Ärger der Teilnehmer, gestand ein, dass ich manch einen verletzt hatte, aber – und das war mir wichtig – ohne meinen Ärger und meine Verletzung zurückzunehmen. Ich hatte durch mein Verhalten viele Introjekte der Teilnehmer infrage gestellt. Dies sollte ein Fokus für unsere weitere sehr fruchtbare Zusammenarbeit werden.

Wie oben schon erwähnt, müssen Sie als Gruppenleiter in jeder Situation neu entscheiden, wie Sie mit Ihren Gegenübertragungen umgehen und wie viel Transparenz Sie sich erlauben. Dementsprechend sind Sie für die Konsequenzen mitverantwortlich. Die Schilderung obiger Beispiele soll Ihnen Mut geben, damit zu experimentieren und Ihre eigenen Erfahrungen zu sammeln und auszuwerten.

Arbeit mit der Gruppe als Ganzes

Wie in dem Kapitel »Ich, Du und Wir im Gruppenprozess« beschrieben, wirken in einer Gruppe Prozesse auf drei unterschiedlichen Systemebenen gleichzeitig, die sich gegenseitig bedingen und untrennbar miteinander verbunden sind. In diesem Kapitel geht es anhand von Beispielen darum, wie der Gruppenleiter die Gruppe als ganze im Auge behalten und ihr förderliche Impulse geben kann.

Eine bewährte Methode hierfür ist, für die Gruppe eine passende Metapher zu finden. Meine eigene Erfahrung damit ist allerdings, dass dies ein spontaner Prozess ist, den ich nicht willentlich erzwingen kann. Im Gegenteil, wie alle kreativen Prozesse entspringen sie dem mittleren Modus unserer Es-Funktion.

Die Gruppe im Nebel – Auflösung einer konfluenten Gruppenkultur

Dies ist ein gutes Beispiel für die Projektion des Gruppenleiters als Zugangsweg zur Wirklichkeit (vgl. Kapitel »Übertragung und Gegenübertragung«) und Auflösung einer konfluenten Gruppenkultur mit Hilfe einer Metapher.

Zu Beginn eines Wochenendes mit einer Ausbildungsgruppe, die schon länger bestand, konnte ich während der üblichen Eingangsrunde kaum den konkreten Sinn dessen begreifen, was die Teilnehmer von sich mitteilten. Zunächst strengte ich mich mehr an. Ich versuchte mir durch Nachfragen mehr Klarheit zu verschaffen, bis mir bewusst wurde, dass ich dadurch immer orientierungsloser wurde. Schließlich lehnte ich mich zurück, gab auf und hatte sofort ein Bild, das zu meinem Empfinden passte. Ich kam mir vor wie im Nebel.

Sobald ich mein Bild der Gruppe anbot, nahmen die Energie und das Interesse der Teilnehmer zu. Ich lud zu einem bewussten Experimentieren mit der Metapher ein. Könnten sie noch mehr Nebel erzeugen und wozu könnte es gut sein? Was wäre für sie das Gegenteil von Nebel und was wäre daran so bedrohlich?

Ganz langsam kamen im Laufe des Wochenendes einige wichtige Themen in der Gruppe zum Vorschein, die alle etwas mit Angst zu tun hatten: Angst vor der Gruppenleitung, vor Bewertung und vor der Eskalation anhaltender unterschwelliger Konflikte zwischen Gruppenteilnehmern. Nachdem die Ängste nach und nach angesprochen und bearbeitet werden konnten, hatte sich der Nebel gelichtet. Wann immer wir bis dahin wieder in ein Nebelloch eingetaucht waren, übernahmen die Gruppenteilnehmer mit zunehmenden Eifer und Spaß die Meldefunktion. Ich brauchte mich diesbezüglich nicht mehr anzustrengen.

Die Gruppe im Wellnessbad – Spielerische Aufweichung von Rollenfixierung

Diese Idee kam mir während der Pause in einer Gruppe, in der ein hoher Angstpegel herrschte, in der viele Mitglieder zu Polarisierung neigten und in ihren Rollen feststeckten, einige davon in der Außenseiterrolle. Ich hatte mich hier zunehmend unwohl gefühlt und empfand meine Arbeit als anstrengend. Es war höchste Zeit, der Gruppe etwas grundsätzlich anderes anzubieten. Auf die Idee kam ich, nachdem ich zunächst eine diagnostische Bestandsaufnahme gemacht hatte.

- Was passiert hier gerade in der Gruppe?
- Was braucht die Gruppe, um als lebendiger Organismus weiter wachsen zu können?
- Was braucht sie nicht?
- Was würde mir als Mitglied dieser Gruppe jetzt gut tun?
- Worauf könnte ich mich einlassen?

Es handelt sich um ein maßgeschneidertes Experiment, das sich nicht einfach auf andere Gruppen übertragen lässt. Die Gruppe veränderte es auch eigenhändig. Aus meinem ursprünglichen Vorschlag einer Sauna mit nur zwei Bereichen – heiße Sauna und kaltes Tauchbecken – wurde ein Wellnessbad mit einem warmen Thermalbecken und Angeboten von Massagen, mit einem moderaten Mittelbecken und einem eiskalten Tauchbecken. Da es eine große Gruppe war, konnten die Teilnehmer mit wenigen Hilfsmitteln – wie großen Decken – den Raum umgestalten und dann selbst die unterschiedlich temperierten Becken darstellen. Dazu mussten sie sich abwechselnd damit identifizieren mal kalt, mal warm zu anderen zu sein.

Ich hatte ihnen erzählt, wie ich zu diesem Bild von ihnen als Gruppe gekommen war und sie griffen die Analogie mit viel Spielfreude auf. Ihre Kommentare während des Spiels zeugten von wachsender Bewusstheit über ihre fixierten Verhaltensweisen in der Gruppe, und es entstanden witzige Szenen voller Selbstironie. Es gab Applaus, wenn sich jemand von den Warmduschern auch mal ins kalte Tauchbecken wagte, und mit viel Einfühlungsvermögen wurden die Liebhaber kalter Tauchbecken zu einer zarten Berührung im Massagebereich verführt.

Im anschließenden Feedback waren alle Teilnehmer wesentlich gelöster und es war wieder Bewegung in die Gruppe gekommen. Besonders die Teilnehmer in den Außenseiterrollen hatten sich durch den spielerischen Kontakt aus ihrer Erstarrung lösen können. Einige waren überrascht was sie über sich entdeckten. Ich konnte es aufgreifen und lebendige Interaktionen zwischen den Gruppenmitgliedern initiieren.

Wenn Ihnen als Gruppenleiter selbst keine Metapher für die ganze Gruppe einfällt, können Sie sich mit diesem Anliegen natürlich auch an die Gruppe wenden.

»Wenn ihr jetzt an eure Gruppe denkt, welches Bild fällt euch ganz spontan dazu ein? Nehmt das erste, das euch dazu in den Kopf kommt.«

Interessant ist bei diesem Prozess, ob es Übereinstimmungen oder krasse Gegensätze gibt. Auf jeden Fall haben Sie so eine Exploration der Gruppe als Organismus in Gang gesetzt. Sie könnten auch einige der Metaphern szenisch darstellen lassen, um sie für die Teilnehmer noch unmittelbarer erfahrbar zu machen.

Eine andere Möglichkeit wäre, den Gruppenkörper malen zu lassen (vgl. Kapitel »Vorschläge für Experimente und Gruppenaktivitäten«).

Manchmal kann auch eine morgendliche Traumrunde Hinweise darauf geben, wie Gruppenteilnehmer die Gruppe als Ganzes erleben (siehe im Kapitel »Das kreative Potenzial der Gruppe nutzen«). Wenn es passt, könnten Sie es dann aufgreifen.

Die heilende Kraft der Gruppe

In den vorangegangenen Beispielen ging es eher um eine Differenzierung innerhalb der Gruppe. Jetzt wird es im Gegensatz dazu um eine eher undifferenzierte Miteinbeziehung der ganzen Gruppe gehen. Es handelt sich um eine bewusste Einladung zu nährender Konfluenz.

Sonja, eine eher unnahbare, unterschwellig aggressive Frau mittleren Alters, hat einen bevorstehenden Arzttermin wegen Verdachts auf Brustkrebs. Ihre Familie – sie hat zwei halbwüchsige Kinder – weiß nichts davon.

Sie ist es bisher gewohnt, Dinge mit sich alleine auszumachen. Jetzt hat sie einfach nur Angst und weiß nicht, wohin damit. Gefragt, was sie denn jetzt brauche, schießen ihr die Tränen in die Augen und es dauert eine Weile, bis sie sprechen kann:

»Mir würde es gut tun, wenn ihr mich alle halten und berühren könntet.«

Eine Gruppenteilnehmerin holt spontan eine Decke, auf die sich Sonja setzt, und nach und nach kommen die anderen und platzieren sich um sie herum. Die eine oder andere berührt sie mit der Hand oder setzt sich ganz dicht an Sonja heran. Es herrscht ein langes Schweigen, nur ab und zu von Sonjas leisem Weinen unterbrochen. Schließlich signalisiert Sonja, dass sie genug hat. Die Teilnehmer lösen ihre Berührung und gehen etwas auf Abstand.

»Wie geht es dir jetzt?«

»Das hat gut getan. Ich glaube, dass hilft mir, die Angst besser zu ertragen.«

»Von wem kannst du das in deinem Alltag bekommen?«

»Ich habe eine gute Freundin. Vielleicht sollte ich anschließend zu Ihr gehen.«

»Vielleicht?«

»Es fällt mir schwer, ich möchte mich niemandem zumuten.«

»Du hast dich hier in der Gruppe zugemutet. Möchtest du hören, wie das für die Einzelnen war?«

Sonja bekam natürlich zu hören, dass Leute sie gerne gehalten hätten, um ihr Trost und Mut für die nächste Zeit zu geben. Sonja war ganz weich geworden und konnte es annehmen. Ihr Introjekt, alles mit sich allein auszumachen, war auch etwas aufgeweicht. Dies ist ein gutes Beispiel für die heilende Kraft der Gruppe.

Ein anderes Beispiel ergab sich aus einer anfänglichen Befindlichkeitsrunde. Die meisten Teilnehmer fühlten sich wie so oft am Freitagabend völlig groggy und hatten zu gar nichts Lust. Auch hier fragte ich, was sie denn bräuchten, was ihnen hier in der Gruppe gut tun würde. Alle waren sich einig: Streicheleinheiten und »gepampert« werden. Eine Gruppenteilnehmerin bot spontan an, Berührungen zur Entspannung anzuleiten. Es war auch ein wohliger Einstieg für mich. Der nächste Tag begann mit einer guten Stimmung.

Manchmal entsteht dieses Bedürfnis nach Entspannung und nährender Berührung auch nach intensiven Einzelarbeiten. Das habe ich erst entdeckt, nachdem ich es mir zur Angewohnheit gemacht hatte, die Gruppe zu fragen, was sie denn jetzt brauche.

Anfangs habe ich einem derartigen Bedürfnis der Gruppe eher mit Skepsis nachgegeben und es als Rückkehr zu Konfluenz und Konfliktvermeidung beargwöhnt. Heute bin ich etwas gelassener. Früher oder später wird genau das ein Gruppenteilnehmer thematisieren und ich brauche es nur noch aufzugreifen.

Das kreative Potenzial der Gruppe nutzen

Ich habe Ihnen bereits nahe gelegt, das volle Potenzial der Gruppe wirklich zu nutzen. Dazu gehört auch ihre Kreativität. Günstige Voraussetzungen für die Entfaltung von Kreativität in der Gruppe sind:

- ein gewisses Maß an Sicherheit
- Struktur und ein Rahmen
- einfache, klare Vorgaben, die so viel wie nötig und so wenig wie möglich einengen
- Freiwilligkeit
- spielerische Absichtslosigkeit
- so wenig wie möglich Leistungsdruck
- die Gewissheit, nichts falsch machen zu können
- Freiraum zum Experimentieren
- wenig Ergebnisorientierung
- frei schwebende Aufmerksamkeit für einen sich entfaltenden Prozess
- Einführung von gegensätzlichen Elementen, die für einen Spannungsbogen sorgen.

Zur Veranschaulichung folgen einige Beispiele aus meiner eigenen Praxis.

Theatralische Bearbeitung offener Gestalten

Die Idee für diese Form des Arbeitens kam mir nach einer Gestalt-Konferenz. Hier hatte ich zum ersten Mal Playback-Theater kennen gelernt und war begeistert. Jemand erzählt eine Geschichte und die Playback-Theater-Truppe spielt sie mit einfachen Mitteln entfremdet nach.

Hier folgt meine Abwandlung für die Gruppenarbeit, um den therapeutischen Nutzen optimieren zu können. Diese Methode eignet sich nur für größere Gruppen – ab zwölf Teilnehmern.

Beispiel:

Schon mehrmals war Selbstmord von Angehörigen Thema in der Gruppe gewesen. In der vorhergehenden Sitzung hatte eine der Teilnehmerinnen von den Nachwirkungen berichtet. Unter anderem beschrieb sie ein erdrückendes Gefühl von Verantwortung und Schuldgefühl sowie die

Angst, aus Unachtsamkeit einen erneuten Selbstmord zu verursachen. In der darauf folgenden Sitzung meldete sich gleich zu Beginn Harald, ein etwa 40-jähriger Mann, und verkündete mit großem Ernst, er habe ein wichtiges Anliegen. Er wolle uns etwas erzählen, was ihn schon seit vielen Jahren belaste.

Er berichtete davon, wie sich seine erste Freundin umgebracht hatte, kurz nachdem er mit ihr Schluss gemacht hatte; wie er von der Familie öffentlich beschuldigt wurde, ihre Tochter umgebracht zu haben; wie er sich geschämt hatte und von seinen Eltern mit all seinen Gefühlen alleine gelassen worden war.

Ich schlug ihm vor, diese Geschichte in Szene zu setzen, um sie mit der Gruppe zusammen verarbeiten zu können. Er willigte ein und übernahm die Rolle des Regisseurs. Er wählte das jeweilige Setting und die Protagonisten aus. Die Gruppenteilnehmer konnten natürlich die Rollenbesetzung ablehnen. Er wählte auch jemanden, der ihn selbst spielte. Die Inszenierung der ersten Szene begann. Dargestellt wurde seine öffentliche Beschuldigung für den Freitod seiner Freundin. Bei der zweiten Szene wurde der unbeholfene Empfang bei seinen Eltern nachgespielt, deren Einsilbigkeit er auch als Schuldanklage empfand.

Beim Zuschauen setzte ich mich neben ihn und lud ihn anschließend ein, nachzuspüren und mitzuteilen, wie es ihm gehe. Er brach in Tränen aus. Nachdem eine ganze Weile vergangen war und er Zeit hatte, seine Gefühle zu spüren und sich mitzuteilen, fragte ich ihn, was er in dieser Situation damals gebraucht hätte und sich anders gewünscht hätte. Ohne viel zu zögern, schilderte er seine Wunschvorstellung, in der seine Eltern für ihn da waren.

Um die Szene spielen zu können, musste er sie in konkreten Einzelheiten ausmalen, sich anschauen, auf sich wirken lassen, nachbessern, Neues hinzuerfinden und ausprobieren. Ich begleitete ihn in diesem Prozess, bis es für ihn passte und lud ihn dann ein, in die Wunsch-Szene einzusteigen und seine eigene Rolle zu übernehmen. Die Darstellung endete damit, dass er zwischen seinen Eltern in der Küche der anderen Familie saß. Mit der Hand seines Vaters auf dem Rücken, konnte er den Eltern der verstorbenen Freundin mit fester Stimme sagen:

> *»Es tut mir unendlich leid, dass Alina sich das Leben genommen hat und ich bin nicht schuld daran.«*

Diese Arbeit war sehr bewegend für die ganze Gruppe und endete mit einem Gefühl der Erleichterung für Harald, dass er diese schwere Last abgeben konnte. Jetzt konnten die Protagonisten aus ihrer Rolle schlüpfen und laut und klar ihren wirklichen Namen verkünden. Darüber hinaus hatten sie als erste die Möglichkeit, der Gruppe mitzuteilen, was sie während der Inszenierung erlebt hatten, ob es an ihre eigene Geschichte erinnerte, wie sie sich jetzt fühlten und ob sie noch etwas brauchten, um die Erfahrung für sich abzurunden. Erst dann konnten auch die Beobachter zu Worte kommen und gegebenenfalls zu denselben Fragen Stellung beziehen.

In der anschließenden Feedbackrunde äußerten einige Teilnehmer, dass sie sich jetzt Harald näher fühlten, weil sie sich mit ähnlichen Schulgefühlen plagten. Andere wiederum berichteten, dass sie Haralds übergroßes Verantwortungsgefühl für Gruppenbelange und seine schwere Hand dabei jetzt besser einordnen könnten, während es sie bis dahin nur irritiert habe.

Der Umgang mit erdrückenden Gefühlen von Verantwortung und Schuld und die daraus resultierende übergroße Vorsicht im Umgang miteinander konnten jetzt zum Gruppenthema werden. Der biographische Hintergrund einzelner Teilnehmer trat deutlicher zutage und ermutigte andere Gruppenmitglieder zur Re-Inszenierung ihrer offenen Gestalten.

Für diese Form der Gruppenarbeit sollte man viel Zeit einplanen. Insbesondere bei den beteiligten Darstellern können offene Gestalten ins Gewahrsein kommen, die Beachtung finden sollten und vielleicht geschlossen werden können. Unter dieser Vorraussetzung begünstigt diese aktive Involvierung der Teilnehmer das Gefühl von Gruppenzugehörigkeit und Kohäsion.

Arbeit mit Polaritäten – »Sich verkleiden«

Hier handelt es sich um eine spielerische Einführung in die Arbeit mit Polaritäten. Teilnehmer bekommen auf eine wenig bedrohliche Art Zugang zu ihren Schattenseiten und können sich versuchsweise mit ihnen identifizieren. Ich führe das Konzept der Polarität möglichst früh in Gruppen ein (vgl. im Anhang »Vorschläge für Experimente und Gruppenaktivitäten«.). Meiner Meinung nach senkt es den Angstpegel und den Druck, sich immer nur von der Schokoladenseite zeigen zu müssen. Es gibt die explizite Erlaubnis, Eigenschaften von sich preiszugeben, die einem vielleicht peinlich sind, die man weg haben will und die man auch an anderen nicht mag. Es soll anregen, das Positive, Wertvolle und Vitalisierende an diesen abgelehnten Aspekten der eigenen Persönlichkeit zu entdecken.

Teilnehmer erhalten die Möglichkeit, sich zu verkleiden. Meist kündige ich es am Ende des vorhergehenden Wochenendes an, so dass außer mir auch die Teilnehmer Requisiten zum Verkleiden mitbringen können. Die konkrete Durchführung verläuft natürlich jedes Mal anders, sodass es organisch in den Gruppenprozess integriert ist. Dazu gehört eine gewisse Anwärmphase und Verortung in anstehende Gruppenthemen. So verkommt dieses Experiment nicht zu einer losgelösten Gruppenerfahrung. Zum Anwärmen eignen sich:

- Körper-Awareness-Übungen,
- der Ausdruck und Kommunikation mit einfachen Instrumenten, um den Kontakt zu unserem nonverbalen Erleben zu fördern,
- eine kurze angeleitete Phantasie,
- zusammen mit einem Partner herumzugehen, sich alle Verkleidungsstücke anzuschauen und sich gegenseitig zu beraten, was wohl gut zu einem passen würde.

Haben die Teilnehmer sich verkleidet, gilt es, ihnen Möglichkeiten anzubieten, sich mit ihrer neuen Rolle aktiv zu identifizieren. Dazu könnte gehören:

- Im Raum zu flanieren und sich der Rolle entsprechend zu verhalten;
- sich gegenseitig vorzustellen und Kontakt zu anderen Gruppenmitgliedern aufzunehmen. Dies kann je nach Gegebenheiten nur eine Viertelstunde dauern oder sich, bei einem längeren Seminar, auch über einen oder mehrere Tage hinziehen;
- die Teilnehmer tun sich zu kleinen Untergruppen zusammen und erfinden gemeinsam ein Theaterstück, das sie dann der gesamten Gruppe vorführen. Das ist eine gute Methode um spielerisch die Dynamik in bestehenden Untergruppen sichtbar und damit veränderbar zu machen (vgl. Kapitel »Typische Gruppenprozesse«);
- einzelne Teilnehmer berichten in ihrer Rolle über ein für sie wichtiges Lebensthema;
- in der Gruppe etwas tun oder einfordern, was ihnen im unverkleideten Zustand schwer fällt.

Anschließend sollten die Teilnehmer genügend Zeit haben, um über ihr Erlebtes zu berichten, zu reflektieren und es einzuordnen. Dazu gehören auch Rückmeldungen: Wie haben sich die Gruppenteilnehmer gegenseitig erlebt? Was haben sie Neues am Anderen entdeckt?

Starre Grenzen der Persönlichkeit können so spielerisch aufgeweicht werden, Introjekte sowie Hemmungen und Scham werden bewusst, aber auch verschüttete Lebensfreude. Hieraus ergeben sich viele mögliche therapeutische Themen einzelner Teilnehmer, die der Gruppenleiter nach und nach aufgreifen kann.

Für eine Erweiterung und Vertiefung dieser Erfahrung könnten die Teilnehmer eingeladen werden, sich jetzt das Gegenteil ihrer Rolle auszusuchen und dementsprechend zu verkleiden. Dies können sie allein oder mit einem Partner machen. Die Ausführung erfolgt ähnlich wie oben. Der Gruppenleiter muss allerdings darauf gefasst sein, dass einige Gruppenmitglieder hieran nicht teilnehmen werden. Wichtig ist, auch sie in die anschließende Auswertungs- und Rückmeldungsrunde mit einzubeziehen. Wie ist es ihnen damit ergangen, nicht mitzumachen?

Traumarbeit

Traumarbeit ist meiner Meinung nach sehr förderlich für den Gruppenprozess, vorausgesetzt, der Gruppenleiter respektiert sensibel die Intimgrenze des Einzelnen. Träume mitzuteilen ist etwas sehr Persönliches. Es ist eine aufregende aber wenig anstrengende und sehr lebendige Art, sich in der Gruppe zu zeigen.

Im Kapitel »Konzentration auf das Hier-und-Jetzt in der Gruppe« habe ich bereits beschrieben, wie Träume als Botschaft im Hier-und-Jetzt der Gruppe verstanden und genutzt werden können. Im Folgenden möchte ich von anderen Möglichkeiten der Traumarbeit unter Einbeziehung der Gruppe berichten.

Wenn das mein Traum wäre …

Eine sehr einfache Vorgehensweise: Ein Teilnehmer erzählt einen Traum und jedes Gruppenmitglied reihum vervollständigt den Satz »Wenn das mein Traum wäre …« Was mir an dieser simplen Vorgehensweise gefällt, ist die Erkenntnis für die Gruppe, dass die Bedeutung des Traums beim Träumer liegt und nicht im Traum. Jegliche Traumdeutung ist immer eine Aussage über den Deuter. Nur der Träumer selbst kann den Sinn seines Traumes erfahren.

Ein ähnliches Verfahren wäre die Einladung an alle Teilnehmer, einen erzählten Traum, der mitten im Geschehen abgebrochen wurde, zu Ende zu träumen. Einen Wachtraum quasi. Also: »Wenn das mein Traum wäre, würde er so enden …«

Beide Vorgehensweisen vermitteln die große Verschiedenheit der Gruppenteilnehmer, die in diesem Fall kaum als bedrohlich, sondern eher als bereichernd erlebt werden kann. Insbesondere wenn es sich um nicht zu Ende geträumte Albträume handelt, erschließen sich dem Traumerzähler neue Bewältigungsmöglichkeiten seiner Ängste. In diesem Fall könnte er sich eine Version aussuchen, die ihm spontan zusagt und zusammen mit der Gruppe inszenieren. Bei hohem Angstpegel könnte er, wie oben beschrieben, zunächst aus sicherer Entfernung zuschauen und es erst dann selbst spielen.

Der Traum als Projektion innerpsychischer Konflikte

In der klassischen Traumarbeit bei Perls (Sreckovic 1999: 149 ff.) hat der Träumer jeden Part des Traumes selbst gespielt, selbst leblose Objekte. Das finde ich auch nach wie vor eine sinnvolle Herangehensweise. Jeder Part im Traum stellt einen abgespaltenen Aspekt des Träumers da, einen Teil seiner Persönlichkeit, den es zu integrieren gilt. Die einzelnen Persönlichkeitsanteile zusammen befinden sich im innerpsychischen Konflikt und den gilt es, in der Traumarbeit erneut zu beleben und darzustellen. Im Dialog kann dann etwas Neues ausgehandelt werden, damit es zur Integration kommen kann.

Oft involviere ich aber auch die anderen Gruppenteilnehmer in die Darstellung und Bearbeitung eines Traums. Mein Fokus und die enge Begleitung bleiben klar bei dem Gruppenmitglied, der seinen Traum bearbeiten will. Er ist letztendlich der Regisseur seiner Inszenierung. Er kann auch abwechselnd andere Rollen als sich selbst einnehmen, um sich besser mit den abgespaltenen Teilen seines innerpsychischen Konflikts identifizieren zu können.

Der Vorteil dieser Herangehensweise ist ein mehrfacher. Der Gruppenteilnehmer, der seinen Traum bearbeitet, ist weniger befangen, wenn er nicht allein etwas darstellen soll. Durch die aktive Unterstützung der anderen Teilnehmer ist er mehr risikofreudig. Der Energiepegel in der Gruppe ist höher, wenn mehrere aktiv teilnehmen können.

Der Nachteil liegt auf der Hand: Die Mitspieler könnten zu sehr ihre eigenen Vorstellungen einbringen. Als Gruppenleiter habe ich hier die Aufgabe, daran zu erinnern, wer der Regisseur ist, und dass ihm bitte zu folgen sei. Es zwingt den Traumerzähler dazu, seinen Traum sehr detailliert und konkret zu beschreiben, als ob er im Hier-und-Jetzt der Gruppe noch einmal geschieht. So fällt es ihm leichter, sich in seinen Traum einzuleben, anstatt bloß darüber zu reden.

Eine empirische Untersuchung zur Traumarbeit in der Gestalttherapie gibt es von Gegenfurtner (Gegenfurtner 2005).

Arbeit mit Märchen

Die (klassischen) Märchen sind tradierte Verdichtungen archetypischer Lebensthemen, die in uns als Erwachsenen auch noch das Kind ansprechen können. Sie haben eine einfache Sprache mit einprägsamen Formulierungen und Wiederholungen. In ihnen existieren einfache Gegensätze wie arm – reich, schön – hässlich, gut – böse, dumm – klug usw. Ferner gehen Märchen trotz widrigster Umstände für die Hauptperson meistens gut aus. Das Schlimmste was am Ende passieren kann, ist eine moralische Lektion für die Hauptperson, wie zum Beispiel in dem Märchen »Von dem Fischer und seiner Frau« – die maßlose Gier der Frau wird am Ende damit bestraft, dass sie alle Reichtümer wieder verlieren (Grimms Märchen 2007: 67 ff.). Die optimistische Botschaft der Märchen wird noch verstärkt, indem das Böse immer seine gerechte Strafe bekommt!

Die Menschen und Tiere in Märchen sind archetypisch, sie repräsentieren mögliche Persönlichkeitsanteile des Menschen in Reinform. Sie vermitteln dadurch eine große psychische Kraft und Vitalität. Wer wäre nicht gerne diese überaus mächtige Prinzessin, die alle heiratsfähigen Männer des Landes antreten lassen kann, die sich unmögliche Aufgaben für sie einfallen und all die Versager einfach töten lassen kann! Oder auch die gegenteilige Version: Wer würde sich nicht gerne von einem wunderschönen Prinzen aus einer auswegslosen Situation retten lassen?

Es ist natürlich klar, dass das nicht der psychischen Reife eines Erwachsenen entspricht. Haben wir eine geglückte Persönlichkeitsentwicklung durchlaufen, so haben wir diese unterschiedlichen Archetypen – und viele andere Bewältigungsmuster – in uns integriert. Sie bilden eine innerpsychische Gruppe von integrierten Selbsten, die je nach Erfordernissen der Umwelt in verschiedener Zusammensetzung zum Einsatz kommen. Was aber, wenn es hier Leerstellen in der Persönlichkeitsentwicklung gibt? Wenn jemand noch nie seine Wut mit der Qualität eines Rumpelstilzchens ausgedrückt hat? Oder noch nie in die Welt ausgezogen ist, um das Fürchten zu lernen oder sein Glück zu suchen? Oder sich noch nie von einem Prinzen hat finden lassen?

Das sind überfällige Erfahrungen, wenn man erwachsen ist. Und die Arbeit mit Märchen in der Gruppe bietet dazu einen sicheren Rahmen. Meist erfolgt die Einladung dazu aus einer Einzelarbeit, wenn der Klient offensichtlich feststeckt, weil er bestimmte Persönlichkeitsanteile nicht entwickelt hat, die er zur Bewältigung einer anstehenden Lebenskrise oder Lebensaufgabe bräuchte. Manchmal kommt mir dann selbst ein passendes Märchen dazu in den Sinn. Oftmals frage ich aber einfach: Was war als Kind dein Lieblingsmärchen?

Nehmen wir einmal an, für Michael war es das Märchen »Die Bremer Stadtmusikanten«. Dann lade ich die Gruppe ein, Michael das Märchen von den Bremer Stadtmusikanten zu erzählen – reihum jeder mit einem Satz – ohne sich Sorgen um Richtigkeit zu machen. Michael soll sich zurücklehnen und einfach zuhören und das Märchen auf sich wirken lassen.

Ein Gruppenteilnehmer fängt an: »Es lebte einmal vor langer, langer Zeit ein Müller, der hatte einen Esel.«

Der nächste fährt fort: »Dieser Esel war alt geworden und konnte die schweren Mehlsäcke kaum noch tragen« (usw).

Wenn das Märchen zu Ende erzählt ist, kann Michael sich eine oder zwei Szenen aussuchen, die ihn besonders angesprochen haben. Vielleicht möchte er auch noch Korrekturen anbringen, so wie er sich an das Märchen erinnert. Dann sucht er sich die Rollenbesetzung aus der Gruppe aus – die Richtlinien für die Darstellung und therapeutische Arbeit sind ähnlich wie oben beschrieben in der Traumarbeit.

Nehmen wir an, er entscheidet sich für die Szene, als der Esel zusammen mit dem Hund, der Katze und dem Hahn mit großem Geschrei die Räuber aus dem Haus verjagt, welches von da an ihnen gehört. Als Gruppenleiter werde ich ihn ermuntern, z.B. als Hund auch wirklich laut zu bellen, was er sich alleine bestimmt nicht trauen würde. Vielleicht macht er die Entdeckung, dass er das zusammen mit den anderen Tieren gut hinbekommt und mehr noch, dass es ihm sogar Spaß macht.

Nach anschließender Feedbackrunde, in der er vielleicht viel Anerkennung für sein Gebell und seinen Elan bekommt, ist es natürlich wichtig, den Transfer dieser Erfahrung in seinen Alltag vorzubereiten. Ich könnte ihn fragen, wen in seinem tatsächlichen Leben er gerne mal so anbellen würde. Wenn er darauf spontan antwortet »meinen Chef«, dann könnte er sich diesen Chef in der Vorstellung in das Hier-und-Jetzt der Gruppe holen und ihn anbellen, vielleicht erst wortwörtlich, dann aber auch sprachlich. Gegebenenfalls könnte er dann auch seinen Chef selbst darstellen und so an einer Veränderung seiner Erfahrung von ihm sowie seiner Beziehung zu ihm arbeiten. Michaels Auseinandersetzung mit einem aktuellen Lebensthema hätte jetzt mit neuer Energie seinen Lauf genommen.

Andere Anregungen für die Gestaltarbeit mit Märchen finden sich auch bei Hartmann-Kottek (2004: 231 ff.).

Arbeiten mit dem Alter-Ego

Dies ist eine Methode, die sie als Gruppenleiter sehr entlastet, wenn es um Auflösung chronischer Fixierungen geht.

Beispiel:

Nehmen wir an, ein sehr schüchterner Gruppenteilnehmer, Oliver, berichtet zum wiederholten Mal von seiner Trauer um eine nicht erwiderte Liebe. Er hat zum ersten Mal den Mut gefasst, sie in seiner Vorstellung auf einen

Stuhl vor sich zu setzen und ihr von seinen Gefühlen für sie zu berichten. Oliver beginnt etwas stockend:

»Ja, Tanja, ich überlege mir, ob ich dich noch mal anrufen soll.«

Dann verschlägt es ihm die Sprache. Schließlich sagt er:

»Ich kann das nicht!«

Eine Möglichkeit wäre, Oliver jetzt Unterstützung von der Gruppe anzubieten. Ich könnte ihn fragen, ob er es möchte oder mich gleich direkt an die Gruppe wenden:

»Ist hier jemand, der gerne Oliver unterstützen möchte und als Alter-Ego zu Tanja sprechen möchte?«

Ich habe noch keine Gruppe erlebt, die solch eine Einladung ausgeschlagen hätte. Meist sind es mehrere, die dazu bereit sind. Als Alter-Ego stellen sie sich hinter den Protagonisten, legen ihm vielleicht die Hand auf die Schulter und sagen etwas zu Oliver Passendes:

»Ich habe mich sehr geärgert, dass du mir falsche Hoffnungen gemacht hast.«

»Ich will es nicht wahrhaben, dass aus uns nichts wird. Hab ich denn keine Chance?«

»Ich träume fast jede Nacht von dir. Wenn ich dann aufwache, ist mir zum Heulen zumute und ich habe zu nichts mehr Lust.«

»Ich wünsche dir, dass du auch keinen anderen findest!«

Oftmals gibt es eine rege Beteiligung, Gruppenteilnehmer erkennen sich in den Themen anderer wieder. Einladung zum Alter-Ego fördert die Empathie und Resonanzfähigkeit in der Gruppe. Oliver kann die Sätze auf sich wirken lassen, und der Prozess nimmt von da seinen Lauf.

Anhand dieser Beispiele wollte ich Sie ermuntern, die Gruppe immer wieder zur aktiven Beteiligung am Gruppengeschehen einzuladen. Je früher Sie das in ihrer Gruppe kultivieren, desto weniger anstrengend wird die Arbeit für Sie sein. Dabei bin ich immer wieder begeistert, wie viel Kreativität in einer Gruppe sprudelt, wenn man sie lässt. Diese Kreativität steigert die Vitalität der Gruppe, dient der Förderung von Awareness und Kontakt untereinander und trägt mit zur Lebensfreude und Expansion bei.

Wir nähern uns dem Ende

Jede Gruppe hat ein Ende. Auf der existenziellen Ebene ist unser Leben endlich, bestimmte Lebensabschnitte sind endlich und wir durchleben sie nur einmal. Alle unsere Freundschaften und innigen Beziehungen sind endlich. Immer wieder werden wir im Alltag an die Vergänglichkeit alles Lebendigen erinnert. Sei es, wenn ein guter Freund wegzieht, die Kinder eine eigene Familie gründen, sei es wenn die Kirchenglocken eine Beerdigung ankündigen.

Gleichzeitig gibt es in unserer Kultur eine starke Tendenz, diese Endlichkeit und Vergänglichkeit zu leugnen. Oder Strategien zu entwickeln, um sich gegen diese schmerzliche Erfahrung immun zu machen, indem man sich nicht wirklich auf innige Beziehungen einlässt, andere Menschen nicht wichtig werden lässt und sein Herz gar nicht mehr öffnet. Da wir aber alle soziale Wesen sind mit dem Bedürfnis nach Anerkennung, Zugehörigkeit und Zuwendung, entsteht dann ein diffuser Leidensdruck.

Als Gestalttherapeut ist es unumgänglich, sich diesem Prozess immer wieder bewusst auszusetzen. In jeder neuen Gruppe wird es Teilnehmer geben, die mir besonders ans Herz wachsen. Es liegt in der Natur der Gestaltarbeit, sich offen zu halten für Begegnungen und von einigen Schicksalen berührt zu werden. Als Gestaltgruppenleiter ist es ja gerade die Kontaktfähigkeit, die es gilt wieder herzustellen und zu fördern. Auch wenn dies nicht nur in meine Richtung gilt, so bin ich doch oft eine zentrale Person für die Teilnehmer und handle als Modell. So entstehen oft sehr vertraute Beziehungen, auch wenn sie einseitiger Natur sind: einseitig weil ich mich nicht mit meinen Sorgen und Problemen an die Gruppenteilnehmer wende. Um jedoch Kontakt anzubieten, zeige ich auch sehr viel von mir. Durch meine anteilnehmende Resonanzfähigkeit gelingt es vielen Gruppenteilnehmern manchmal zum ersten Mal, Zugang zu ihren tiefsten Gefühlen, Sehnsüchten und Bedürfnisse zu erhalten.

Insbesondere wenn es sich um eine länger dauernde Gruppe handelt, entstehen so im Laufe der Zeit innige Verbindungen, oftmals von einer Natur, wie sie viele Gruppenteilnehmer noch nie vorher erlebt haben. Die Beziehungen unter den Gruppenteilnehmern, bei denen viele gegenseitiger Natur sind, überdauern oft noch über Jahre das Ende einer Gruppe und nähren sich aus dieser unschätzbaren Erfahrung kontaktvoller Begegnungen.

Trotzdem: Jede Gestaltgruppe hat ein Ende und als Gruppenleiter habe ich die Aufgabe, dieses Ende im Bewusstsein zu haben und es auch in der Gruppe anzusprechen, wenn es nicht von den Teilnehmern selbst thematisiert wird.

Viele Gruppen, die ich im Rahmen der Gestaltausbildung leite, dauern ein bis zwei Jahre. Das Ende steht von Anfang an fest. Es handelt sich um eine geschlossene Gruppe, nur in Ausnahmefällen scheiden Teilnehmer aus oder kommen später noch dazu. Im Kontrast dazu gibt es Gruppen, die nur für ein bis zwei Tage oder für einige Abende zusammen kommen. Es sind in sich abgeschlossene themenzentrierte Gruppen.

Dann gibt es aber auch Gruppen, deren Dauer unbestimmt ist, in denen nur Zeitverträge existieren, die oftmals von beiden Seiten kurzfristig gekündigt werden können und wo oft nicht mal klar ist, wer wie lange dazu gehört. Hier handelt es sich vielleicht um institutionelle Supervisions- oder Fortbildungsgruppen.

Außerdem leite ich noch fortlaufende Therapiegruppen. Die Mitglieder nehmen für einen vorher festgelegten Zeitraum verbindlich teil und können sich dann entscheiden, weiterzumachen oder die Gruppe zu verlassen.

Bei Gruppen mit unsicheren Rahmenbedingungen und unklarer Mitgliedschaft wird eine weniger intime Gruppenkultur und Anbindung an mich als Gruppenleiter entstehen und dementsprechend das Ende recht unspektakulär verlaufen. Zumal die Gruppen oft auch nach meinem Weggehen weiter bestehen werden. Den Kontrast dazu bildet die Gestaltung des Endes einer Ausbildungs- oder Therapiegruppe, mit der ich über einen langen Zeitraum quasi durch dick und dünn gegangen bin und die es am Ende so nicht mehr geben wird.

Eine wieder andere Dynamik wird es in fortlaufenden Therapiegruppen geben, in der sich jeweils immer nur einige wenige Mitglieder verabschieden, um dann auch Platz für neue zu machen.

Kurzlebige themenzentrierte Gruppen

Themenzentrierte Gruppen von nur kurzer Dauer leite ich zwar auch nach Gestaltprinzipien, aber das Hauptinteresse der Teilnehmer gilt dem Thema und nicht der Gestaltmethode. Naturgemäß wird das Ende dieser Gruppe gefühlsmäßig dem gleichen, wenn man sich nach einer langen Zugfahrt und angeregter Unterhaltung von seinem Reisegefährten etwa mit den Worten verabschiedet »es war schön, Sie kennen gelernt zu haben« und sich noch alles Gute weiterhin wünscht.

Was die Sachebene betrifft, ist es jedoch auch hier wichtig, genügend Zeit für das Ende zu lassen. Nur wenn das Thema gut abgerundet wird, kann es zu einer Schließung der Gestalt kommen. Auch bei themenzentrierten Gruppen gilt es, das Ende mit Sorgfalt zu gestalten und nicht den Nachkontakt auszusparen. Dies erleichtert den Teilnehmern, die in der Gruppe gemachten Erfahrungen und Lerninhalte in ihren Alltag zu transferieren. Das heißt nicht, dass alle Fragen beantwortet oder jede Diskussion zu Ende geführt werden müssen. Vieles bleibt offen, wird nur angerissen oder gar nicht erwähnt. Auf diesem Hintergrund sollte aber jeder Teilnehmer von Ihnen die Möglichkeit bekommen, etwas Abschließendes zu sagen oder auch zu tun. Die erarbeiteten Inhalte können zusammengefasst und offen Gebliebenes benannt werden.

In einer Abschlussrunde sollte jeder Teilnehmer dann die Möglichkeit zu einer Stellungnahme haben, was er an Anregungen, Impulsen und neuen Erfahrungen mitnimmt, was ihm gut gefallen oder gefehlt hat und wie es ihm jetzt am Schluss geht.

Institutionelle Supervisions- oder Fortbildungsgruppen

In institutionellen Supervisions- oder Fortbildungsgruppen hat mein Abschied weniger Auswirkung auf die Gruppe, da sie meist auch ohne mich weiter bestehen wird. Trotzdem sehe ich es als meine Aufgabe, dieses Ende mit mir bewusst zu gestalten. Dazu gehört, das nahende Ende rechtzeitig in das Bewusstsein der Gruppe zu bringen. Rechtzeitig heißt für mich, dass noch ca. drei Treffen bevorstehen, in denen die Gruppenmitglieder sich bewusst entscheiden können, wie sie die verbleibende Zeit noch nutzen wollen. Dies kann in einer strukturierten Übung oder eher im gemeinsamen Gespräch geschehen. Als Gruppenleiter habe ich oft auch meine eigenen Vorschläge, die es gilt, mit den Teilnehmern abzugleichen.

Beim Abschlusstreffen wird die Auswertung ausführlicher ausfallen als in einer Kurzzeitgruppe, grundsätzlich aber nach den gleichen Prinzipien verlaufen und eher auf der Sachebene bleiben. Welche neuen Methoden wurden gelernt, welche wichtigen Erfahrungen hat der Einzelne dabei gemacht und wie hat sich das auf die Arbeit des Einzelnen und gegebenenfalls auf die Zusammenarbeit mit Kollegen ausgewirkt? Eine Auswertung der Veränderung der Beziehungen zwischen den Gruppenteilnehmern wird sich fast ausschließlich auf die Arbeitsbeziehungen beschränken.

Ausbildungsgruppen

Gestaltausbildungsgruppen existieren über einen längeren Zeitraum (mindestens ein Jahr) und ihre Mitglieder entwickeln in der Regel ein großes Zusammengehörigkeitsgefühl. Gegen Ende können sie auf eine intensive gemeinsame Geschichte zurückblicken, die ihre Höhen und Tiefen hatte. Die Teilnehmer haben viel von sich gezeigt, sind Risiken miteinander eingegangen, haben sich gemeinsam verändert und von einander gelernt. Sie haben miteinander gestritten, gelacht, geweint, sich mal von ihrer liebenswürdigsten, aber auch ihrer abstoßendsten Seite gezeigt. Darüber hinaus haben sie auch neue Fähigkeiten entwickelt und ihre beruflichen Kompetenzen erweitert. Dies alles gilt es gegen Ende der Gruppe zu würdigen.

Dabei ist der Prozess des Loslassens ein wesentliches Element jeder Gestaltausbildung, da er ein unabdingbarer Bestandteil des Kontaktzyklus ist. So gesehen bietet eine Gestaltgruppe von Anfang an den Rahmen, sich im Loslassen zu üben, so dass das Abschiednehmen von der Gruppe bewusst und befriedigend gelingen kann.

Demgegenüber fällt jedoch stark ins Gewicht, dass nach meiner Beobachtung immer mehr Teilnehmer dieser Gruppen ausgeprägte narzisstische Strukturen besitzen, sich also davor hüten, sich von anderen berühren zu lassen, Kontakt zuzulassen und sich für die Entstehung von bedeutungsvollen Beziehungen zu öffnen. Ein zentrales Thema bei Teilnehmern mit narzisstischer Erlebensstruktur ist ihre Angst vor Nähe und »gesunder« Konfluenz. Eine gute Beschreibung narzisstischer Persönlichkeitsstörung in gestalttherapeutischer Begrifflichkeit findet sich bei Bertram Müller im Handbuch der Gestalttherapie (1999: 664 ff.).

Dann gibt es wenig, von dem man sich am Ende einer Gruppe verabschiedet. Was man nicht hatte, kann man nicht verlieren. Die bewusste Würdigung eines Gruppenendes besteht dann in einer Ansammlung neuer Methoden und neuen Wissens, dass man sich im Rahmen einer netten Truppe erarbeitet hat.

Therapiegruppen

Seit vielen Jahren leite ich fortlaufende Gestalt-Therapiegruppen. In ihnen ist Abschiednehmen ein zentrales Thema in vielen Variationen. Oftmals führte die Unfähigkeit zu trauern zu psychischen/somatischen Erkrankungen und in der Folge zu dem Entschluss, eine Therapie zu machen. Die Unfähigkeit zu trauern, oder auch trauern zu lassen, ist so sehr Teil unserer Kultur, dass sie als die Normalität angesehen wird. In der Gestaltgruppe erfahren die Teilnehmer eine andere Normalität, die für einige als große Erleichterung erlebt wird, bei vielen aber auch auf Skepsis und Widerstand stößt.

Wenn Sie eine Gestalttherapiegruppe leiten, so werden Sie die Teilnehmer viele Mal in einem Prozess des Abschieds, der Trauer oder des einfachen Loslassens begleitet haben. Jetzt gegen Ende geht es um Abschiednehmen hier in der Gruppe. Sich von denen zu verabschieden, die einem im jetzigen Leben eine wichtige Stütze und Vertrauensperson gewesen sind, mag von manch einem als eine Feuerprobe erlebt werden, vor der man zurückschreckt und die man am liebsten vermeiden würden. Umso wichtiger ist es dann, dass Sie als Gruppenleiter feuererprobt sind und mit viel Empathie die Teilnehmer auch durch diesen Part gewinnbringend leiten.

Idealerweise lernen die Teilnehmer jetzt auch beim Abschiednehmen im Kontakt zu bleiben und dass diese Erfahrung bereichernd ist, statt nur ein Gefühl der Leere und Verlassenheit zu hinterlassen – bei aller Wehmut und Traurigkeit, die auch ihren Platz haben kann.

Wie schon im früheren Leben der Gruppe haben Sie auch hier einen sehr prägenden Einfluss. Die Teilnehmer werden es leichter finden, ihre Gefühle anzusprechen und zuzulassen, wenn Sie darauf mit positiver Resonanz reagieren, auch wenn die Gruppe für Sie emotional weniger wichtig ist als umgekehrt. Dieser Tatbestand ist für Gruppenteilnehmer oft weniger kränkend, als es in der Einzeltherapie der Fall ist. Denn schließlich sind die Gruppenmitglieder füreinander zu wichtigen Bezugspersonen geworden. Dieser Abschied ist oft schmerzlicher als der von Ihnen. Dies entwertet keineswegs Ihre Arbeit, im Gegenteil.

Allerdings ist auch mit Entwertung der Gruppenleitung gegen Ende einer Gruppe zu rechnen. Hier gilt es zu überprüfen, ob es mit der eigenen Einschätzung übereinstimmt, dass man für diesen Teilnehmer wenig Hilfreiches anzubieten hatte oder ob es sich eher um eine narzisstisch gefärbte Form der Vermeidung handelt.

Sei es das bevorstehende Ende einer Ausbildungs- oder einer Therapiegruppe, in beiden besteht Ihre Aufgabe als Gruppenleiter darin, dies ins Gewahrsein der Gruppe zu holen. Das sollte rechtzeitig geschehen, so dass alle Gruppenteilnehmer die Möglichkeit haben, bewusst zu erleben, wie sie mit Abschieden umgehen.

Unterschiedlichen Reaktionen auf das angekündigte Ende

Interessant sind die unterschiedlichen Reaktionen auf das angekündigte Ende. Wie ein Stimmungsbarometer können sie Auskunft über Ihren Stand in der Gruppe geben und über das Wohlfühlklima untereinander. Manchmal schwappt Ihnen eine erschlagende Menge von Bedürfnissen, Erwartungen und Interessen entgegen mit der wehmütigen Erkenntnis, dass dies in der kurzen verbleibenden Zeit nicht mehr geleistet werden kann.

In einer anderen Gruppe umgibt Sie eher ein Hauch von Apathie und Sie bekommen das beklemmende Gefühl, dass das Ende der Gruppe von den meisten herbeigesehnt wird.

Dann gibt es wiederum Gruppen, die auf *business as usual* bestehen und sich einen routinierten Stil angewöhnt haben, mit dem Kommen und Gehen im Leben umzugehen. Hier gehört es zur Gruppenkultur, mit seinen Gefühlen sparsam umzugehen und sich auf die Erledigung von Aufgaben zu konzentrieren. Anderen Menschen eine Wichtigkeit zu geben und emotionale Anbindung zuzulassen, gehört, wenn überhaupt, nur in das Privatleben.

Es gibt auch Gruppen, in denen bereits ganz unbefangen über neue gemeinsame Projekte – ohne Sie – mit einem neuen Gruppenleiter gesprochen wird, oder mit Erleichterung zur Sprache kommt, wie man jetzt die Zeit anders nutzen kann.

In den meisten Gruppen allerdings wird es einen Mix oben beschriebener Reaktionen geben.

Achten Sie beim Lesen auf Ihre eigenen Gefühle. In welcher Gruppe würden Sie sich am wohlsten fühlen? In welcher wäre es für Sie am schwierigsten? Welche Erwartungen, Ängste und Gefühle hegen Sie in einer Gruppe, die dem Ende zugeht?

Eine detaillierte Landkarte für die Abschlussphase einer Gruppe

Vereinfacht gesprochen befinden wir uns jetzt im Land des Nachkontakts. Eine gute Beschreibung des Nachkontakts und dessen Störungen findet sich bei Dreitzel (2004: 37, 49). Im Kapitel über den therapeutischen Prozess entspricht das dem letzten Teil des Kontaktzyklus, nachdem die Erregung in spontanes Handeln eingeflossen ist und nun abebben kann. Die Gruppenteilnehmer haben viele neue Erfahrungen assimiliert, ein Prozess, der teils unbewusst, teils bewusst stattfand. Es gab viele Möglichkeiten zum Nachspüren, ›Sacken-Lassen‹, Aus- und Bewerten. Die Teilnehmer nehmen an sich und den anderen Veränderungen wahr. Sie können diesbezüglich differenzierte Rückmeldungen geben und ihre eigenen Veränderungen erkennen und dazu stehen. Sie haben auch außerhalb der Gruppe Wege gefunden, sich dementsprechend neu zu zeigen und zu verhalten. Sie sind stolz auf ihre Errungenschaften und empfinden Dankbarkeit denjenigen gegenüber, die sie dabei begleitet haben.

Sie als Gruppenleiter waren Teil dieses Prozesses und haben sich unmerklich und auch bewusst mit verändert. Im Kontakt mit den Gruppenmitgliedern haben Sie sich beeinflussen lassen und dazugelernt. Auch Sie dürfen jetzt stolz auf ihr gemeinsames Werk sein und Dankbarkeit dafür empfinden, Zeuge für viele bewegende Momente intimer Begegnungen gewesen zu sein.

Und jetzt wird es Zeit, Abschied zu nehmen, sich loszulösen, sich wieder auf sich zu besinnen, Abstand zu gewinnen, die Erfahrung nachklingen zu lassen. Jetzt gilt es, zur Ruhe zu kommen, ein eventuelles Stimmungstief und eine gewisse Leere auszuhalten, ohne gleich die nächste Gruppe oder andere Aktivitäten zu planen. Dies trifft sowohl auf die Gruppenteilnehmer als auch auf Sie als ihr Leiter zu. So sieht es jedenfalls im Idealfall aus. Zur Vertiefung dieser Thematik siehe Müller-Ebert (2001).

Im Folgenden werde ich über meine Erfahrungen in Ausbildungs- und Therapiegruppen berichten. Meine Anregungen für den Gestaltgruppenleiter sind überwiegend nur in diesem Kontext umzusetzen, da beim Thema Abschied unweigerlich sehr persönliche Erfahrungen, die oft weit bis in die früheste Kindheit reichen, mit eine Rolle spielen. Dementsprechend sind die damit verbundenen Gefühle tiefgehend schmerzlich und oft auch schambesetzt.

Faktoren, die einen befriedigenden Gruppenabschluss begünstigen

Wie befriedigend die Gestaltung dieser Abschlussphase gelingt, hängt von vielen Faktoren ab.

Passender Zeitpunkt

Passt der Zeitpunkt? Wie schon oben erwähnt, liegt das in den wenigsten Fällen in der Hand des Gruppenleiters und der Teilnehmer. Am ehesten ist dies in einer fortlaufenden Therapiegruppe gegeben, wenn es um die Verabschiedung einzelner Gruppenmitglieder geht, die ihren Zeitpunkt selbst wählen können. Ist der Zeitpunkt jedoch von außen vorgegeben, so wird es immer für die meisten zu früh und für die wenigsten zu spät sein. Dies gilt es bei einem willkürlichen Ende der Gruppe den Teilnehmern gegenüber zu würdigen. Zum Beispiel:

> *»Für dich hätte die Gruppe ruhig noch etwas länger dauern können, um noch mehr Nutzen aus ihr ziehen zu können. Welche Möglichkeiten siehst du, mit deinem jetzt unterbrochenen Prozess weiter zu machen?«*

Es gilt gemeinsam nach Lösungen für diese eher unbefriedigende Situation zu suchen. Oftmals haben Teilnehmer bereits selbst eine Idee, was nur zu begrüßen ist.

In diesem Zusammenhang ist es sehr wichtig, dass der Gruppenleiter das nahende Ende der Gruppe rechtzeitig ins Bewusstsein der Teilnehmer bringt, so dass sie sich auf den Abnabelungsprozess vorbereiten und gegebenenfalls von Ihnen und der Gruppe dabei Unterstützung erhalten können.

Der Gestaltung des Nachkontakts wird von Anfang an eine wichtige Bedeutung gegeben

Ein befriedigender Abschluss wird begünstigt, wenn Sie als Gruppenleiter von Anfang an Ihr Augenmerk auch auf die Gestaltung des Nachkontakts gerichtet haben, die Teilnehmer seinen Wert zu schätzen gelernt haben und eine diesbezügliche Störung wahrnehmen können.

Im Grunde führt jede offene Gestalt auch zu einer Störung des Nachkontakts. Eine Erfahrung, die nicht zu Ende gebracht werden konnte, kann nicht assimiliert und integriert werden. Sie wirkt im Hintergrund meist vom Gewahrsein ausgeblendet in alle neuen Erfahrungen störend mit hinein so wie bei einem Radio nur ein unklarer Empfang möglich ist, wenn Nebensender ein Rauschen verursachen.

Anders ausgedrückt, der Organismus ist noch in einem Erregungszustand, in konstanter Vorbereitung auf die zu schließende Gestalt und kann sich nicht entspannen. Das äußert sich vielleicht als diffuse Gereiztheit, Lustlosigkeit, Anspannung und Erschöpfung, wie sie in Anfangsrunden von den meisten Gruppenteilnehmern immer wieder beklagt wird, fernab von wohltuender Ausgeruhtheit und Rückbesinnung auf sich selbst. Sie wäre eine wesentlich günstigere Voraussetzung, um sich auf neue Kontakte in einer Gruppe einzulassen. Dies trifft natürlich auch für Sie als Gruppenleiter zu (vgl. Kapitel »Der innere Supervisor«).

Eine Gruppenkultur mit bewusstem Übergang von einem Lebenskontext zum nächsten

Zu Beginn meiner Gruppen gibt es immer eine »Check-in-Runde«, in der Teilnehmer die Möglichkeit haben, zur Besinnung zu kommen. Dies kann in Form einer angeleiteten Meditation geschehen (vgl. im Kapitel »Vorschläge für Experimente und Gruppenaktivitäten«) oder durch Körper-Awareness-Übungen in Bewegung oder einfach durch eine Runde verbaler Mitteilungen:

> *»Welche wichtigen Ereignisse beschäftigen Dich gerade in deinem Leben? Was hast Du gerade zurückgelassen, um jetzt hier sein zu können?«*

So entsteht eine Gruppenkultur des bewussten Übergangs von einem Lebenskontext in den anderen. Hier können sich die Teilnehmer von Anfang an im Nachkontakt üben und sich bewusst aus einem Zusammenhang herausnehmen, loslassen, die Kontrolle abgeben, beziehungsweise in der Gruppe lernen, was sie dazu brauchen.

Manchmal ist noch ein Telefonanruf nötig. Ich habe Teilnehmer auch schon dazu aufgefordert, noch mal kurz nach Hause zu fahren, wenn dies sinnvoll schien. Ein Teilnehmer hatte ein Fenster sperrangelweit offen gelassen und konnte verständlicher Weise keine Ruhe in der Gruppe finden. Von einer anderen Teilnehmerin lag die Großmutter im Sterben, die ihr sehr nahe war; sie war über ihr Bedürfnis hinweggegangen, ihr auch jetzt in den letzten Stunden nahe zu sein. Ich musste sie quasi drängen, wieder nach Hause zu fahren. Als sie am nächsten Morgen wiederkam, war sie mir sehr dankbar dafür, denn ihre Oma war in dieser Nacht gestorben und sie war froh, dass sie dabei sein konnte.

Unterstützung des Transfers der Erfahrung aus der Gruppe in den Alltag

Als Pendant zur »Check-in-Runde« empfiehlt sich eine ritualisierte »Check-out-Runde« nach jedem Treffen. Spätestens in diesen Abschlussrunden geht es darum, was die Teilnehmer jeweils an Anregungen mitnehmen und wie sie es vielleicht in ihrem Alltag umzusetzen denken. Manchmal gebe ich Hausaufgaben auf, oftmals kommen auch Teilnehmer mit diesbezüglichen Anregungen und ermutigenden Vorschlägen. Oder ich frage nach, wie es jetzt sein wird, wenn sie nach Hause kommen, ob es jemand in ihrem Umfeld gibt, der sie in den gewünschten Veränderungen unterstützt und von dem sie sich gut angenommen fühlen. Mitunter bieten sich auch andere Gruppenmitglieder an, sich gegenseitig in ihrem Veränderungsprozess zu begleiten und zu unterstützen.

Der Rhythmus von Kontakt und Rückzug wird beachtet

Von Anfang an fördere ich Phasen der Stille, in der Teilnehmer aufgefordert werden, Erfahrungen erst einmal auf sich wirken zu lassen, bevor sie zum nächsten übergehen. So stoppe ich Teilnehmer, denen es schwer fällt, diese Stille zu ertragen mit einer entsprechenden Erklärung.

Regelmäßige Unterstützung im Assimilationsprozess

Nach jeder Kontaktepisode oder Gruppeninteraktion überprüfe ich, so gut es geht, inwiefern die Beteiligten sich von den Erfahrungen haben berühren lassen. Gab es für sie Neues oder Überraschendes, an dem sie jetzt zu knabbern haben und das sich erst mal setzen muss? Sind sie jetzt zufrieden? Haben sie etwas für sich abgeschlossen und können sie sich jetzt ausruhen?

Bekomme ich auf all diese Fragen keinen positiven Bescheid, so weiß ich, dass Wesentliches nicht erkannt, benannt und ausgedrückt wurde, was einer spontanen Veränderung und persönlichem Wachstum im Wege steht. Der

Fokus meiner zukünftigen Aufmerksamkeit mit diesem Teilnehmer wird sich auf die Art und Weise seiner Kontaktunterbrechung richten.

Die Auflösung überfälliger Verstrickungen ist vielen Teilnehmern im Verlauf der Gruppe gelungen

Wahrscheinlich befinden sich alle Gruppenmitglieder einer Therapiegruppe und die meisten in einer Ausbildungsgruppe in überfälligen Verstrickungen, die sie bisher nicht aus eigener Kraft haben auflösen können. Vielleicht haben sie es bisher nicht einmal bewusst als Problem erlebt, sondern als gegeben hingenommen. Im Gruppenkontext kommen diese Verstrickungen allmählich zu Tage. Im Lauf der Gruppe ist es Ihre Aufgabe als Gruppenleiter, diese Verstrickungen lösen zu helfen. Sie hindern den einzelnen Teilnehmer, in Kontakt mit Ihnen oder anderen Gruppenmitgliedern zu sein.

Bei Ihrem Anliegen werden Sie natürlich auf Widerstand treffen, denn nichts ist so zäh, wie Verstrickungen (vgl. Kapitel »Der therapeutische Prozess«). Die treibende Motivation, sich aus der Verstrickung zu lösen, kommt mit der immer deutlicheren Wahrnehmung, wie letztendlich unbefriedigend sie ist. Teilnehmer erleben dies zunehmend durch den Kontrast bei Kontakten mit Gruppenmitgliedern. Auch in ihrem Alltag entdecken sie plötzlich andere Menschen als mögliche Quelle ihres Wohlbefindens und der Befriedigung ihrer Bedürfnisse.

Hierzu bedarf es allerdings einer Loslösung bisheriger Loyalitäten gegenüber ehemals wichtigen Bezugspersonen, deren Bedeutung wider alle Vernunft noch immer als überlebenswichtig eingestuft wird. Gefragt ist ein Sprung ins Ungewisse mit einer entsprechenden Mischung aus Angst und Erregung und einem sehr zögerlichem Vertrauen in das eigene Selbst und in die Gruppe.

Diese überfälligen Abnabelungsprozesse sind für viele Teilnehmer oftmals die erste Erfahrung wirklichen Abschiednehmens. Hier lernen sie in der Gruppe wirklich zu trauern, mit allem was dazu gehört. Und als Gruppenleiter haben Sie die wichtige Funktion, diesen Trauerprozess einfühlsam zu begleiten.

Ist dies gut gelungen, so ist das der Prototyp aller weiteren Abschieds- und Trauerprozesse, die der Teilnehmer in seinem weiteren Weg noch zu bewältigen haben wird. Sie können das kreative Potenzial der Gruppe nutzen, um diese Erfahrung tröstlicher zu gestalten, schließlich ist Abschiednehmen Teil unserer menschlichen Existenz.

Sich aus Verstrickungen zu lösen ist Teil unseres Erwachsenwerdens. Ist diese Erfahrung gut integriert, so wird das Abschiednehmen von der Gruppe mit einem Gefühl der Bereicherung, Stolz, Freude und Dankbarkeit einhergehen – bei aller Wehmut und etwas wackeligen Knien, was die Zukunft betrifft.

Faktoren, die einen befriedigenden Gruppenabschluss begünstigen

- Passender Zeitpunkt
- Der Gestaltung des Nachkontakts wird von Anfang an eine wichtige Bedeutung gegeben
- Eine Gruppenkultur mit bewusstem Übergang von einem Lebenskontext zum nächsten
- Unterstützung des Transfers der Erfahrung aus der Gruppe in den Alltag
- Der Rhythmus von Kontakt und Rückzug wird beachtet
- Regelmäßige Unterstützung im Assimilationsprozess
- Die Auflösung überfälliger Verstrickungen ist vielen Teilnehmern im Verlauf der Gruppe gelungen

Die letzten Treffen entlang einer Prioritätenliste planen

Oben habe ich den Idealfall einer Gruppe beschrieben, die sich in der Abschlussphase befindet, sowie wichtige Faktoren, die einen befriedigenden Gruppenabschluss begünstigen.

Bei manchen Teilnehmern kommen in der Abschlussphase der Gruppe unverarbeitete Trauer über den Verlust eines nahen Angehörigen oder über die Trennung von einer wichtigen Bezugsperson in den Vordergrund. Oder bisher hinausgezögerte Entscheidungen über Trennung und Ablösung von nicht mehr befriedigenden Beziehungen gewinnen noch mal an Brisanz.

Es ist, als ob sich die Teilnehmer plötzlich der Endlichkeit dieser Gruppe bewusst werden. Nun kommen sie in Kontakt mit ihrem Bedürfnis nach Unterstützung bei noch zu bewältigenden Lebenskrisen, die sie sich nicht alleine zutrauen. Überhaupt können jetzt alle bislang vor sich hergeschobenen unerledigten offenen Gestalten ins Bewusstsein kommen. Bei dem einen führt dies zu einer Aktivierung von Energie, bei anderen eher zu Resignation und Rückzug – nach dem Motto »Jetzt ist eh' alles zu spät«. Mancher Teilnehmer verabschiedet sich innerlich schon vorzeitig von der Gruppe und investiert nichts mehr.

Die Gefahr für den Gruppenleiter besteht jetzt, sich unter Druck zu fühlen, all diese Bedürfnisse noch befriedigen zu müssen und deshalb zum Beispiel schneller arbeiten zu wollen oder die verbleibende Zeit wenigsten gerecht aufteilen zu müssen, was natürlich kontraproduktiv wäre. Um diesem Druck etwas entgegenzusetzen, empfiehlt es sich, die letzten Treffen zu planen und eine Prioritätenliste zu erstellen: Was möchten Sie auf jeden Fall noch in der Gruppe bearbeiten? Dazu könnte folgendes gehören:

- Das Thema Abschied und Trennung zum Gruppenthema machen. Wie gehen unterschiedliche Teilnehmer damit um? Gibt es da Parallelen zu ihrer Biographie (vgl. Kapitel »Vorschläge für Experimente und Gruppenaktivitäten«)?
- Exemplarisch mit einigen wenigen Teilnehmern diesbezüglich offene Gestalten aus der Biographie bearbeiten.
- Teilnehmer, die sich momentan in einer Lebenskrise befinden, weitestgehend stabilisieren. Dazu gehört auch, mit ihnen gemeinsam zu planen, wie sie nach Beendigung der Gruppe für sich sorgen können und wo sie anschließende Hilfe und Unterstützung erhalten können.
- Welche wichtigen Anliegen zwischen Teilnehmern sind noch offen?
- Gibt es noch Konflikte in der Gruppe, die die Teilnehmer klären möchten?
- Wie möchte die Gruppe selbst ihren Abschluss gestalten?
- Abschließende Rückmeldungen, die spontan und/oder strukturiert stattfinden können (vgl. Beispiele im Anhang »Vorschläge für Experimente und Gruppenaktivitäten«). Sie gelten in einer Therapiegruppe in erster Linie den wahrnehmbaren persönlichen Veränderungen, in einer Ausbildungsgruppe auch der Erweiterung berufsbezogener Kompetenzen.
- Gemeinsame Auswertung des gesamten Gruppenprozesses (vgl. Beispiele im Anhang »Vorschläge für Experimente und Gruppenaktivitäten«).
- Ein Ritual erfinden, das das endgültige Ende der Gruppe gut erfahrbar macht (vgl. Beispiele im Anhang »Vorschläge für Experimente und Gruppenaktivitäten«).

Beispiele für typische Gruppenepisoden aus der Abschlussphase

Die oben aufgeführten Themen werden selten so klar abgetrennt in der Gruppe behandelt, wie in den folgenden Beispielen ersichtlich werden wird. Die Prioritätenliste umfasst das Wichtigste für mich als Gruppenleiter. Zu einigem werde ich in manchen Gruppen nicht kommen, anderes wird mehr Raum einnehmen als geplant. Das ist für mich in Ordnung, denn schließlich ist die Gruppe ein lebendiger Organismus.

Einsamkeit als Lebenskrise

Oftmals kommt der Verweis auf das nahende Ende der Gruppe von einem Teilnehmer. Dies geschieht selbst für mich oft überraschend früh, so dass es mir leicht passieren kann, dass ich darüber hinweggehe, insbesondere wenn es sonst keine Resonanz dazu aus der Gruppe gibt. Ich habe mir angewöhnt, dem mehr Aufmerksamkeit zu schenken. Dabei reicht es oft schon, Bereitschaft und Interesse zu zeigen, mehr darüber zu erfahren und in diesem Fall zu Theresa zu sagen:

> *»Das beschäftigt dich bereits. Wie geht es dir denn, wenn du an das Ende dieser Gruppe denkst?«*

Als Antwort erhalte ich dann mit tränenerstickter Stimme:

> *»Mir wird ganz angst und bang. Ihr seid mir alle so wichtig geworden. Schon jetzt, wenn ich nach einem Wochenende zurück in meine leere Wohnung komme, fühle ich mich elendig einsam.«*

Dieses Einsamkeitsgefühl könnte dann in der Gruppe näher erforscht werden. Vielleicht ist es ein wohl vertrautes Gefühl, das bis zurück in die Kindheit reicht, wo vielleicht real niemand für die kleine Theresa emotional erreichbar war. Sicher gibt es aus dem Dort-und-Damals noch eine offene Gestalt. In Anbetracht der relativ kurzen verbleibenden Zeit entschließe ich mich, das Hier-und-Jetzt der Gruppe zu nutzen und Theresa aufzufordern:

> *»Magst du den Einzelnen hier in der Gruppe sagen, wie sie dir ganz konkret wichtig sind und was sie dir bisher gegeben haben.«*
>
> *»Ilona, du bist oft auf mich zugegangen und hast mir dadurch geholfen, etwas von mir zu erzählen. Bei dir habe ich immer echtes Interesse gespürt.*
>
> *Marina, wenn du von deinem Ärger mit deinem Chef erzählt hast, habe ich mich ermutigt gefühlt, auch mal meinem Chef gegenüber etwas resoluter aufzutreten und mir nicht alles gefallen zu lassen.*
>
> *Bernd, als du mich letztens gehalten und getröstet hast, habe ich mir gewünscht, du wärst mein Vater. Das hat so gut getan. Danke.«*

Die Frage wäre dann an Theresa, was sie dafür tun könnte, um mehr von diesen wohltuenden Begegnungen in ihrem Leben zu haben. Vielleicht kann sie sich nichts vorstellen, weil sie davon überzeugt ist, wertlos, langweilig und nicht liebenswert zu sein. Dem gegenüber stehen diese neuen Erfahrungen aus der Gruppe.

In Anbetracht der nur noch begrenzten Zeit, wird es für sie nicht möglich sein, diese introjizierte Grunderfahrung der Einsamkeit ausreichend durch positive neue Erfahrungen zu ersetzen (Dreitzel 2004: 50 ff.). Aber ein Anfang ist gemacht. Hilfreich ist bestimmt auch anzuerkennen, wie gering ihr Selbstwertgefühl noch ist und dass sie nach dem Ende der Gruppe gezielt nach Aktivitäten suchen muss, die es stärken.

Tod und Sexualität

Häufig erfinden Gruppen intuitiv, was ihr in der Abschlussphase gut tut. In einer Ausbildungsgruppe, während der es für einige Teilnehmer Todesfälle in der Familie gab und Trauer und Abschiednehmen viele Monate lang ein vorherrschendes Thema war, schlug das Pendel gegen Ende zum lebensbejahenden Pol der Sexualität und Sinnlichkeit um. Die Teilnehmer entwickelten diesbezüglich viel Energie und Kreativität. Dementsprechend verlief ihr Abschiedsritual recht vergnügt, mit einer kurzen Inszenierung und der Überreichung eines sehr farbenfrohen Bildes.

Was ich noch sagen wollte …

In einer Ausbildungsgruppe herrschte lange eine schwierige, für mich undurchsichtige Gruppendynamik. Eine der zentralen Figuren in dieser für mich nicht auflösbaren Verstrickung war ein Teilnehmer, der mir anfangs sehr zugewandt erschien und den ich sympathisch fand. Je länger die Gruppe andauerte, desto verschlossener wurde er jedoch mir gegenüber.

Gegen Ende der Gruppe waren viele der Projektionen kontaktvollen Begegnungen gewichen. Das Klima war einigermaßen entspannt, bis auf den besagten Teilnehmer. Auf jedes meiner Kontaktangebote reagierte er distanziert, bis er einmal schließlich wütend wurde, ich solle ihn in Ruhe lassen und aufhören, ständig auf ihn zu projizieren. Da gab ich auf.

In der allerletzten Abschlussrunde teilte er mir und damit der ganzen Gruppe mit, wie sehr ich ihn an seine Ex-Frau, eine Psychologin, erinnerte. Während seiner Ehe habe sie ständig sein Verhalten interpretiert. Er habe sich geschworen, dass ihm das nie wieder passieren werde. In der Gruppe war ein scharfes Ein- und Ausatmen zu hören mit dem leisen Kommentar:

> *»Hättest du das nicht früher sagen können? Jetzt wird ja vieles klar!«*

Ich fand es zwar auch schade, diese wichtige biographische Information erst ganz am Schluss zu erhalten, andererseits ergab für mich jetzt alles einen Sinn, und das war mir genug. Diese Gestalt war jetzt geschlossen.

Verabschiedung von einzelnen Gruppenteilnehmern – *»Wenn ich hier nicht bekomme, was ich brauche, dann werde/muss ich gehen.«*

Immer wieder kommt es in Gruppen vor, dass ein Teilnehmer vorzeitig die Gruppe verlassen möchte, es aber selten direkt, sondern eher indirekt ankündigt oder einfach wegbleibt. Aus Überzeugung, in dieser Gruppe nicht das zu bekommen, was man braucht, wird das Feld verlassen. Für Sie als Gruppenleiter ist es wichtig, diesbezügliche Hinweise aufzugreifen und mit dem Teilnehmer zu thematisieren. Mögliche Hinweise sind:

- Häufiges Fehlen oder Zu-spät-Kommen
- Zieht sich immer mehr zurück
- Zweifelt den Wert der Gruppe an
- Engagiert sich viel für andere, ohne selbst seine Bedürfnisse einzubringen
- Fühlt sich zunehmend unwohl in der Gruppe
- Zieht oft den Unmut der Gruppe auf sich
- Entwickelt sich zum Außenseiter
- Bekommt wenig positive Rückmeldungen und Unterstützung von der Gruppe und/oder kann sie schlecht annehmen

Je früher Sie diese Hinweise wahrnehmen und aufgreifen, desto besser! Dann stehen die Chancen gut, den zugrunde liegenden Glaubenssatz bewusst werden zu lassen, in Frage zu stellen und zu verändern. Der Glaubenssatz wird häufig eine Variation des Grundthemas sein:

> *»Wenn ich hier nicht bekomme, was ich brauche, dann werde/muss ich gehen.«*

Abwandlungen dazu könnten zum Beispiel sein:

- Für mich interessiert sich sowieso keiner …
- Meine Probleme und Gefühle sind zu viel für die anderen …
- Wenn ich mich hier wirklich offen zeige, werden die anderen mich ablehnen …
- Ich schäme mich für meine wahren Gefühle und Schwierigkeiten …
- Mir kann hier sowieso keiner helfen …
- Ich finde hier alle blöd …
- Mich versteht sowieso niemand …

…also gehe ich lieber.

Hierzu ein Beispiel:

Karin, eine neue Teilnehmerin in der ambulanten Therapiegruppe, die wegen Angststörung und Panikattacken bereits mehrmals stationär in Behandlung war, zeigte sich in der Gruppe sehr fürsorglich und engagiert für andere Gruppenteilnehmer, nahm aber für sich und ihre Probleme bis auf die Anfangssitzung keine Zeit in Anspruch.

In der Gruppe war es seit mehreren Sitzungen um Gefühle von Einsamkeit gegangen, wie jeder Teilnehmer dazu auch selbst beitrug und es verändern könnte. Nur Karin sagte von sich, sie sei viel zu beschäftigt, um sich einsam zu fühlen und schlug vor, sich doch mal außerhalb der Gruppe zu treffen, das sei doch die naheliegendste Lösung. Sie zog einigen Unmut der Gruppenmitglieder auf sich und wusste nicht, wie ihr geschah, da sie es doch nur gut gemeint hatte. Gegen Ende der Sitzung erwähnte Karin dann beiläufig in einem Nebensatz, dass sie kein Geld habe, im nächsten Block weiterzumachen. Anders als sonst versammelte sich die Gruppe nicht mehr zum üblichen Nachtreffen vor der Praxis, sondern zerstreute sich sofort in alle Himmelsrichtungen.

Mangelndes Geld wird oft als ein »objektiver« Grund für einen Beziehungsabbruch in Therapie und Ausbildung genannt, in der Hoffnung, dass er unhinterfragt akzeptiert wird und die persönlichen Gründe nicht genannt werden müssen. Es ist oft eine heikle Gratwanderung, die Grenzziehung des Teilnehmers zu würdigen, ihn nicht zu beschämen und trotzdem in Kontakt zu bleiben und Raum für neue Erfahrungen zu schaffen. Ich akzeptierte Karins Entscheidung, interessierte mich aber für ihre persönlichen Gründe und vor allem, ob sie denn die Gruppe verlassen wolle.

Als sie verneinte, brach sie in Tränen aus und sie sprudelte mit den Ereignissen heraus, die sie schon seit Wochen belasteten. Ihre »objektiven« Geldsorgen waren aus ihrem sehr persönlichen therapeutischen Thema entstanden, sich in näheren Beziehungen (wieder mal) nicht abgrenzen zu können

»Und das hast du die ganze Zeit über für dich behalten?«

»Ja, ich konnte mir nicht vorstellen, dass das hier irgendjemanden interessiert.«

»Möchtest du das mal überprüfen und dich umschauen?«

Karin blickte in die Runde und sah betroffene, anteilnehmende Gesichter. Ihr wurde im Verlauf des Abends bewusst, wie sehr sie es bisher gewohnt gewesen war, alles für sich alleine zu regeln, und wie schwer es ihr auch hier in der Gruppe fiel, Unterstützung und wohlwollendes Interesse anzunehmen. An diesem Abend machte sie zum ersten Mal die wohltuende Erfahrung, hilfreiche Rückmeldungen und Lebenserfahrungen anderer Gruppenmitglieder annehmen zu können und damit gestärkt in ihren problembeladenen Alltag zurückzukehren. Karin teilte beim nächsten Treffen mit, dass sie in der Gruppe bleiben würde.

Damit kein Missverständnis entsteht: Es ist nicht Ihre Aufgabe als Gruppenleiter, einen Teilnehmer dazu zu überreden, in der Gruppe zu bleiben, weil Sie denken, er könne noch gut von ihr profitieren. Es ist aber wichtig, die Entscheidungsfindung bewusster nachvollziehbar zu machen und gemeinsam zu überprüfen. Handelt der Teilnehmer nach dem oben beschriebenen Muster *»Wenn ich hier nicht das bekomme, was ich brauche, dann gehe ich«?* Und gibt es eine Alternative dazu? Wie zum Beispiel:

> *»Wenn ich hier nicht das bekomme, was ich brauche, dann muss ich mein Bedürfnis deutlicher anmelden und lernen, das einzufordern, was ich brauche.«*

Selbst wenn ein Teilnehmer dann bei seiner Entscheidung bleibt, wirklich die Gruppe zu verlassen – was oft genug vorkommt – so wirkt sich eine gemeinsam erarbeitete Transparenz (wie oben beschrieben) günstiger auf die Gruppenkohäsion aus. Sie wird jedes Mal geschwächt, wenn ein Mitglied die Gruppe verlässt, was Ihre Arbeit als Gruppenleiter erschwert.

Wie beschrieben (vgl. Kapitel »So könnte es weitergehen – Offene Gestalt, die einen Gruppenteilnehmer betrifft«), kommt es auch vor, dass ich selbst ein Gruppenmitglied für ungeeignet halte. Hier ist behutsames Fingerspitzengefühl erforderlich, um Beschämung und Kränkung zu vermeiden. In beiden Fällen ist eine würdigende Verabschiedung auch für den Gruppenprozess hilfreich.

Am ungünstigsten für die Gruppenkohäsion ist es, wenn ein Gruppenmitglied einfach die Gruppe verlässt, ohne sich persönlich zu verabschieden. Die dadurch ausgelösten Gefühle werden ein breites Spektrum einnehmen. Erleichterung, Ärger, Sorge, Schuldgefühl, Bedauern oder auch Gleichgültigkeit wirken als offene Gestalt im Hintergrund weiter, wenn sie nicht offen benannt werden.

Um sie vorerst zu schließen, können Sie als Gruppenleiter, die Teilnehmer darin unterstützen, diese unterschiedlichsten Gefühle auszudrücken. Fragen Sie sie, was sie brauchen, um sich von dieser Person zu verabschieden. Jeder einzelne Teilnehmer könnte in seiner Imagination mit dem Ausgeschiedenen persönlich reden und seine Gefühle zum Ausdruck bringen. Manchmal löst dies bei einzelnen Teilnehmern unverarbeitete Erinnerungen an früheres Verlassenwerden aus – eine weitere offene Gestalt, die jetzt nach Schließung drängt.

Dem Gruppenleiter muss klar sein, dass es sich bei diesem Verabschiedungsritual nur um eine vorläufige Schließung handelt. Ein frühzeitig ausgeschiedener Teilnehmer bleibt bis zum Ende einer Gruppe ihr unsichtbares Mitglied. Spätestens zum Abschluss der Gruppe – häufig aber auch zwischendurch – erinnern sich die Teilnehmer nochmals an ihn. In meinen Augen ist dies ein normaler Verdauungsprozess und für manche Teilnehmer auch ein Trauerprozess, den es zu begleiten gilt. In den meisten Fällen wird es sich um eine Übertragungsreaktion handeln, es sein denn, die ausgeschiedene Person stand diesem Gruppenteilnehmer besonders nah.

TEIL 2

Gestalt-Gruppentherapie in der psychiatrischen Akutklinik

Einleitung

Dieser Teil des Buches beschäftigt sich mit der stationären Gruppenpsychotherapie in einer psychiatrischen Akutklinik. Der Blickwinkel, mit dem ich diesen Teilbereich des vollstationären Behandlungssettings betrachte, ist der der Gestalttherapie.

Genau hier wird schon der erste Unterschied deutlich. Während sich im ambulanten Bereich die Menschen um ein Gestalttraining oder eine Gestaltgruppenpsychotherapie bemühen, ist die Wahl des Behandlungsansatzes innerhalb der Psychiatrie nicht der erste Fokus. Wichtig ist, dass eine Gruppenpsychotherapie angeboten wird.

Ich arbeite in diesem Erfahrungsbereich seit 1996. Zunächst als Co-Therapeut in der forensischen Drogentherapie, dann kurz in der Behandlung von Langzeit-Alkoholikern und schließlich seit 2000 in einer psychiatrischen Fachklinik.

In der Auseinandersetzung mit dieser Arbeit bin ich auch in Kontakt gekommen mit meinem eigenen Prozess in dieser Zeit und den vielen Veränderungen, die mich persönlich und meinen Arbeitsbereich berührten. Auf der beruflichen Ebene ist mein Fazit:

1. Ich habe immer weniger Zeit.
2. Meine Arbeit als Gestalt-Gruppentherapeut wird selbstfürsorglicher und befreiender.

Wie das geht, möchte ich nachfolgend darstellen.

Das Feld

Ich arbeite in einem kleinen akut-psychiatrischen Krankenhaus. Vom Träger gewünscht ist die christliche Ausrichtung der Gesamteinrichtung. Spürbar wird dies vor allem darin, dass ein offener und transparenter, wertschätzender Umgang mit den Patienten und Mitarbeitern gewünscht ist und gefördert wird. Das ist in den Leitlinien des Trägers festgehalten. Diese Ausrichtung ist Teil meiner Identität als Mitarbeiter, hat aber auch ganz praktischen Einfluss auf die Gruppentherapie: In den neun Jahren meiner Tätigkeit in der Gruppe wurde diese von zwei Klinikseelsorgern insgesamt zweieinhalb Jahre mit begleitet und hospitiert. In Fragen der Religion, Spiritualität und Welt-Anschauung gab es Möglichkeiten des Gesprächs.

Im Unterschied zur ambulanten Gruppentherapie ist die stationäre (Gestalt-) Gruppentherapie eingebettet in ein vollstationäres Therapieprogramm und somit verzahnt mit anderen Therapien. Mein konkreter Arbeitsbereich ist eine Station, die sich vorwiegend um stationäre Krisenpsychotherapie bemüht. Das heißt wir nehmen Menschen auf, die sich in einer aktuellen Not- und Krisensituation befinden, die sich aus dem Zusammenspiel zwischen den diagnostizierbaren Persönlichkeitsanteilen, den Konflikten und den Überforderungen im sozialen Umfeld ergeben.

Auf der Seite der Diagnose sind hier zu nennen: Depressionen, Angst- und Panikstörungen, Persönlichkeitsstörungen (vor allem Borderline-Persönlichkeitsstörungen mit Selbstverletzung), suizidale Krisen sowie der Bereich der Posttraumatischen Belastungsstörungen. Die Diagnosen werden ärztlicherseits nach dem ICD10 gestellt und sind nicht Teil meines primären Aufgabengebietes.

Die Probleme im Umfeld des Patienten sind vorwiegend Partnerschaftskonflikte, Konflikte in der Kindererziehung, Probleme und Mobbing am Arbeitsplatz sowie Auseinandersetzungen mit der Herkunftsfamilie.

Die Aufnahmesituation ist immer eine Kombination von akuter Belastungssituation und persönlicher Reaktionsweise (z.B. depressive, ängstliche, traumatische, suizidale/selbstverletzende und persönlichkeitsgestörte Verarbeitung). Obwohl die Gestalttherapie die prozessorientierte Diagnostik pflegt (vgl. Dreitzel 2004) hat die Benennung der ICD10-Diagnostik (Kap. V Psychische Störungen 2008) eine ganz klar richtungweisende und strukturierende Bedeutung für die Behandlung in der Psychiatrie. Sie ist vor allem Kommunikationsmittel zwischen den Ärzten und den Krankenkassen, zwischen den Mitgliedern des Teams und macht Behandlungsvorschläge (z.B. in psychiatrischen Leitlinien festgehalten).

Im Rahmen der Gruppentherapie sind die Diagnosen manchmal Thema, nämlich dann, wenn ein Patient hierzu Fragen hat und/oder unzufrieden ist. Manchmal löst die Diagnostik auch Ängste aus. Die Patienten befürchten in solchen Momenten zum Beispiel nur noch Depression, Panik, Persönlichkeitsstörung zu sein und verlieren den Glauben an ihre »gesunden Anteile«. Notwendig ist dann ein Austausch über diese Diagnosen und darüber, was tatsächlich im Kontakt erlebbar ist.

Ich arbeite im Bereich der psychosozialen Beratung und bin außerdem mit der einzel- und gruppentherapeutischen Behandlung auf unserer Station beauftragt. Den größten Teil meiner täglichen Arbeit verbringe ich jedoch in Einzel- und Gruppentherapie. Die psychosoziale Beratung ist auf meiner Station eher geringer frequentiert, da die meisten Patienten aus zumindest sozialrechtlich geklärten und stabilen Verhältnissen kommen.

Die Gruppenarbeit wird von den Patienten abwechselnd als befreiend und belastend erlebt. Die sich daraus ergebenden Assimilationsprozesse können so im geschützten Rahmen der Klinik stattfinden, ohne dass der Einzelne sogleich mit dem Alltag konfrontiert ist. Diese in der Krisensituation des Patienten wichtige Distanz führt zu einer Kombination von Intensivierung und Fordern sowie Ruhe und Rückzug. Sie ist damit Teil eines Therapie-Programms (Ergo-, Sport-, Bezugspflege- und Selbstsicherheits-Therapie, Einzelgespräche, physikalische Therapie), in dem mit verschiedenen Methoden Räume geschaffen werden, um die Problematik in Ruhe zu entfalten und die Anerkennung eigener Anteile und Veränderungsmöglichkeiten zu fördern.

Der wichtigste Aspekt des menschlichen Daseins ist die Intersubjektivität. So sind auch die Interaktionen und Beziehungen die wichtigsten Faktoren der stationären Behandlung. Denn unser Gehirn verändert sich vor allem im sozialen Kontakt. Martin Buber sagt dazu, der Mensch lebe auf ein Du hin, Gerald Hüther bestätigt dies mit der Vorstellung des Gehirns als sozialen Organs.

Was häufig in der Wahrnehmung des Patienten als unüberwindliches Problem erlebt wird, bildet sich innerhalb der therapeutischen Gemeinschaft (die Gruppe der Patienten und Mitarbeiter) bildhaft ab. Hier werden Interaktionsmuster deutlich, Kontaktverhalten und Selbst- bzw. Fremdwahrnehmung können sozusagen wie in einem Laboratorium überprüft werden. Eine einmalige Chance, denn in der Regel sieht der ambulante Gruppenpsychotherapeut seine Patienten nur zur Gruppensitzung.

Gerade die intensiven therapeutischen Prozesse gehen mit einer tiefgreifenden – autonomen – Körper-Involvierung (Schmerzen, Schwindel, Müdigkeit u.a.m.) einher, die eine aktive Gestaltung von Alltag mehr als erschweren würden. In der stationären Behandlung entstehen dynamische Prozesse, welche sich auf viele Schultern verteilen und in Krisen zur gegenseitigen Entlastung führen können.

Rahmenbedingungen

Die Behandlung auf unserer Psychotherapie-Station ist eine Kassenleistung und wird auf der Basis einer fachärztlichen Diagnose und Begründung durchgeführt, die im Wesentlichen beschreibt, warum im Moment eine Behandlung im ambulanten Setting nicht möglich ist.

Bedingt durch die angespannte Lage im Gesundheitswesen sind natürlich alle Anbieter von Leistungen der stationären Psychotherapie unter Kostendruck geraten. Vor allem die regelmäßigen Überprüfungen durch die Kostenträger führen zu Druck auf Seiten des Patienten und der Behandler.

Die durchschnittliche Verweildauer beträgt in der Regel zwischen fünf und sieben Wochen. Davon können ein bis eineinhalb Wochen als Zeit in Abzug gebracht werden, die für Beginn und Behandlungsende notwendig sind. Das heißt, in der Regel beginnt die Gruppentherapie für den Einzelnen in der zweiten Woche und endet im günstigsten Fall in der Entlassungswoche, woraus für mich folgt, dass die aktuell von mir mitgeleitete psychiatrische Gruppentherapie ca. fünf bis zehn Gruppensitzungen für den einzelnen Patienten anbieten kann; hierzu später mehr.

Ein weiterer wichtiger Faktor ist, dass klar abgrenzbare Phasen der Gruppenentwicklung im Sinne von Anfang, Mitte und Ende nur schwer beschreibbar waren. Aufgrund dieser Tatsache begannen meine Kollegin und ich die Aufnahmen und Entlassungen zu steuern. Ziel war, eine möglichst hohe Anzahl von Treffen der Gruppen zu erreichen, bei denen sich die Zusammensetzung nicht änderte.

Bis zu diesem Zeitpunkt war die Gruppe geprägt von Ritualen des Neuanfangs und des Abschieds. Kam es zu zwei bis drei Sitzungen ohne Veränderungen, geschah dies zufällig. Im Vordergrund stand dann die berechtigte Frage vieler Patienten: »Lohnt es sich überhaupt, mich hier zu öffnen, und kann ich der Gruppe genug Vertrauen entgegenbringen? Soll ich hierfür ein Risiko eingehen?«

Die hieraus resultierende Unentschlossenheit und Zurückhaltung verbrauchte sehr viel Energie, ohne dass die Gruppe in Fluss kam. Unruhe und Unzufriedenheit waren häufig die Folge.

Deutlich ist der Unterschied zu den in diesem Buch beschriebenen ambulanten Gestaltgruppen in Training und Therapie. Hier sind zweijährige Gruppenzugehörigkeit mit 60 bis 70 Gruppentherapiesitzungen keine Seltenheit, sondern gehören zum Alltag.

Nachfolgend möchte ich beschreiben, wie ich mit dieser Situation umgegangen bin und welche methodischen Veränderungen dies für mich gebracht hat.

Entwicklung meiner Annahmen

Wie bereits zu Beginn beschrieben, habe ich etwa 13 Jahre professionelle Gruppenerfahrung. Ich möchte meine Erörterung jedoch vorrangig auf die letzten neun Jahre eingrenzen. Dies ist die Zeit, in der ich tatsächlich Verantwortung für die Gruppentherapie auf meiner Station trage und in der ich, in der fachlichen Auseinandersetzung mit meinen Kollegen, bestimmte Aspekte als Rahmenbedingungen für die Gruppe entwickelt habe.

A. Einzeltherapeut und/oder Co-Therapie

In sieben von neun Jahren gruppentherapeutischer Tätigkeit habe ich die meiste Zeit die Gruppe alleine geleitet. Außer der Begleitung und Hospitation durch zwei Kliniktheologen für ca. zwei Jahre und durch Krankenschwestern aus dem Pflegeteam der Station für ca. eineinhalb Jahre, war ich alleine verantwortlich für diese Aufgabe. Mir fehlte eine kontinuierliche Möglichkeit, eine Teamsituation zwischen gleichberechtigten Therapeuten aufzubauen. Dies hatte deutliche Auswirkungen auf meine Gefühle gegenüber der Gruppenarbeit.

Vor den Gruppensitzung fühlte ich mich häufig schon überfordert, habe mir überlegt, wie ich die Gruppe in Schach halten kann, sehnte mich nach dem Gruppenende, usw. Ich hatte große Angst, vor allem davor, dass entstehende Konflikte aus dem Ruder laufen und ich den Anforderungen nicht gerecht werden würde. Zu der gleichen Zeit war ich in meinem Training zum Gestalttherapeuten.

In der Gestalt begegnete mir ein System, welches ich nur in dem Maße umsetzen konnte, wie ich es für mich verstanden hatte. Ein sehr langsamer und oft frustrierender Weg. Ich fühlte mich überfordert und brach innerlich aus in Richtung anderer Therapieformen. Vor allem dem Aspekt ›Schnelligkeit und Zufriedenheit der Klienten‹ versuchte ich mit dem zu begegnen, was ich vom NLP, Ericksonscher Hypnotherapie und de Shazer'scher Kurzzeittherapie verstanden glaubte. Dies führte für mich zu noch mehr Verwirrung und Frustration.

Besserung für meine Situation fand ich in zwei Entscheidungen:

1. Nach Abschluss meiner Gestaltausbildung entschied ich, mich mit den Möglichkeiten der Gestalttherapie auseinander zu setzen.
2. Im Rahmen einer Umstrukturierung der Gruppentherapie traf ich die klare Entscheidung, die Gruppentherapie nicht mehr alleine durchzuführen (außer in Urlaubs- und Krankheitszeiten – vgl. unten).

B. Patientenauswahl

Zu Beginn meiner Arbeit in dieser Fachklinik übernahm ich die Verantwortung für eine Gruppentherapie, in der alkoholkranke Menschen im Rahmen einer qualifizierten Entgiftung (Entgiftung und Motiviationsbehandlung) therapeutisch begleitet wurden. Bedingt durch die Reduzierung der Alkoholismus-Therapie auf eine 10- bis 14-tägige Entgiftungsphase wurde die Station schließlich konzeptionell auf eine Psychotherapiestation umgestellt. Lange Zeit galt weiterhin die Regel, dass alle Patienten der Station an der Gruppe teilnehmen.

Dies führte zu dem Phänomen, dass natürlich ganz unterschiedliche Menschen mit höchst unterschiedlichen Störungen zusammen saßen. Die Folge war, dass die Zusammenstellung der Gruppe ein vernünftiges Arbeiten blockierte.

Oft fühlte ich mich wie ein Alleinunterhalter, der noch mal was Neues zum Problem Angst, Aggression, Depression sagen sollte. Dann entschied ich mich für eine andere Vorgehensweise: Ich führte Vorgespräche ein und besprach mit meinen Kollegen, die Patienten gezielt für die Gruppe auszuwählen. Dies führte dazu, dass die Gruppe sehr belebt und immer kleiner wurde. Teilweise saß ich nur noch mit drei Patienten in der Gruppe. Viele Patienten konnten nicht an der Gruppe teilnehmen, da die Schwere der Symptomatik dies nicht zuließ.

Diese Entwicklung führte mich zum, im positiven Sinne, gravierendsten Schritt: Die Gruppentherapie von zwei Psychotherapiestationen wurde zusammengelegt und ich arbeite seitdem mit einer Kollegin regelmäßig zusammen.

Durch gezielte Patientenauswahl entsteht eine lebendige und gute Gruppe mit sechs bis zehn Patienten, in der wir gemeinsam arbeiten. Dies erlebe ich als deutliche Entlastung, und ich freue mich jetzt inzwischen sehr auf die Gruppe. Durch die gemeinsame Arbeit und Reflexion entstehen für beide Therapeuten innere Freiräume, die nicht nur ein gesünderes Arbeiten zulassen, sondern auch Möglichkeiten eröffnen, kreativer vorzugehen.

C. Regeln für die Gruppentherapie

Gruppenregeln

1. Ich darf jederzeit »Stopp« sagen.
2. Alles, was in der Gruppe gesprochen wird, bleibt in der Gruppe.
3. Körperliche Gewalt und Beschimpfungen sind verboten.
4. Ich darf jederzeit eine neue Regel zur Diskussion stellen, die mir hilft, besser in der Gruppe zu sein.
5. Ich darf Kritik äußern und habe die Möglichkeit, das dahinter liegende Bedürfnis kennenzulernen.
6. Bis zu fünf Minuten nach Beginn ist ein Zu-spät-Kommen möglich, danach ist die Gruppe geschlossen.
7. Aufgrund der Notwendigkeit, neue Patienten in die Gruppe aufzunehmen, ist die Teilnahme an der Gruppe auf zehn Termine begrenzt.

Im Laufe der Gruppenarbeit habe ich in der Auseinandersetzung mit den Patienten die oben genannten Regeln »entwickelt«. Selbstverständlich sind diese schon lange bekannt und werden in unzähligen Gruppen verwendet. Unter Entwicklung verstehe ich jedoch die Auseinandersetzung, Verfeinerung, schriftliche Fixierung und Information der Patienten sowie die Arbeit an der Verständlichkeit. Vor allem die Angst, dass in der Gruppe kein Stopp gilt und es keine Vertraulichkeit gibt, beschäftigt die Patienten. Für die Einhaltung dieser Regeln fühle ich mich zunächst verantwortlich. In regelmäßigen Abständen, vor allem dann, wenn neue Patienten in die Gruppe kommen, biete ich an, diese Regeln zu diskutieren, zu überprüfen und Fragen zu klären.

D. Überprüfung der Effektivität

Durch das Treffen einer Vorauswahl ist die Arbeit in der Gruppe sehr intensiviert worden und in Fluss gekommen. Immer dann, wenn uns als Behandlungsteam auffällt, dass ein Patient die Gruppe offensichtlich nicht gut nutzen kann, führen wir ein Gespräch mit der betreffenden Person. Ergebnis dieser Vorgehensweise kann sein, dass die betreffenden Patienten Dinge benennen, die ihnen aktuell die Nutzung der Gruppe erschweren und wir entweder einen guten Weg finden, diese Blockade ins Fließen zu bringen, oder wir entscheiden, die Gruppe für diesen Patienten zu beenden. Diese Entscheidungen treffen wir gemeinsam mit den betroffenen Patienten.

Fundamente

Menschen, die sich auf eine Gruppe einlassen und sich in guter Weise als Teil der Gruppe erleben wollen, also ein gesichertes Risiko eingehen, brauchen ein stabiles Fundament (Feder 1983: 63). Um die Patienten auf die Gruppentherapie vorzubereiten und Sicherheit anzubieten, gehe ich folgendermaßen vor:

Information

Eine Voraussetzung für die Teilnahme an der Gruppe ist ein Vorgespräch. Hier werden verschiedene Facetten der Gruppenteilnahme besprochen:

- Der eingeladene Patient hat die Möglichkeit, die Gruppentherapeuten kennen zu lernen, wir zeigen den Gruppenraum.
- Ich erkläre die Struktur und die wenigen Regeln der Gruppe und gebe ein Informationsblatt aus, welches die Kommunikation und die Regeln übersichtlich darstellt.
- Ich lade den Patient ein, Fragen zu stellen. Besonders bin ich an seinen Bedenken, Befürchtungen und Ängsten interessiert.
- Hier erlebe ich sehr häufig die Überzeugung, dass ein Mensch nur dann Teil einer Gruppe sein darf, wenn er sich von seiner besten Seite zeigt. Diese Seite deckt sich dann meist damit, was bei den Eltern erwünscht und akzeptiert war. Die Vorstellung die Gruppe könne herausfinden, wie der Patient wirklich fühlt und ist, ist Scham auslösend (Scham: das tiefe Gefühl nicht in Ordnung zu sein).

- Ich tue alles, was notwendig ist, um mit dem Menschen in Kontakt zu kommen.

Beispiel eines Kontaktes während eines Vorgespräches

Patient: *Meine größte Angst ist, dass ich in der Gruppe ausgelacht werde, weil das, was ich sage, doof und dumm ist. Oder dass ich Ärger bekomme, wenn ich damit andere verletze, deshalb wird die Gruppe für mich nichts sein.*

Therapeut: *Ich kann Ihre Angst gut verstehen. Ich entnehme Ihren Worten, dass Sie das von früher her kennen.*

P: *Ja, aus der Schule, ich musste in Mathe häufig an die Tafel.*

T: *Haben Sie eine Idee, was Sie brauchen würden, um das Risiko eingehen zu können, in der Gruppe zu sprechen?*

P: *Ach, wenn Sie darauf achten würden, dass keiner lacht, ich glaube dann ginge es.*

T: *Ich kann natürlich keinerlei Garantie übernehmen. Aber mir ist wichtig, dass in der Gruppe wertschätzend kommuniziert wird. Und meine Erfahrung ist, dass das auch deshalb gelingt, weil Sie mit Ihrer Angst nicht alleine sein werden. Sehr häufig hilft es, gleich zu beginnen und in der Gruppe über ihre Angst zu sprechen und sich den anderen mitzuteilen.*

P: *Ich weiß nicht. Wie viele sind denn in der Gruppe?*

T: *Zurzeit sieben, maximal aber zehn Teilnehmer.*

P: *Oh …*

T: *Glauben Sie mir, Sie werden der Gruppe einen großen Dienst erweisen. Meine Erfahrung ist, dass diese Angst viele kennen und Sie würden für sich und andere einen sicheren Boden bereiten.*

P: *Ok, wenn Sie mir helfen, bin ich dabei …*

Indikation bzw. Kontraindikation

Im Rahmen der Gruppentherapie ist für viele Menschen mehr möglich, als sie sich zutrauen. Jedoch ist die individuelle Fähigkeit, eine Gruppe zu nutzen, abhängig von vielen Faktoren. Die Zahl der Patienten, die nicht in der Lage ist, die Gruppe zu nutzen, nimmt allerdings in den letzten Jahren zu. Insofern entscheiden wir im Behandlungsteam immer häufiger, die Gruppe als Angebot zunächst nicht anzubieten. Welche Kriterien uns darin leiten, möchte ich hier kurz zusammenfassen:

- Menschen in einer akuten, dramatischen Krise (mit oder ohne Suizidalität) und mit entsprechenden Schwierigkeiten, ein Behandlungsbündnis einzugehen und zu halten;

- Menschen, die psychosenah oder psychotisch sind; sie wären von der offenen und direkten Aussprache in der Gruppe überfordert;
- Menschen, die ein hohes Maß an innerer Unruhe haben und für die es eine Qual wäre, in der Gruppe zu sitzen;
- Menschen, die sich in einer akuten traumatischen Krise befinden und durch Flashbacks und posttraumatischen Stress gefangen sind; hier könnten schon einzelne Worte triggern und retraumatisierende Prozesse auslösen;
- Menschen, die aufgrund einer Krisenintervention mit stark sedierenden Psychopharmaka behandelt werden, um Unruhezustände, Ängste, Verzweiflung zu dämpfen, könnten die Gruppe für sich nicht nutzen und wären überfordert; die Unterstützung der Behandlung mit Neuroleptika oder Antidepressiva sprechen nicht per se gegen die Teilnahme an der Gruppe, da ja auch die Teilnahme am normalen Arbeitsleben und am Straßenverkehr außerhalb der Klinik möglich wäre; wichtig ist, dass der Patient den Prozessen folgen und für sich daraus Nutzen ziehen kann; gelegentlich möchten Patienten ihre Erfahrungen mit Nebenwirkungen von Medikamenten mit den Erfahrungen anderer Patienten vergleichen; manchmal thematisieren Patienten auch, dass ein Medikament nicht wirkt und möchten die Rolle der Psychopharmaka im Heilungsprozess besprechen;
- Auch die Perspektive der Gruppe ist wichtig, wenn die Gruppe stabil arbeiten will; Schwerwiegende Phänomene müssen im Rahmen der Gruppe klärbar sein; wichtig ist, in der Gruppe nicht das zu wiederholen, was bisher schon schwierig war: die Atmosphäre eines ungesunden, überfordernden und giftigen Klimas.

Die Perspektive besteht für den Patienten darin, die Gruppe zu nutzen, um im Rahmen seines Auftrages weiterzukommen. Ein Kriterium ist die Frage, ob die durch die Problematik verursachte innere Enge geweitet oder verstärkt wird.

Informationen während der Gruppe

Während der Gruppe gebe ich immer wieder kleine (eine bis drei Minuten) Mini-Lektionen, eingebettet in die therapeutische Situation und ergänzt durch kleine Übungen.

Gruppenregeln

Die meisten Regeln in einer Gruppe werden nie benannt und bilden sich von selbst heraus. Die Patienten werden über die bestehenden Gruppenregeln informiert (vgl. o.).

Ziele der stationären Gruppentherapie

Die Gruppe muss mit zwei Problemen umgehen:

1. Patienten bleiben in der Gruppe nur durchschnittlich fünf bis zehn Sitzungen
2. Der Umgang mit Anfang und Ende im Wechsel.

In der Gestalttherapie ist eine wichtige Vorgehensweise zu akzeptieren, was ist und aus dieser Situation heraus kreativ mit den Gegebenheiten umzugehen. Insofern können in der von mir beschriebenen psychiatrischen Gruppe viele der im allgemeinen Teil beschriebenen Aspekte nicht zum Tragen kommen. Zum Beispiel arbeite ich in der Gruppe wenig mit Experimenten, Übungen und gruppendynamischen Methoden. Diese Form der Gruppenarbeit ist in der Kürze der zur Verfügung stehenden Zeit überfordernd und verfehlt so ihr Ziel.

Für die Herausforderungen in meinem Feld habe ich folgende Antworten gefunden.

- Mein wichtigstes Ziel ist, dass der einzelne Patient in der gegebenen Gruppe eine gute Erfahrung machen sollte, die ihn dazu motiviert, seine bisherigen Beziehungserfahrungen zu hinterfragen und weitere ambulante Psychotherapie, vielleicht sogar Gruppentherapie, in Erwägung zu ziehen.
- Ich orientiere meine Vorgehensweise am direkten Kontakt mit dem Ziel, in aller Ruhe gemeinsam einen Gruppenraum zu öffnen, wo der einzelne
  - seine Gefühle zeigen kann;
  - Beziehungen innerhalb der Gruppe erleben kann;
  - seine eigenen Bedürfnisse kennenlernen kann;
  - die Erfahrungen macht, was Kontakt ist: Wir treffen uns für einen Moment und gehen wieder auseinander.
- Die Tatsache, dass wir alle unterschiedlich sind, muss wieder wertgeschätzt werden, und darf nicht als beängstigend erlebt werden.
- Deshalb betrachten wir die Welt aus unterschiedlichen Perspektiven, werden so zu Perspektivwechseln angeregt.

So entstehen Erfahrungen, die ich mittels konkreter Hausaufgaben und Beobachtungen versuche zu verfeinern.

Weiterhin ist es eine elementare Erfahrung, wie wir gemeinsam Konflikte klären können. Hier bin ich sehr kritisch. Es geht mir immer darum, Konflikte nahrhaft im direkten Kontakt verbal zu besprechen. Das Ausagieren von Wut unterbinde ich (auf Kissen einschlagen usw.), da dies die Grenzen der meisten Patienten übersteigt und so leicht zu Scham führt. Diejenigen, die ihrer Wut freien Lauf lassen, machen oft die Erfahrung, über die Grenze anderer gegangen zu sein. Dies löst sehr häufig Scham aus: »Wenn ich zeige, wer ich wirklich bin, ist das nicht mehr erwünscht und beschädigt andere.«

Konsequenzen für die Behandlung

Ausgangspunkt für die nachfolgenden Überlegungen ist also die knapp bemessene Zeit auf der einen Seite und die Symptomatik der Patienten auf der anderen Seite. Die Auseinandersetzung mit diesem Thema und die Untersuchung, inwieweit die – in diesem Buch – bisher beschriebenen Thesen in meinem psychiatrischen Gruppenalltag Anwendung finden können, haben mich zu interessanten Ergebnissen geführt.

1. Gruppenphasen

Vom 19.8.2008 bis zum 3.3.2009 haben 54 Patienten die Gruppe besucht (persönliche Statistik). Jeder Patient hat im Durchschnitt an sieben Gruppensitzungen teilgenommen. Das bedeutet, dass durchschnittlich in jeder zweiten bis dritten Gruppensitzung neue Patienten hinzukamen oder Patienten aus der Gruppe verabschiedet wurden. Längere Phasen als zwei bis vier Sitzungen in einer »stabilen Gruppe« sind ein Glücksfall. Deshalb hatte ich zunächst darauf verzichtet, für meine Arbeit in der Gruppe ein Phasenmodell heranzuziehen. Inzwischen bin ich anderer Meinung.

Ich erlebe Phasen in der Gruppe und deren Beschreibung ist nicht nur hilfreich, um daraus verschiedene methodische Vorgehensweisen abzuleiten, sondern lädt mich auch ein, die tatsächliche Existenz der Gruppe im Hier-und-Jetzt genau zu untersuchen und zu erforschen. Die Einteilung in Anfang-Mitte-Ende scheint hier sinnvoll zu sein und die Gesichtspunkte, auf die ich als Gruppenleiter achte, möchte ich später noch beschreiben.

2. Gruppenkohäsion

Die Frage, ob im Rahmen dieser kurzen Gruppenarbeit eine Kohäsion stattfinden kann, ist für mich nicht so wichtig wie die Tatsache, dass ich jede Möglichkeit nutzen möchte, Gruppenkohäsion zu fördern. Yalom beschreibt

(2005) sehr schön die Bedeutung von Kohäsion in der Gruppe, ausgehend von seinen Beobachtungen in Gruppen, deren durchschnittliche Verweildauer nur zwei Sitzungen beträgt.

Wie kann ich Gruppenkohäsion herstellen, wie entsteht Verbundenheit? Verbundenheit ist ein Ergebnis von wachsendem Vertrauen, tieferer Erkenntnis meines Mitmenschen und der wachsenden Bereitschaft, mich mit meinen Gefühlen zu zeigen und mich für Rückmeldungen zu öffnen.

Dies ist ein ganz klarer Hinweis, dass die Methodik der Gruppenarbeit als allerersten Punkt das Hier-und-Jetzt betont (vgl. Kapitel »Aktivierung des Hier-und-Jetzt in der Gruppe«). Für mich waren vor allem die Gruppen sehr anstrengend und frustrierend, in denen ich noch damit gearbeitet habe, dass jeder Patient einmal seine Geschichte erzählt. Diese Gruppen waren für alle Beteiligten sehr ermüdend und haben häufig zur Lähmung geführt. Die einzige Bewegung, die stattfand, war, dass die einen Hoffnung hatten, auch mal erzählen zu dürfen und die anderen sich noch mehr zurückgezogen haben. Die Bedeutung des Hier-und-Jetzt wurde so noch deutlicher.

3. Direkter Kontakt

Die Erfahrungen der Gruppentherapeuten stimmen darin überein (vgl. Yalom 2005), dass die jeweilige Problematik, die der Patient mit in die Gruppe bringt, sich relativ schnell in seinen Interaktionen wiederspiegeln. Er bringt seinen persönlichen Kommunikationsstil ein. Die in der Gruppe wachsende Vertrauensbasis nutze ich so für das Medium des Feedbacks (vgl. Kapitel »Feedback geben«).

Nach meiner Erfahrung ist die Möglichkeit, Rückmeldung für einzelne Gruppenmitglieder zur Verfügung zu stellen, das Herzstück der Gruppenarbeit. Selbst sehr zurückhaltende, scheue und ängstliche Menschen, die eher in der Gruppe schweigen, verwandeln sich unter der Erfahrung von Verbundenheit und erhaltenen Rückmeldungen zu aufrechten und erwachsenen Menschen. Diese Erfahrung steht für sich selbst und unterstützt die Klienten in ihrer Suche nach Veränderung.

Das ist sehr erstaunlich: Menschen die kurz vorher noch soviel Angst vor der Gruppe hatten, können ihr Erleben von klarer, wertschätzender Kommunikation schnell nutzen und öffnen sich nährender Unterstützung und auch Kritik. Die bisher erlebte Hilflosigkeit und Ohnmacht kann zumindest für einen kurzen Moment in den Hintergrund treten. Dies ist eine erwärmende Erfahrung auch für mich als Gruppenleiter.

Die Nutzung von Gruppenphasen

In einer Gruppe kommen Menschen in Kontakt und gehen wieder in den Rückzug, kommen wieder in Kontakt und gehen in den Rückzug. So können wir das, was Figur wird, im Kontakt befriedigen und neue Kontakterfahrungen assimilieren. Diese Begegnungen werden in den Gruppenphasenmodellen beschrieben. Die Idee ist, dass diese ständig stattfindenden Begegnungen immer unter anderen »Überschriften« erfolgen. Sie beschreiben also, wie in Gruppen Entwicklung stattfindet.

In meiner Arbeit gebe ich dieser Fragestellung kaum Raum. In meinem Vordergrund steht die Frage »Was ist in der kurzen Zeit beobachtbar, was ist mir wichtig und was beachte ich«. Wie die »Therapeutische Landkarte der Veränderung« beschreibt (vgl. Kapitel »Der therapeutische Prozess in der Gruppe«), folgen auch für mich diese verschiedenen therapeutischen Prozesse nicht unbedingt einer Reihenfolge, sondern finden in unterschiedlichen Situationen statt.

Anfang

Zunächst zwei Aussagen von Patienten zu Beginn einer neuen Gruppe:

> Anke: »*Also ich weiß nicht, ob die Gruppe sich für mich lohnt, ich werde übernächste Woche bereits entlassen!*«
>
> Petra: »*Es kommen doch noch zwei Patienten hinzu. Ich möchte erst etwas über mich sagen, wenn die da sind. Dann beginnt die Gruppe für mich wirklich!*«

In diesen Aussagen spiegeln sich Fragen nach Vertrauen und Sicherheit sowie die Frage, wie die Gruppe beginnen kann, ohne dass die schlimmsten Befürchtungen wahr werden. Die meisten Menschen formulieren zu Beginn einer Gruppe, an der sie zum ersten Mal teilnehmen, Ängste, Unsicherheit und zeigen Bemühungen, die Angst zu senken. Wir alle kennen diese Momente.

Eine Gruppe beginnt für mich dann neu, wenn ein neues Gruppenmitglied hinzukommt. Meine Erfahrung ist, dass folgende Punkte die Angst deutlich reduzieren und einen ersten fruchtbaren Boden für die Gruppenarbeit bereiten:

- Klärung und Information über Organisation der Gruppe (Häufigkeit, Ort, Abmelde- und Entschuldigungsform usw.).
- Struktur der Sitzung: Blitzlicht am Beginn, Abschlussrunde am Ende.
- Besprechen der Gruppenregeln und das Angebot, diese zu diskutieren.
- Erste Information über die »Philosophie der Gestaltgruppe«.

- Herstellen eines direkten Kontaktes.
- Anbieten kleinerer Übungen und das Bilden von Kleingruppen, um die neue Situation näher kennen zu lernen.

Hier ein Beispiel für eine Übung, die ich immer wieder in solchen Situationen anbiete. Sie ist sehr einfach, führt aber zu dem gewünschten Ziel, denn sie gibt Sicherheit und tragfähigen Boden.

Therapeut: *Ich lade Sie nun ein, langsam durch den Raum zu gehen.*

- *Wenn Sie jetzt gehen, achten Sie mal nur auf sich, beobachten Sie, wie Sie gehen und wie Sie atmen* – 2 min.
- *Jetzt nehmen Sie Kontakt zum Raum auf. Schauen und erkunden Sie den Raum. Fassen Sie ruhig Dinge an, die Sie interessieren. Nutzen Sie ihre Sinne* – 2 min.
- *Jetzt nehmen Sie Kontakt zu den anderen auf. Gehen Sie aufeinander zu und begrüßen Sie sich. Experimentieren Sie vielleicht mit neuen Begrüßungsritualen.*
- *Suchen Sie sich jetzt eine zweite Person und bilden Sie ein Duo. Vielleicht gehen Sie zu jemandem, den Sie nur wenig oder noch gar nicht kennen.*

Es bilden sich Paare.

- *Unterhalten Sie sich jetzt fünf Minuten über Erfahrungen, Ängste, Befürchtungen oder andere Themen bezüglich der Gruppe und wozu Sie die Gruppe heute nutzen möchten.*
- *Anschließend setzen wir uns alle wieder in den Kreis.*

Therapeut: *»Ich stelle mir Folgendes vor: Diese Gruppe ist unser gemeinsames Kind und wir alle tragen Verantwortung, dass es gedeiht. Alles, was wir tun, oder nicht tun, fließt ein in die Art, wie wir diesen Ort erleben und ob wir den Boden für unsere Arbeit schaffen können, um direkte Erfahrungen machen zu können und auch Risiken eingehen können.*

Deshalb bin ich an allem interessiert, was mit dieser Gruppe zu tun hat, was euch ausmacht, was ihr ansprecht und was ihr verschweigt. Ich werde so klar und offen zu euch sein, wie es hier möglich ist, und ich werde auf unsere Gruppenatmosphäre achten. Deshalb möchte ich jetzt eine weitere Runde machen und Euch bitten

1. *kurz zu sagen, was Ihr hier und jetzt fühlt und*
2. *was Ihr jetzt machen wollt, wie Ihr die Gruppe nutzen wollt. Ok, wer möchte anfangen?«*

Jeder Mensch hat eine natürliche Fähigkeit und einen lebendigen Wunsch nach Kontakt. Dieser Wunsch ist leicht zu wecken, auch wenn vorher die Angst sehr groß war. Meine Erfahrung ist, dass Menschen in einer strukturierten Übung Sicherheit erleben und sich deshalb mehr einbringen können. Ziel ist, im direkten Kontakt langsam in der neuen Gruppensituation anzukommen.

In der Regel kommen in den ersten drei Sitzungen bereits schnell Themen auf, welche die Menschen ansprechen und klären möchten. Ich arbeite hier vorwiegend nach der Idee, die ganze Gruppe aus dem sogenannten Blitzlicht zu entwickeln. Das heißt, dass ich nicht nach großen Themen suche. Dies erhöht in der Regel den Angstpegel und macht Druck.

Ich erforsche mit den Patienten im Blitzlicht, wie sie gerade in der Gruppe sitzen und was jetzt für sie wichtig sein könnte. In der Anfangsphase einer Gruppe werden hier meist Unsicherheiten deutlich, und der Wunsch nach Austausch mit dem Gruppenleiter über diese Unsicherheiten ist groß. Diese Unsicherheiten zufriedenstellend zu klären ist wichtig, damit die Energie der Gruppe nicht erlahmt oder der Gruppenprozess zäh wird.

Beispiel:

Simone: *»Ich bin hier neu in der Gruppe, und ich möchte erst einmal beobachten und das, was passiert, auf mich zukommen lassen.«*

Therapeut: *»Was würde dir denn helfen, einen guten Eindruck von der Gruppe zu bekommen, gibt es vielleicht irgendwelche Fragen, die du hast?«*

Simone: »Nein, ich möchte lieber nur beobachten.«

T.: *»Ok.«* (Ich möchte zu Beginn nicht zuviel bohren.)

(Etwas später: Ich habe mich bemüht, Fragen der Sicherheit und Unsicherheit zu besprechen und direkten Kontakt herzustellen, usw. Ich fühle mich in der Gruppe wie im Wackelpudding. Es geht nicht vorwärts und alles fühlt sich wie gelähmt an.)

T.: *»Ich möchte euch meine Wahrnehmung mitteilen: Ich erlebe hier in der Gruppe Lähmung und fast schon Erstarrung. Ich nehme an, dass ihr Unterstützung braucht. Aber genau weiß ich dass nicht. Ich möchte gerne eine Runde machen und euch bitten, etwas dazu zu sagen.«*

Die Runde beginnt zögerlich, und vor allem Simone erzählt von Ihrer Unsicherheit und ihrer Erfahrung aus vorhergehenden Gruppen, die sehr verletzend waren. Ich achte darauf, dass die Patienten sich direkt ansprechen, und am Ende hat ein lebhafter Austausch über die Erfahrungen der Einzelnen stattgefunden. Die Gruppe erlebt sich lebendig und freut sich auf eine Fortsetzung.

Nicht nur zum Beginn einer Gruppe sind solche Phänomene zu beobachten, sondern auch später weist erlahmende Energie häufig auf Störungen (Ärger, Unsicherheit, übergangene Angst, usw.) hin. Hier kann ich ganz entspannt sein. Alles was wichtig ist für den weiteren Gruppenverlauf, kehrt meist wieder und kann dann genutzt werden. Für mich sind hier zwei Blickwinkel wichtig:

1. Ich lerne und verfeinere meine Fähigkeit der Wahrnehmung – von mir selbst, den Gruppenmitgliedern und der Gruppe als Ganzes.
2. Ich lerne damit zu spielen, dass ich Fehler mache, unaufmerksam bin und mich nicht selbst blockiere, indem ich meine Wahrnehmung auf meinen Perfektionismus richte.

Mitte

Meine Kollegin und ich versuchen die Gruppenaufnahmen und Entlassungen durch Zusammenfassen von Patienten so zu steuern, so dass immer zwei bis vier Gruppentermine stattfinden können, bei denen die Gruppe gleich bleibt. Die Gruppe ist zwar nach drei Sitzungen noch jung, die Aufregung des Anfangs ist noch spürbar und die Routine, zur Gruppe zu gehören, ist noch nicht eingetreten. Auch der Abschied aus der Gruppe zeigt sich schon am Horizont.

Für einen kurzen Moment gibt es aber diesen Zwischenraum, in der die Gruppe stabil ist und wo wir als Gruppe arbeiten können. Mein Fokus als Gruppenleiter ist weiterhin:

- Die Gruppe findet im Hier-und-Jetzt statt.
- Wichtig ist der direkte Kontakt.
- Im Blitzlicht werden wichtige Impulse für die Gruppenarbeit gelegt.

In der Gruppe zeigen sich weiterhin wichtige Phänomene:

- Menschen wollen ihre Geschichte erzählen und gehört werden.
- Angst vor der Zukunft ist ein beherrschendes Thema, vor allem die Suche nach der Lösung für ein Problem.
- Immer mehr wird in der stationären Therapie deutlich, dass es keine einfache Lösung gibt, sondern dass jede Lösung einen Preis hat. Daraus resultiert Ambivalenz. Patienten erleben dies häufig als Steckenbleiben, als Sich-im-Kreis-Drehen.
- Hieraus resultiert die bange Frage, ob ich mit meinen Problemen, ersten Veränderungsschritten und inneren Kämpfen in der Gruppe akzeptiert werde.

- Menschen geraten in dieser Phase oft erneut in Krisen. Alles ist noch unfertig, verletzbar und instabil. Veränderungen führen vielleicht zu Hause zu Konflikten, welche die Patienten verunsichern, (vgl. u. »Krisensituationen«).

Dies alles sind Herausforderungen, den Fokus des direkten Kontaktes und des Hier-und-Jetzt nicht zu verlieren. Damit ist aber auch kein sklavisches Festhalten an dieser Annahme gemeint. Menschen wollen z.B. ihre Geschichte, ihr Problem erzählen dürfen. Würde ich das als Gruppentherapeut immer wieder verhindern, entstünde Abwertung, Scham und Unverständnis. Sicherlich sind die meisten Patienten froh, wenn sie ihr Problem nicht erzählen brauchen, da sie es als zu persönlich erleben.

Meine Aufgabe als Gruppenleiter ist, den jeweiligen Patienten für Rückmeldungen der Gruppe zu gewinnen. Meist entsteht im Fluss der Geschichte eine Lücke. Hier frage ich dann nach, ob in der Gruppe Fragen entstanden sind oder ob jemand etwas sagen möchte. In der Regel ergeben sich hieraus klärende, nahrhafte Rückmeldungen, an denen das Thema weiter vertieft werden kann.

Beispiel:

Eine Patientin möchte gern in der Gruppe von ihrer Kindheit erzählen, in der sie durch die Mutter sehr viel Abwertung erlebt hat, bis hin zu körperlicher Gewalt. Auch heute noch erlebt die Patientin die Beziehung zu ihrer Mutter als gescheitert. Am verzweifeltsten ist sie über die Tatsache, dass sie ähnliche Konflikte mit ihrer Tochter erlebt.

Während die Patientin erzählt, merke ich, wie die Atmosphäre in der Gruppe immer unruhiger und trauriger wird. Einer Patientin rollen Tränen die Wangen herunter, ein anderer Patient rutscht unruhig auf seinem Stuhl hin und her. In diesem Moment stoppt die Patientin ihre Erzählung, um sich die Tränen aus dem Gesicht zu wischen. Ich sage, dass ich gerne hören möchte, was in der Gruppe gerade passiert. Die anschließende Runde ist voller Mitgefühl für die Patientin und einige berichten davon, dass sie ähnliche Erfahrungen gemacht haben. Ich lade ein, bei den Gefühlen zu bleiben und diese in den Kontakt zu bringen.

Für alle Teilnehmer wird diese Gruppensitzung eine sehr emotionale Erfahrung, da es als wichtig erlebt wird, die eigenen Gefühle in den Kontakt zu bringen und zu spüren. Dies führt viel mehr zur Erleichterung und inneren Zufriedenheit, als das Erzählen der Geschichte allein.

Mich kostet dieser Schritt, einen Menschen, der seine Geschichte erzählt, zu unterbrechen und die Aufmerksamkeit auf die Gruppe zu richten, immer wieder Überwindung. Ich habe das Gefühl, dass mir das nicht zusteht im Angesicht des ganzen Leids. Meist atme ich dann tief durch, zweimal, dreimal, dann unterbreche ich. Die Konzentration auf den Gruppenprozess im Hier-und-Jetzt ist ein wichtiger Aspekt der Gruppenarbeit.

Es gibt große Übereinstimmung unter den Gruppenleitern, dass die individuelle Problematik Resultat einer Kontaktstörung, eines Beziehungskonfliktes ist. Auch wenn es schon lange zurückliegt, haben die Folgen alle weiteren Interaktionsbemühungen geprägt. Dieses Kommunikationsmuster führt weiterhin zu Beziehungsstörungen. Insofern bilden sich diese Stile in der Gruppe ab.

Die Gruppe versammelt in ihren Teilnehmern Jahre von Lebenserfahrung und Ressourcen. Aus diesem Schatz können die Mitpatienten Wahrnehmungen spiegeln, so dass eine Bewusstheit für die eigene Beteiligung an dem Beziehungskonflikt spürbar werden kann. Durch kleine Schritte können diese Anteile dann angenommen und in Experimenten vertiefend gespürt werden, vorsichtig verändert und die Veränderung dann erforscht werden.

Beispiel:

Markus hat heute seine letzte Gruppensitzung. Er ist ein Mensch, der sich in den vier Gruppensitzungen als immer gut drauf präsentiert hat. Von seiner Krebserkrankung, seiner Impotenz und Inkontinenz und seiner Verzweiflung darüber (welche er im Einzelgespräch bei mir vorsichtig gezeigt hatte) ist nichts zu spüren. Er lacht viel und ist immer bereit hilfreiche Ratschläge zu geben. Auch diesmal, bereits während des Blitzlichtes. Als letzte hat Andrea gerade etwas zu ihrer Traurigkeit gesagt. Markus, beginnt sehr überschwänglich, Andrea zu erklären, wie sie etwas Schönes erleben könne. Andrea wird rot und wirkt wütend. Ich stoppe Markus und lade Andrea ein, ihr Gefühl zu benennen.

Andrea: *»Wenn das alles so einfach wäre. Er hat gut reden. Er ist immer gut drauf und ich weiß überhaupt nicht, warum er hier in der Gruppe ist.«*

T: *»Sag es Markus direkt: Du hast gut reden … usw.«*

Andrea: *»Du hast gut reden. Nicht alles ist so einfach wie du immer tust. Warum bist du überhaupt in der Gruppe? Für dich ist alles immer so einfach.«*

Sie stoppt.

T: *»Andrea? Was passiert jetzt?*

Andrea: *»Ich möchte jetzt erstmal nichts mehr sagen.«*

Anja *schaltet sich ein und sagt zu mir: »Ich sehe das genauso. Er ist ständig gut drauf und so zappelig, das halt ich nicht mehr aus, da bekomme ich Druck!«*

T: *»Sag es Markus direkt. Sekunde. Markus ist das noch ok?«* Er nickt.

Anja: *»Markus, ich bekomme Druck wenn ich dich sehe. Du zappelst und bist immer gut drauf. Ich halte dich nicht aus!* (Zu mir:) *Wie mein Mann, der ist auch so unruhig. Da fühle ich mich ganz klein.«*

T: *»Sag es zu Markus!«*

Anja: *»Du machst mich ganz klein mit deiner guten Laune.«*

T: *»Darf ich dir eine andere Formulierung anbieten?«*

Anja: *»Ja.«*

T: *»Sag es mal so: Ich mach mich klein, wenn Du so gut gelaunt bist.«*

Anja zu mir: *»Genau, dann denke ich, ich will nicht so in der Mitte stehen, ich bin uninteressant.«*

T: *»Möchtest Du damit experimentieren?«*

Anja: *»Ok, wie?«*

T: *»Stell Dich mal in die Mitte.«*

Anja geht in die Mitte, bekommt Schweißausbrüche, krümmt sich. »Mir zieht sich alles zusammen und mir wird heiß.«

T: *»Möchtest Du noch weiter schauen?«*

Anja: *»Ok, etwas.«*

T: *»Ok, geh im Kreis zu jedem der anderen und sage: Markus usw., ich bin völlig uninteressant.«*

Anja: *»Ok.«*

Sie beginnt (wenn auch nicht mit Markus), mit jeder weiteren Person wird ihre Stimme brüchiger. Als vierte ist Petra an der Reihe. Sie sagt, bevor Anja ihren Satz sagen kann: *»Ich muss jetzt hier raus gehen.«* Sie verlässt den Raum.

Anja beginnt zu weinen, ich stehe auf und reiche ihr ein Tempo. Ich lege ihr meine Hand auf die Schulter und schweige.

Anja: *»Ich will das nicht mehr sagen* (Trotz in der Stimme), *es stimmt nicht!«*

T: *»Was wäre stimmig?«*

Anja: *»Ich bin wertvoll.«*

T: *»Dann mache weiter und ändere deinen Satz!«* Ich setze mich wieder.

Anja macht weiter mit dem verändertem Satz.

Im weiteren Verlauf fangen einige Patienten an zu weinen, als Anja vor ihnen steht und ihren Satz sagt. Am Ende sitzt Anja wieder auf ihrem Platz und weint. Ich lasse sie und frage die anderen Patienten. Hieraus entstehen kleinere Arbeiten, ohne dass wir Anja aus den Augen verlieren. Selbst Markus ist so berührt, dass er ein paar Worte (zum ersten Mal) über seine Trauer sagt. Mehr geht bei ihm heute nicht.

Am Ende möchte Anja es für heute so stehen lassen.

In dieser Arbeit wird deutlich, dass nicht nur die aktiv experimentierende Anja arbeitet, sondern auch alle anderen Gruppenmitglieder involviert sind.

Die Möglichkeiten, in diesem stabilen Mittelteil die Gruppe zu nutzen, sind so vielfältig wie es die Menschen sind. Hier noch einige weitere Prinzipien, an denen ich mich orientiere:

- Ich biete meine Beobachtungen zur Interaktion in der Gruppe und zum Gruppenprozess zur Überprüfung an. Gleichermaßen lade ich jedes Gruppenmitglied ein, seine Beobachtungen einzubringen.
- Ich lade ein, den Prozess des Hier-und-Jetzt in der Gruppe zu nutzen, um Sinnzusammenhänge zum sonstigen Alltag herzustellen.
- Ich lade ein, das »Was ist« (Gefühl, Denken, Handeln) als Teil der Person zu überprüfen, anzunehmen, abzulehnen oder zu verändern.
- Ich lade zu Rückmeldungen ein.

All diese Maßnahmen haben einen positiven Effekt auf den Selbstwert der Patienten, und so entstehen neue innere Möglichkeiten im Umgang mit bisher hoffnungslosen Situationen.

Abschließend möchte ich zur mittleren Phase der Gruppe noch auf den sogenannten stillen Zeugen eingehen. Immer wieder gibt es Patienten, die in der Gruppe schweigen und sich nicht aktiv beteiligen. Erlebe ich diese Patienten aufmerksam und innerlich am Prozess beteiligt, lasse ich dies zu. Habe ich jedoch das Gefühl, dass Patienten innerlich abwesend sind, spreche ich es an und frage nach, was bei dem betreffenden Patienten passiert. Am Ende einer Gruppe lade ich sie jedoch ein, sich konkret zum aktuellen Gruppenprozess zu äußern und ihre innere Befindlichkeit darzustellen. Meist sind im Gruppenverlauf ihre Problematik und ihre Gefühle berührt worden.

Es ist wichtig, dass sich der Patient weiterhin als Teil der Gruppe erlebt und die Erfahrung macht, dass sein Prozess gewürdigt wird, seine Gefühle und Gedanken für alle in der Gruppe Bedeutung haben, vor allem für den Mitpatienten, der gearbeitet hat.

Beispiel:

Eine Patientin, die während der Sitzung geschwiegen hat, wird von mir am Ende angesprochen:

Therapeut: *»Andrea, du hast jetzt einige Zeit nichts gesagt und dich auch im Blitzlicht relativ ruhig verhalten … Ich bin interessiert an dem, was dich beschäftigt, kannst du dazu was sagen?«*

Andrea: *»Das Thema mit dem Paarkonflikt bei Matthias hat mich daran erinnert, wie sehr meine Eltern immer miteinander gestritten haben. Da bin ich sehr traurig geworden, wollte aber nicht die Kontrolle über mich verlieren.*

T.: *»Und wie gehst du jetzt aus der Gruppe heraus?«*

Andrea: *»Mir hat es geholfen, dass hier in der Gruppe auch über die beiden Kinder von dir, Matthias, gesprochen wurde, und wie die den Streit erleben. Bei uns war das nie so.«* Andrea beginnt zu weinen.

T.: *»Was nimmst du denn da jetzt konkret mit?«*

Andrea: *»Keine Ahnung?«*

T.: *»Darf ich dir einen Vorschlag machen?«* Andrea nickt.

»Vielleicht kannst du bis zur nächsten Gruppensitzung einmal beobachten, wo du in deinem Alltag auf der Station gerne gesehen worden wärest und nicht wirst, oder wo du gesehen wirst und wie du dich verhältst, damit das eine oder andere passiert. Bei der nächsten Sitzung können wir dann deine Erfahrung noch einmal aufgreifen.«

Andrea: *»Ok, das kann ich.«*

Ende

In den Abschieden aus der Gruppe kann die Erfahrung des Einzelnen nochmals gewürdigt werden. Jeder lernt, dass er Bedeutung hat für den Anderen und nicht unwichtig ist. Für die meisten Patienten ist das Verlassen der Gruppe ein schwieriger Prozess. Dies hat verschiedene Gründe:

- Abschiede erinnern an eigene Verlust- und Einsamkeitserfahrungen.
- Abschied aus der Gruppe und Entlassung lösen häufig Unsicherheit und Ängste aus, da der sichere Raum (der Klinik) verlassen wird.
- Den Kreis der Menschen zu verlassen, mit denen der Patient sich verbunden fühlt, macht unter anderem traurig.
- Es entstehen Veränderungskonflikte und kleine Krisen, weil der Patient sich in der Klinik verändert hat und nach längerer Zeit in sein Umfeld

zurückkehrt. Hier ist es wichtig, frühzeitig Gespräche mit der Familie anzubieten, um die Veränderungen zu implementieren.

All diese Punkte lassen das »Ende« einer Gruppenkonstellation zu einer besonderen Wichtigkeit werden. Denn die erarbeitete Verbundenheit, die gemeinsamen Erfahrungen und die entwickelte Fähigkeit in der Gruppe, miteinander zu sprechen, bekommen hier eine wichtige Bewährungsprobe: Jemand verlässt die Gruppe und zerstört sie. Die Gruppe, wie sie war, gibt es danach nicht mehr.

Die wichtigen Themen, die hier erarbeitet werden, sind:

- Austausch darüber, was ich nach der Entlassung zum Bestehen des Alltags brauche und welche Strategien noch fehlen
- Zulassen der im Rahmen des Abschiedsprozesses entstehenden Gefühle und diese in Kontakt bringen
- Erarbeiten von Trauerritualen, wie Körperarbeit oder Gestaltung eines Plakates mit guten Wünschen zum Mitnehmen
- Angebot von Rückmelde-Runden zu verschiedenen bilanzierenden Themen

Wichtig ist hier, dass alle ihre Gefühle und Gedanken in den Kontakt bringen können und niemand auf seinem Gefühl sitzen bleibt.

Beispiel:

Daniel hat heute seine letzte Gruppe. Bereits während des Blitzlichtes beginnt sein Thema.

Daniel: *»Mir geht es eigentlich ganz gut, ich habe heute kein Thema.«*

Therapeut: *»Aber du hast doch heute die letzte Gruppensitzung, morgen wirst du entlassen, das erwähnst du nicht?«*

Daniel: *»Ach, ich hatte gehofft, um irgendwelche Abschlussszenen herum zu kommen. Ich mag das nicht.«*

T.: *»Hier in der Gruppe ist es gute Tradition, dass jeder sich zum Abschluss etwas wünschen kann. Hast du eine Idee, was du dir wünschen könntest?«*

Daniel: *»Rückmeldungen wären ganz gut.«*

T.: *»Und zu welcher Fragestellung?«*

Daniel: *»Wie ich mich hier in der Gruppe verändert habe, wie ich am Anfang war und wie ich jetzt erlebt werde.«*

Nach dem Blitzlicht bekommt Daniel seine Rückmelderunde, die von allen sehr berührend erlebt wird. Daniel fühlt sich gut gestützt und sagt am

Ende: *»Ach, wenn ich mir das doch alles mitnehmen könnte, dann hätte ich etwas, um mir das zu Hause immer wieder mal durchzulesen.«*

T.: *»Das wäre möglich. Du könntest ein Plakat bekommen, wo alle noch etwas drauf schreiben können. Ich würde hierzu den Flipchart bis morgen offen stehen lassen.«*

Daniel: *»Das wäre sehr schön.«*

Krisensituationen

Grundsätzliche Annahmen zur Krise und zur Bewältigung

Krisen sind Chancen (vgl. Kast 2008). Eine Krise ist eine problematisch erlebte Wende- und Entscheidungssituation. Sie dokumentiert: So geht es nicht weiter. Deshalb ist die Aufnahme in eine Klinik bereits eine Krisensituation. Wie auch wichtige Umbrüche im Leben (Einschulung, Eheschließung/Bindung, Krankheit, Tod) uns herausfordern, unseren bisherigen Weg zu überprüfen und einen neuen einzuschlagen.

Charakteristisch für die Krisen der Patienten ist, dass sie nur die negative Seite der Krise wahrnehmen können: Etwas ist zu Ende, geht nicht mehr und etwas Neues ist noch nicht da. Eine Aufgabe des Therapeuten und der Gruppe ist, Anwalt für die andere Seite der Krise zu werden, die Chance, die Möglichkeit zur Neuentscheidung zu würdigen und einen Platz zu geben.

Auf dem Weg durch diesen Engpass braucht der Patient wie jeder Mensch Unterstützung. Gerade in dieser kritischen Lebenssituation ist die Gefahr groß, den Mut zu verlieren, Hoffnungslosigkeit und Ohnmacht zu erleben. Dies kann bis hin zur suizidalen Krise führen. Meine Aufgabe ist, zu vermitteln:

- Es gibt Hoffnung. Krisen können bewältigt werden.
- Der Patient hat in seinem Leben schon viele Krisen bewältigt.
- Was braucht der Patient für sein weiteres Leben und was nicht?
- Welche konkrete Chance steckt in dieser Krise und wie passt dies zu den aktuellen Lebensumständen?
- Welche Sicherungsmaßnahmen sind notwendig, damit der Patient die Krise überlebt und die in der Krise innewohnende Kraft nutzen kann.

Ich möchte nun einen Überblick über verschiedene Krisen im Rahmen der Behandlung anbieten:

Es gibt die *suizidale Krise*, in der Menschen Suizidgedanken äußern, nicht mehr für sich garantieren können oder im Rahmen eines Suizidversuches zur stationären Behandlung kommen. Diese Situation verlangt immer ein sicherndes Vorgehen. Das Leben des Patienten muss geschützt werden, und auf einer offenen Station muss der Patient bündnisfähig sein. Es ist nicht möglich, über längere Zeit Stationen so zu sichern, dass diese Menschen geschützt sind. Eine Verlegung in eine Klinik mit einer geschlossenen Station ist dann unumgänglich. Suizidgedanken alleine sind noch kein Grund, der Gruppentherapie nicht mehr beizuwohnen. Wichtig ist zu überprüfen, wie der Patient die Gruppe noch für sich nutzen kann: Führt seine Teilnahme in der Gruppe aus dem Engpass heraus oder ist der suizidale Mensch mit den Prozessen in der Gruppe überfordert? In der Regel gehen diese Situationen mit Gefühlsüberflutung (mangelnde Fähigkeit sich von seinen Gefühlen zu distanzieren) einher. Dann melden sich die Patienten meist selbst aus der Gruppe ab.

Immer wieder ist es so, dass Menschen nicht direkt in die Gruppe kommen können, da sich die Krise nach ihrer Aufnahme in die Klinik verschärft hat. Dies hängt häufig mit dem Schock zusammen, welcher entsteht, wenn sich der Patient klar macht, am Ende seiner Möglichkeiten angekommen zu sein. Auch hier ist die notwendige Offenheit für Prozesse in der Gruppe nicht vorhanden.

Viele Patienten erleben auch bestimmte *Gruppenprozesse als krisenhaftes Ereignis.* Das heißt, in der Gruppe entstehen Prozesse, die der Einzelne nicht mehr mit seinen Möglichkeiten verarbeiten kann. Hier muss der Gruppenleiter nicht nur die Situation erkennen, sondern auch geeignete Möglichkeiten anbieten können, um Enge zu weiten.

Des Weiteren gibt es immer wieder *Beziehungskrisen/Konflikte*, welche während der Behandlung auftreten. Diese können z.B. mit Partnern zu Hause entstehen oder innerhalb der Patientengemeinschaft. Hier ist es wichtig, Möglichkeiten zu eröffnen, mit den Konflikten umzugehen und den eigenen Ärger zu zeigen.

Bei auftretenden Krisen in der Gruppentherapie muss der Gruppentherapeut für einen sicheren Rahmen sorgen, um die Auseinandersetzung mit der Krisensituation zu ermöglichen. Grundsätzlich ist das Erleben einer Krise kein Grund, die Gruppe zu verlassen. Auch in der Auseinandersetzung mit schwierigen Gefühlen bewährt sich die Gruppe als ein Netz von Menschen, die mich nicht alleine lassen, denen ich mich anvertrauen kann, wo ich meine Gefühle und Gedanken zum Ausdruck bringen kann.

Eine krisenhafte Zuspitzung während einer Gruppensitzung ist leicht zu erkennen. Wenn der Patient sich nicht meldet und seine Situation beschreibt, gibt es Körpersignale, welche deutlich den inneren Prozess darstellen:

- Der Blick wird unruhig oder sogar starr, Tränen fließen

- Der Körper des Patienten beginnt zu zittern, der Patient wird unruhig… (vgl. Kapitel »Mitten drin – einige allgemeine Prinzipien«; darin: »Umgang mit autonomen Körperreaktionen«).

In diesem Sinne immer wieder einen Blick auf alle Patienten zu haben, ist für mich hier eine wichtige Fähigkeit, die es gilt, stets wieder zu sensibilisieren. Wenn ich diese typischen Veränderungen bei einem Patienten feststelle, unterbreche ich den aktuellen Gruppenprozess (Störungen haben Vorrang) und spreche den betreffenden Patienten an. Ich möchte wissen, was bei ihm passiert.

- Immer wieder kommt es vor, dass Patienten sich in der Gruppe nicht äußern wollen und die Gruppe lieber verlassen möchten. Hier ist mein Grundsatz, dass ich niemanden zwinge, in der Gruppe zu bleiben, aber ich biete es an. Wenn ein Patient die Gruppe verlässt, bitte ich ihn auf unsere Station zu gehen und sich beim Pflegedienst zu melden. Ich rufe dann auf der Station an und schildere kurz, was passiert ist. (Bei der nächsten Gruppe lade ich den Patienten ein zu schildern, was war.)
- Wenn ein Patient bereit ist, bitte ich ihn zu bleiben und seinen Prozess zu schildern.
- Wenn ein Patient deutlich macht, dass er von Gefühlen überflutet ist und sich nicht distanzieren kann, dann biete ich eine Distanzierungsübung an. Ich arbeite vor allem mit dem Ortswechsel und der Tresorübung. Mit diesen Übungen habe ich gute Erfahrungen gemacht. Ich beschränke mich in der Regel auf diese Übungen und variiere sie nur, je nach Situation.

Ortswechsel

Diese Übung kommt eigentlich aus dem hypnotherapeutischen Bereich, und ich setze sie mit gutem Erfolg ein. Für eine schnell wirksame innere Distanzierung bietet sich folgendes Vorgehen an:

- Der Patient sitzt auf seiner Ausgangsposition.
- Ich lade den Patienten ein, seine Atmung zu beobachten und sich vorzustellen, dass er, wenn er aufsteht, das ihn Belastende auf dem Stuhl zurücklässt.
- Der Patient steht auf und geht auf die andere Seite der Gruppe zu einem vorher platzierten freien Stuhl. Dort setzt er sich.
- Das Ergebnis ist immer, dass die Menschen sich anders, befreiter, erleben und wieder offener sind für weitere Interventionen.

Dies ist die Krisenvariante. Verfeinert setze ich sie in den Einzelgesprächen ein, mit dem Ziel, dass die Patienten lernen, mit verschiedenen inneren Positionen umzugehen und sich so selbst zu helfen.

- Nicht nur die Atmung explorieren, sondern auch Körpergefühl, Emotionen, Denken; der Patient soll die Stelle im Körper fokussieren, an der er sich am meisten spürt;
- Den Stuhl durch den Patienten selbst platzieren lassen, so weit entfernt, wie er es braucht;
- Sich vorstellen, das aktuelle Problem in ein Päckchen und dies dann in den Tresor packen zu lassen und dann den Platz zu wechseln.

Tresorübung

- Stellen Sie sich vor, dass Sie alle Gedanken und Gefühle, die Sie im Moment belasten, auf einen großen Bogen Papier schreiben und danach vor sich liegen sehen.
- Falten Sie jetzt den Papierbogen und stecken Sie ihn in einen DIN A4-Umschlag.
- Falten Sie jetzt den DIN A4-Umschlag und stecken Sie ihn in einen DIN A5-Umschlag.
- Jetzt nehmen Sie den Umschlag und legen Sie ihn in eine Kiste.
- Verschließen Sie die Kiste und nehmen Sie sie in die Hand.
- Wenn Sie sich jetzt umdrehen, sehen Sie hinter sich einen Tresor, der offen ist und in der Mitte ein Regalbrett hat.
- Legen Sie die Kiste oben auf das Regalbrett.
- Treten Sie jetzt einen Schritt zurück, sie sehen die Kiste auf dem Regalbrett stehen.
- Nehmen Sie jetzt mit der rechten Hand die dicke, schwere Tresortür und schließen Sie sie.
- Sie müssen viel Kraft aufwenden, da die Tür so schwer ist.
- Wenn die Tür ins Schloss gleitet, nehmen Sie den Schlüssel und drehen ihn um.
- Hängen Sie sich den Schlüssel um den Hals.
- Sie sehen den Tresor jetzt verschlossen vor sich. Drehen Sie sich um und gehen Sie weg.

(nach Reddemann)

Diese Übung ist beliebig erweiterbar und differenzierbar und kann ganz leicht mit dem Ortswechsel verbunden werden. Beide Übungen bestehen darin, sich innerlich vorzustellen, wie man sich aktiv von den belastenden Dingen distanziert. Beim Ortswechsel wird das Problempäckchen auf dem Stuhl zurückgelassen und beim Tresor dort verschlossen.

Gerade bei der Tresorübung gebe ich ganz klare Anweisungen. So kann der Patient sich nicht selbst blockieren, indem er z.B. überlegt, wohin er jetzt das Päckchen packen will.

Beispiel für den therapeutischen Prozess, der durch das Verlassen der Gruppe durch eine Patientin entstand

Im Verlauf einer Gruppensitzung reagiert eine Patientin mehrfach mit abwehrenden Bemerkungen auf Fragen nach ihrem aktuellen Gefühlsleben. Sie sagt: »Ach, ist doch egal, ist doch wurscht« usw. Ich spiegele ihr Verhalten und biete ihr meine Vermutung an:

»Bisher in Ihrem Leben haben Sie immer alles alleine gemacht und Ihre Probleme für sich alleine gewälzt. Hier in der Gruppe versuchen Sie weiter, alleine mit ihren Gefühlen und Problemen zu bleiben. Glauben Sie, stimmt das und warum ist das so?«

Die Patientin springt abrupt auf und läuft weinend hinaus. Ich gehe ihr hinterher, und da sie nicht wieder in die Gruppe will, bitte ich sie, auf die Station zu gehen, damit sie geschützt ist.

In der Gruppe gibt es danach viele positive Reaktionen gegenüber der Mitpatientin und auch tiefgehende Berührung, da andere Mitpatienten sich ähnlich fühlten, jedoch geblieben sind.

In der nächsten Gruppensitzung beginnt die Patientin in der Blitzrunde damit, sich für ihr Verhalten in der letzten Gruppensitzung, zu entschuldigen. Ich melde ihr zurück, dass eine Entschuldigung nicht notwendig sei und lade, mit Einverständnis der Patientin, die Mitpatienten ein, etwas dazu zu sagen.

Sie bekommt nur positive, wertschätzende und ermutigende Rückmeldungen, bei der dritten Rückmeldung beginnt sie zu weinen. Ich stoppe die Runde und frage sie, was sie braucht, um zu bleiben und lade sie ein, tief zu atmen. Die Patientin kann sich auf die weitere Runde dann wieder einlassen und fühlt sich danach sehr berührt und gestärkt. In den nachfolgenden Gruppensitzungen wird deutlich, dass die Patientin sich mehr einlassen kann und insgesamt weicher und offener wirkt. Sie beginnt vorsichtig, die Gruppe zu genießen.

Suizidale Krisen sind in den Gruppen, die ich geleitet habe, bisher eher selten gewesen, da in diesen Fällen eindeutig eine Intervention im Einzelgespräch vorzuziehen ist. Akut suizidale Patienten würde ich auch von der Gruppe befreien, die Themen der Gruppe sind nicht vorhersagbar und können die schon destabilisierte Situation des Patienten noch brüchiger machen.

Wesentlich häufiger sind akute Dekompensationen (Zusammenbrechen des Unterstützungssystems). Bei diesen Krisen arbeite ich mit den oben beschriebenen Übungen.

Gedanken zum Umgang mit Ängsten

Im Kontext der Gruppentherapie sind Ängste und Panik ein immer wiederkehrendes Thema. Nicht immer werden diese Gefühle benannt oder vom Gruppentherapeuten bemerkt. Sicherlich sind starke Panikattacken deutlich im Außen sichtbar (starke körperliche Unruhe, hochroter Kopf, Kurzatmigkeit, nach Luft schnappen), aber es gibt viele Ängste, die nicht benannt werden. Angst zu haben, wird von vielen Menschen als ein Makel angesehen. Sie schämen sich ihres Gefühles und möchten am liebsten in der Gruppe verschwinden. Da niemand so einfach verschwinden kann, versuchen viele, sich sehr unauffällig zu verhalten. Die wenigsten sprechen von sich aus über ihre Angst, ihre Ängste.

Ängste sind im Leben eines jeden Menschen sehr wichtig, und nur die »neurotische« Variante ist problematisch, da sie nicht angemessen ist. Als Gruppenleiter liegt mir an der Wahrnehmung und Akzeptanz der Angst bei den Teilnehmern, denn sie ist ein Gradmesser für die Sicherheit oder die Gefahr in der Gruppe. So unangenehm die Angst für den Einzelnen auch ist, sie ist unschätzbar für die eigene Bewältigung der aktuellen Situation und eben auch für die Sicherheitsbasis in der Gruppe. Wie jedes andere Gefühl gibt die Angst eine klare Rückmeldung aus dem Organismus. Gefühle sind in diesem Sinne immer stimmig und nie falsch. Viele Menschen kennen die Scham gegenüber der eigenen Gefühlswelt. Resultierend aus der Botschaft »Deine Wahrnehmung, dein Gefühl stimmen nicht« werden sie misstrauisch ihren eigenen Impulsen gegenüber und vertrauen nicht mehr auf die regulierende, orientierende und rückmeldende Kraft aus dem eigenen Organismus.

Um einen »genauen« Grad der Sicherheit in der Gruppe zu ermitteln, nutze ich den »Sicherheitsindex« (persönl. Mitteilung Bud Feder). Hierbei lasse ich die Patienten auf einer Skala von null bis zehn überprüfen, wie sicher sie sich in der Gruppe fühlen (0 = sehr unsicher, 10 = sehr sicher). Die Ergebnisse können in einer anschließenden Runde gemeinsam besprochen und individuell notwendige Schritte gefunden werden. Wichtig ist mir hier: Der Patient kann innerhalb der Gruppe herausfinden, was er selbst für die eigene Sicherheit tun kann. Er kann klären, was ihm fehlt, wie er es selbst herbeiführt, dass er sich nicht ausreichend sichert und wie er mehr für sich sorgen kann. Die hieraus entstehenden Gefühle können dann weiter, mit Awareness begleitet, genutzt werden.

Deshalb ist mir wichtig, die Patienten anzuregen, alle Gefühle zu benennen. Indem ich aufmerksam bin für die körperlichen Signale, kann ich mit den »ängstlichen« Patienten gemeinsam die Sicherheit in der Gruppe erforschen. So lade ich die Gruppe dazu ein, feinfühlig zu werden für die Dinge, die fehlen, damit jeder Einzelne immer besser für sich sorgen kann.

Für mich sind Ängste keine Gefühle, die »weggemacht« werden müssen, sondern wichtige Hinweise für kritische Situationen und noch fehlende Unterstützung. Meist haben Angst, Wut, Traurigkeit, Scham und andere Gefühle eher eine schlechte soziale Akzeptanz. Eine wichtige Aufgabe in der Gruppe ist hier, die von mir entgegengebrachte Akzeptanz allen Gefühlen gegenüber deutlich werden zu lassen. Dies äußere ich den Patienten gegenüber und lade dazu ein, die Gefühle als Ratgeber, Wegweiser und Hinweise für die eigenen Bedürfnisse in diesem Kontext anzuerkennen.

Wenn Patienten Angst- oder Panikattacken haben, ist meine grundsätzliche Intervention: Bleibe in der Gruppe, du bist willkommen. Meist biete ich kleinere Körperübungen an (vgl. Kapitel »Vorschläge für Experimente und Gruppenaktivitäten«), wie zum Beispiel die Erdung oder die Kontaktaufnahme zu einem vertrauten Mitpatienten.

Manchmal, wenn die Situation des Patienten es zulässt, d.h. wenn er dazu bereit ist, erkundige ich mich auch nach anderen Gefühlen oder nach möglichen Ereignissen vor der Gruppe oder direkt hier in der Gruppe.

Sehr häufig sind Angstgefühle Deckemotionen für andere »noch schrecklichere« Gefühle. In der Gestalttherapie wird Angst auch als Gefühl beschrieben, das im Zusammenhang mit anderen Gefühlen auftaucht, um die Erregung zu regulieren. Dann hilft es, im direkten Kontakt diese Gefühle zu erforschen. Da die Patienten eher die Einstellung haben, dass die Gefühle ›weg müssen‹, versuche ich, sie dazu zu gewinnen, sich ihre Gefühlswelt anzuschauen und so einen wichtigen Teil ihrer Selbstregulation kennenzulernen. Gerade Ängste sind ein wichtiger Gradmesser für die Dynamik sozialer Situationen.

Beispiel:

Im Blitzlicht zu Beginn einer Gruppe sitzt Maria sehr angespannt, zusammengekrümmt und zitternd in der Runde. Als sie an der Reihe ist, sagt sie, dass sie gerade eben vor der Gruppe eine Panikattacke gehabt habe und sich jetzt total angespannt fühle. Am liebsten würde sie die Gruppe verlassen. Ich lade sie ein, nach dem Blitzlicht über ihre Erleben zu sprechen und nach Sinnzusammenhängen zu schauen. Nach dem Blitzlicht frage ich, ob es ok sei, jetzt zu schauen. Maria macht deutlich, dass das doch alles nichts bringen werde und ihr niemand bei der Angst helfen könne. Ich erfrage den unmittelbaren und weiteren Kontext der Panikattacke. Maria erzählt vom Wochenende und dem schweren Konflikt, den sie mit ihrem Partner gehabt habe. Dieser habe sich darüber beschwert, dass sie schon so lange in der Klinik sei und sich noch nichts geändert habe. Vor der Gruppe habe sie sich von einem Mitpatienten übergangen gefühlt und habe sich nicht gewehrt. Da sei sie wütend auf sich geworden. Ich lade die Gruppe zu Rückmeldungen ein und viele beteiligen sich. Die meisten Rückmeldungen drehen sich um den Umgang mit Konflikten und der Angst davor, den Partner oder Freunde zu verlieren. Nach der Gruppe hat Maria keine Angst mehr, fühlt sich jedoch noch angespannt. Es fällt ihr schwer, ihren Ärger anzuerkennen und zu überprüfen, auf wen sie denn überhaupt wütend ist. Im Vordergrund steht die Wut auf sich selbst.

Später hat Maria in ihrem Zimmer ihre Lieblingstasse an die Wand geworfen …

In diesem Beispiel wird deutlich, wie sehr das Erleben von Problemen dazu führt, dass andere Erlebensweisen nicht wahrgenommen werden. Es gelingt nicht, die verschiedenen Ebenen zu verbinden und zu erforschen, wie es möglich wäre, sich anders zu verhalten und aus der Loyalität auszusteigen. Hier sind vor allem die Rückmeldungen der anderen Patienten wichtig und die Unterstützung des Therapeuten bei der vorsichtigen Sortierarbeit.

Gedanken zum Umgang mit Konflikten

Eine relativ häufig auftretende Krise für die Gruppe und die einzelnen Patienten sind die Gefühle von Wut und Ärger sowie in der Gruppe oder auf der Station entstehende Konflikte.

Die Aufnahme in eine Klinik ist für viele Menschen begleitet von einem intensiven Gefühl der Wut auf sich selbst, im Sinne von »Wie weit habe ich es kommen lassen?« Hintergrund bilden intensive Gefühle: das Gefühl versagt zu haben, die Familie zu Hause zurückzulassen – Schuldgefühle und grundsätzliche Konfrontation mit den lange wirksamen Problemen. Immer wieder gibt es Patienten die sich im Rahmen dieser Verzweiflung z.B. selbst verletzen.

Im Rahmen der beginnenden stationären Behandlung findet in der Regel recht schnell eine erste Stabilisierung statt. Der Patient ist entlastet, hat Menschen um sich herum, die ihm helfen wollen, und hat in der Regel etwas Distanz zu seinen Problemen bekommen.

In der Patientengemeinschaft sind die Menschen miteinander und mit den jeweiligen Eigenheiten konfrontiert. Die meisten leben in einem Mehrbettzimmer zusammen. Auch durch diese Konstellation entstehen Reibungen und Konflikte.

Die Gruppentherapie besitzt grundsätzlich ein hohes Konfliktpotenzial. Hier begegnen sich nicht nur Menschen mit entsprechenden Problemen, sondern sie sind auch einer Gruppendynamik ausgesetzt und versuchen an ihren Themen zu arbeiten.

Die Tendenz ist eher, durch Vermeiden von Unterschieden und das Zurückhalten von Impulsen Konflikte in der Gruppe zu vermeiden. Dahinter versteckt sich die Befürchtung, dass dies zu einer »Katastrophe« führen würde: Warum soll plötzlich eine Konfliktklärung vor den Augen vieler Zeugen möglich sein – das hat bisher auch nicht funktioniert?

Wie bereits erwähnt, vermeide ich in der Gruppe das aktive Ausagieren von Wut und Hass. Wenn diese Gefühle in der Gruppe angesprochen werden, versuche ich im gemeinsamen Austausch nach Lösungen zu suchen, die die beiden Konfliktpartner miteinander weiterbringen. Um mit diesen intensiven Gefühlen umzugehen, ist es manchmal auch sinnvoll, zur Ergänzung Sport, künstlerisches Gestalten und andere kreative Methoden zu empfehlen. Denn Ärger hat immer mehrere Seiten und nicht alle können in der Gruppe geklärt werden.

Treten in der Gruppe Konflikte auf, ist dies in der Regel auf mehreren Ebenen zu beobachten:

- Patienten ziehen sich auffallend zurück und beteiligen sich nicht mehr.
- Patienten vermeiden, sich direkt anzusprechen und anzuschauen.
- Patienten sprechen ihren Ärger an, bleiben aber im Diffusen und Unklaren.
- Die Energie in der Gruppe erlahmt, und alles fühlt sich zäh und anstrengend an, möglicherweise über mehrere Gruppensitzungen hinweg.
- Patienten sprechen in Einzelgesprächen Konflikte an und bitten von der Gruppe befreit zu werden.
- In der Gruppe herrscht über längere Zeit viel Konfluenz, Unterschiede werden vermieden und es werden keine nahrhaften Themen mehr angesprochen.

Zu Beginn habe ich beschrieben, dass mein wichtigstes Ziel in der Gruppe ist, den Patienten auf den Geschmack von Psychotherapie/Gruppentherapie zu bringen und das Erleben von guten nahrhaften Prozessen im direkten Kontakt mit Mitmenschen zu fördern. Die Botschaft ist »Was ist, darf sein«. Dies gilt auch für schwierige Gefühle wie Aggressionen und Konflikte. Ich denke, dass es möglich ist, in der Gruppe – modellhaft – Konflikte anzusprechen und zu klären. Das kann als Orientierung für weitere Auseinandersetzungen mit den Konflikten im häuslichen oder beruflichen Umfeld der Patienten bzw. zur Vertiefung innerhalb der Einzelgespräche dienen.

Ich vermeide das Provozieren von Konflikten bei Patienten, bei denen ich der Überzeugung bin, dass sie einer förderlichen Konfliktklärung nicht zugänglich sind. Hier habe ich sehr schlechte Erfahrungen gemacht. Einmal habe ich in guter Absicht eine Patientin ermutigt, einen Konflikt mit einem Mitpatienten in der Gruppe anzusprechen. Sie selbst hatte Bedenken, ob sie das könne. Ich habe sie jedoch trotzdem ermutigt. In der Gruppe ist der Konflikt fast gewalttätig eskaliert, weil ich die Möglichkeiten der Patientin überschätzt hatte. Die Folge war, dass die betreffende Patientin nicht mehr in die Gruppe wollte und die Gruppe drei Sitzungen lang eine Krisenbewältigung benötigte. Seit diesem Erlebnis ist für mich ein wichtiger Gesichtspunkt noch mehr in den Vordergrund gerückt: Welche Möglichkeiten hat ein Patient, sich selbst zu unterstützen. Die Patientin ist im Rahmen dieses Gruppenprozesses sehr mit ihrer Scham und Peinlichkeit konfrontiert worden, da der Mitpatient sie in entwertender Art angriff, so dass sie sich selbst mit ihrer ganzen Wut und Aggression unterstützte. Dieser Prozess ging so schnell, dass ich nicht schnell genug eingreifen konnte. Fazit: Die Selbsteinschätzung der Patientin war durchaus richtig.

Hier möchte ich auf die von Laura Perls beschriebenen grundlegenden Unterstützungsmöglichkeiten verweisen (Kontakt-Support-Konzept): Stützung ist alles, was die Kontaktaufnahme erleichtert – die ganze Physiologie, Stimme, Fühlen, Denken, bisherige Kontakterfahrungen, Sensibilität, Beweglichkeit, Koordination, Sprache, Gewohnheiten, Sitten, soziale Verhaltensweisen und auch die neurotischen Verhaltensmuster – die ja ursprünglich unterstützend waren.

Wenn ich also in der Gruppe die Anzeichen für einen Konflikt wahrnehme, weise ich behutsam darauf hin und erarbeite mit den betroffenen Patienten und der Gruppe gemeinsam, was sie für eine gelingende Konfliktklärung brauchen. Danach spreche ich die folgenden Kommunikationsregeln nochmals an:

- Jeder lässt den anderen aussprechen
- Keine körperliche und verbale Gewalt
- Jeder kann jederzeit »Stopp« sagen

Bei der Konfliktklärung sind mir folgende Aspekte wichtig:

- Der Konflikt geht alle an, er ist Teil der Gruppe.
- Die Gruppe hat viele Kompetenzen im Klären von Konflikten; sie kann gemeinsam herausfinden, wie der Konflikt zu lösen wäre.

- Was will der Einzelne, was braucht er?
- Was fehlt ihm und wovor hat er Angst?
- Es gibt Feedback (meine Beobachtung, mein Gefühl, mein Anteil, mein Bedürfnis).
- Nicht immer geht es um eine Lösung des Konfliktes, sondern um das Ansprechen und das Suchen nach Möglichkeiten, gut mit mir selbst umzugehen, immer im Kontakt mit dem Konfliktpartner.

Menschen bekommen auch dadurch Sicherheit, dass ich mich strikt, fast pedantisch (die Grenzen des Patienten achtend) an diese Regeln halte, vor allem beim Feedback.

Beispiel:

In einer Gruppensitzung reagiert Thomas, ein ansonsten ruhiger Patient, gereizt und präsentiert plötzlich unangemessene, arrogante Positionen, wie »Ich brauche niemanden, ich habe genug gelernt in der Therapie, ich weiß, was ich tue und komme alleine klar«. Ich versuche mit ihm über seine Aussagen in Kontakt zu kommen, aber er lässt mich abblitzen. Schließlich gebe ich auf und lasse ihn in Ruhe. Andere Patienten versuchen auch, einen Zugang zu ihm zu bekommen – mit demselben Ergebnis. Schließlich bekommt er verschiedene Rückmeldungen, dass sein Verhalten als verletzend und abwertend erlebt wird.

Nach dem Ende der Gruppe rätseln meine Kollegin und ich, was da passiert sein könnte. Wir kommen zu keinem Ergebnis. In einem Einzelgespräch vertraut mir eine Patientin an, dass sie seit Tagen mit diesem Patienten einen Konflikt habe. Sie hätten sich gut miteinander unterhalten und vertrauliche Informationen übereinander ausgetauscht. Schließlich sei es über ein Missverständnis zum Konflikt gekommen und sie haben sich beide gegenseitig verletzt und in den wunden Punkten gebohrt.

Die Patientin ist verzweifelt über diese Entwicklung und weiß sich keinen Rat, wie das Problem zu lösen sei. Ich lade sie ein, den Mitpatienten in der Gruppe anzusprechen. Denn der Konflikt sei seit der letzten Sitzung wahrscheinlich auch Teil der Gruppe. Im weiteren gemeinsamen Einzelgespräch klären wir die Ängste der Patienten und sprechen einige Vorgehensweisen ab, wie Signale für ein Stopp usw.

In der Gruppe erläutere ich grundlegende Kommunikationsregeln und ermutige beide Patienten, ihre Positionen auszutauschen. Dies gelingt erstaunlich gut. Nicht nur, dass die gegenseitige Zuneigung wieder deutlich wird (in einem Konflikt verengt sich natürlicherweise der Wahrnehmungskanal und wir sehen zunehmend nur noch die negativen Seiten unseres Kontrahenten), auch können beide für sich herausarbeiten, dass sie sich in der Art, mit Verletzungen und Ärger umzugehen, sehr ähnlich seien. Abschließend kommt es zu ermutigenden Rückmeldungen, die Thomas dazu nutzt, um sich in der Gruppe zu entschuldigen. Woraufhin zwei Frauen die Rückmeldung geben, dass es für sie wichtig war, jetzt mit ihm noch mal über diese Situation sprechen zu können. Dies sei ihnen mit den Ex-Partnern nie gelungen.

Diese Konfliktklärung wird besonders berührend, denn deutlich wird:

- die beiden Kontrahenten spiegeln sich in ihrem Verhalten
- es geht um eigene Anteile, die am anderen bekämpft wurden (Projektionen)
- sie bekommen wieder Zugang zu ihren Gefühlen der Verbundenheit und Zuneigung.

Für alle Beteiligten war dies eine sehr tiefgehende und ermutigende Gruppenerfahrung. Noch zwei Sitzungen später wurde in Rückmeldungen, persönlichen Arbeiten und Beispielen Bezug genommen auf die Konfliktklärung in dieser Gruppensitzung.

Ich möchte hier noch eine weitere Situation in der Gruppe schildern, welche die methodische Möglichkeiten deutlich macht und auch das vorsichtige, langsame, Raum und Zeit gebende Vorgehen beleuchtet.

Beispiel:

Im Umfeld dieser Konfliktarbeit waren mehrere Aspekte bedeutsam: Auf der Station waren schon einige Konflikte aufgetreten und zumindest einer davon war schon im Einzel- und Gruppengespräch angesprochen worden. Trotz dieser Versuche führte die Dynamik zu einer Lagerbildung auf der Station. Eine deutliche Grenzlinie dieser beiden Lager war von Außen nicht auszumachen. Auf eine klärende Stationsversammlung (als eine der Möglichkeiten) hatten wir als Team verzichtet, um die Situation weniger zu dramatisieren. Dies erschien uns in der Situation eher ungünstig.

Wie bereits beschreiben, konnte ein Konflikt im Einzelgespräch zwischen den beiden Konfliktparteien unter Moderation des Therapeuten besprochen werden, ein anschließendes Aufgreifen des Konfliktes konnte in der nächsten Gruppensitzung nochmals erfolgen. Für beide Patientinnen war diese Situation sehr belastend. Vor allem Schuldgefühle, den anderen verletzt zu haben oder jetzt etwas losgetreten zu haben, dominierte die aufsteigende persönliche Verzweiflung der beiden.

In einer weiteren Gruppensitzung baten wir im Blitzlicht darum, dass die Patienten nicht nur auf ihr Befinden und ihr Bedürfnis für die Gruppe eingingen, sondern auch Reste oder Wichtiges aus der Konfliktarbeit der letzten Gruppe aussprechen sollten. Sie sollten Bezug auf den Prozess nehmen. Im Rahmen dieses Blitzlichtes kamen weitere Konflikte zutage. Auf einen dieser Konflikte wurde intensiver eingegangen, da dieser am stärksten erschien.

Eine Patientin fühlte sich durch »Schimpfwörter« von einer anderen Patientin beleidigt. Sie verlangte von ihr eine Entschuldigung. Sie benannte auch zwei konkrete Situationen. Die andere Patientin konnte mit diesem Ärger und dem Konflikt nichts anfangen. Sie könne sich nicht erinnern, jemals Schimpfwörter gebraucht zu haben. Beide Patientinnen waren entsprechend aufgebracht. Erstes Resultat dieser Rückmeldung war also, dass beide kaum direkt miteinander sprechen konnten und beide sagten, das werde nichts bringen, es gebe nichts mehr zu sagen. Die Situation war festgefahren.

Langsam begann ich zu schwitzen und spürte leichte Panik, da ich nicht wusste, wie ich damit umgehen sollte. Ich machte eine Runde, um die Meinung der anderen Gruppenmitglieder zu hören. Eine Patientin sagte, dass sie den Eindruck habe, die beiden würden sich noch überhaupt nicht kennen. Darüber kam ich auf eine Idee. In Anlehnung an eine Übung der Polsters (2001: 303 ff.) fragte ich nach, ob beide Patienten bereit seien, einen Schritt mit mir zusammen zu gehen, nicht um Freunde zu werden, sondern um das gemeinsame Leben und Arbeiten in der Gruppe wieder zu ermöglichen. Beide stimmten zu, und ich lud sie ein, noch mal zu schauen, welche Gefühle beide jetzt hätten. Eine der beiden sagte, dass sie Angst davor hätte, zu schnell die Hand zu reichen und sich selbst wieder zu vergessen. Ich bot an, mit darauf zu achten und Zeit zu geben, dass sie sich überprüfen könne. Als ersten Schritt schlug ich Folgendes vor:

> *»Sagt bitte einander drei Dinge, die Ihr schon voneinander wisst. Sagt es Euch direkt und wechselt Euch ab.«*

Beide überlegten kurz und benannten langsam Aspekte, die sie schon von einander kannten. Anschließend fragte ich kurz nach, ob das noch ok sei. Beide bejahten dies und ich lud dazu ein, jeweils drei Dinge zu benennen und sich zu erzählen, die die andere noch nicht wusste. Auch dies taten beide sehr gewissenhaft. Die Situation war zu diesem Zeitpunkt bereits durch eine warme Atmosphäre und Bereitschaft zur Offenheit und Begegnung geprägt. Ich lud die Patienten ein, eine Rückmelderunde zu machen und überlegte selbst noch mal den nächsten Schritt. In der jetzt folgenden Rückmelderunde wurde die Atmosphäre immer gelockerter und erleichterter, es wurde etwas gelacht.

Als letzten Schritt ließ ich beide Patientinnen aufstehen und sich so zueinander stellen, wie es der aktuellen Situation entsprach. Beide folgten der Einladung und bleiben nach Prüfung vor ihren Stühlen stehen. Ich fragte beide, was sie bräuchten um einen weiteren Schritt zu machen. Und ich betonte »nur einen Schritt«. Beide sagten, sie möchten jetzt erstmal unter vier Augen miteinander sprechen, um sich näher kennenzulernen. Die Situation hatte eine Offenheit bekommen, die durch den wechselseitigen Wunsch geprägt war

Ich rundete die Arbeit ab mit einer Rückmelderunde, in der alle Patienten sich beteiligen und auch bereits angesprochene, weitere Konflikte nochmals angesprochen wurden.

Ich bin in diesen Gruppensituationen sehr wach und achte auf die vereinbarten Regeln und darauf, dass es nicht zu Abwertungen oder anderen Anzeichen von Eskalationen kommt; bei solchen Signalen greife ich korrigierend, wertschätzend ein. Dann kann die Klärung von Ärger in der Gruppe eine sehr fruchtbare Angelegenheit werden.

Mir ist wichtig, diese Konflikte so schnell wie möglich anzusprechen, vor allem, weil Störungen Vorrang haben (vgl. auch die Themenzentrierte Interaktion nach Ruth Cohn), denn die meisten Gruppenteilnehmer sind nur wenige Sitzungen in der Gruppe. Bleiben Störungen ungeklärt, vergiften sie den Boden, auf dem die Gruppe steht, und das individuelle Vertrauen in andere Gruppen.

Meine persönliche Beobachtung ist, dass meine Fähigkeit, mit Konflikten in der Gruppe umzugehen, im direkten Zusammenhang damit steht, wie ich selbst mit Konflikten umgehe, und ob ich Aggression und Konflikt auch einmal aushalten kann. Denn die Arbeit daran braucht Zeit, um einzelne Patienten nicht in ihren Möglichkeiten zu überrennen und ohne Support zu lassen (vgl. das Kontakt/Support-Konzept von Laura Perls; Perls 1989).

Abschluss

Durch die im Kontext der psychiatrischen Gestaltgruppe auftretenden Veränderungen und die Notwendigkeit, auf diese Bedingungen in der Umwelt bzw. im Feld zu reagieren, konnte ich mehrere Gesichtspunkte meiner professionellen Laufbahn klären.

- Zunächst einmal habe ich mich von der alleinigen Gruppenleitung zur Zusammenarbeit mit meiner Kollegin in der Gruppe weiterentwickelt.
- Weiterhin bin ich in die Situation geraten, mich mehr auf die Gestalttherapie einzulassen und meine Therapiemethode weiter zu erforschen. Für mich ist die Gestalt weiterhin die Herausforderung für mein Leben. Denn ich erlebe, wie ich immer tieferen Zugang zur gestalttherapeutischen Methode und Theorie gewinne, je mehr ich mich selbst auch auf sie einlasse und mir selbst mit Awareness begegne.
- Die hiermit einhergehende Verlangsamung tut mir in meinem Leben gut und leistet auch unschätzbare Dienste in meiner Arbeit. Denn eine knapper werdende Zeit bedeutet nicht, dass ich auch rasen muss.
- Die größte Freiheit ist für mich dadurch entstanden, dass ich begonnen habe, dem direkten Kontakt und der Begegnung im Hier-und-Jetzt zu vertrauen und mich von meinem Gewahrsein leiten zu lassen. Vor allem die Rückgabe von Verantwortung an den Patienten war eine wichtige Entscheidung. Die Gefahr, die Patienten in einem Arbeitsfeld, welches so sehr von subjektivem Leid geprägt wird, zu sehr zu entlasten, ist groß. Meine Erfahrung ist, dass die Patienten stolz sind auf ihre aktive, erwachsene, eigenverantwortliche Beteiligung an der Gruppe und an ihren »Störungen«. Die Gefahr ist jedoch sehr groß, dass der Therapeut die erlebten tiefgehenden Prozesse, mit eigenen Prozessen verwechselt und sozusagen durch Stellvertreter berührt wird. Oder dass die Gewöhnung und Abstumpfung gegenüber den schwierigen Prozessen im Klinik-Alltag dazu führt, dass die Wahrnehmung meiner Betroffenheit, meines Körpers, meiner Gefühle und Wachheit für mich selbst außerhalb meines Gewahrseins gerät.
- Notwendig ist jedoch immer wieder, die eigene Berührung durch supervisorische (auch kollegiale) und eigentherapeutische Wege zu suchen und für sich selbst am Ball zu bleiben. Wenn ich den Kontakt zu mir selbst verliere, kann ich auch nur noch einen sterilen Kontakt zu meiner Umwelt aufbauen und meine Lebendigkeit geht verloren.
- Vor allem die Herausforderung effizient zu sein, birgt die Gefahr des Selbstverlustes in sich. Auch hier arbeite ich bei mir immer wieder an Verlangsamung. Ich möchte nur auf eine Sache in der nächsten Gruppensitzung achten, z.B. wie reagiert mein Körper, wo spüre ich ihn am meisten usw. Diesen Weg der kleinen Schritte empfehle ich schließlich auch meinen Patienten.
- Und ich bleibe in Kontakt mit meinen Kollegen, hier kann ich streiten, diskutieren, Freude teilen und mich über Gott und die Welt austauschen.

So kann ich einen Teil der Belastung dort lassen, wo er hingehört, nämlich beim Patienten. Für mich selbst bleibe ich jedoch in der Herausforderung, meinen persönlichen Weg der Psychohygiene zu finden.

Was hat meine Befreiung ausgemacht? Durch meine zunehmende Erfahrung, meine fortgeschrittene Ausbildung und Auseinandersetzung mit der Gestalttherapie, sowie die immer stärker werdende Zeitnot bin ich zur Veränderung meiner Arbeitsweise gekommen.

Dadurch, dass ich dem direkten Kontakt eine deutlichere Betonung und der Einzelauseinandersetzung mit der Biographie und Leidensgeschichte weniger Raum gab, war es möglich, die Zeit in der Gruppe mehr dafür zu nutzen, was ihr eigentlicher Vorzug ist: für den direkten Kontakt und die vertiefende Verbundenheit zu anderen realen Menschen.

Menschen, die lernen, dass der Kontakt zu anderen Menschen keine Bedrohung ist, sondern ihnen hilft, die Individuen zu werden, die sie sind. Diese Art der Betrachtungsweise hat mir geholfen dem Bedrückenden, Verzweifelten und Todesnahen ein wirksames Gegengift entgegen zu setzen. Das ist aus meiner Sicht Heilung durch Würdigung.

TEIL 3

Anhang

Vorschläge für Experimente und Gruppenaktivitäten

Für Gruppen in der Anfangsphase

1. Sich mit Namen und Eigenschaften vorstellen

Hier habt ihr Papier (möglichst DIN A3) *und Stifte, sucht euch die Farben aus, die euch gefallen und schreibt euren Namen. Jetzt überlegt euch für jeden Buchstaben eine Eigenschaft, die auf euch zutrifft und schreibt sie dazu.*

Zum Beispiel der Vorname Josta:
- ***j**ugendlich*
- ***o**rdentlich*
- ***s**trebsam*
- ***t**reu*
- ***a**ufrichtig*

Schreibt einfach das erste auf, was euch jeweils einfällt. Dann stellt euch der Gruppe vor.

1.a Mit der Polarität experimentieren

Eine Weiterführung dieser Vorstellungsrunde könnte sein:

Jetzt habt ihr die Möglichkeit, von eurer Schattenseite etwas preiszugeben. Überlegt euch zu jeder Eigenschaft, was für euch das Gegenteil davon wäre, also zum Beispiel:
- *altmodisch*
- *schlampig*
- *faul*
- *untreu*
- *verlogen*

Tauscht euch mit einem Partner darüber aus und malt euch zusammen aus, was in eurem Leben jeweils anders wäre, wenn ihr diese Eigenschaften leben würdet. Irgendetwas, was euch daran reizen würde, diese Eigenschaften umzusetzen? Jeder stellt seinen Partner jetzt noch mal in der Gruppe vor.

Dies ist ein spielerischer Einstieg, um Veränderungswünsche zu identifizieren.

2. Sich als Tier vorstellen – Projektion

Jeder sucht sich ein Tier aus, das zu ihm passt (hierzu eignen sich Schleichtiere hervorragend, von denen ich eine große Sammlung habe). *Nehmt euch Zeit dazu und schaut euch euer Tier gut an.*

- *Stellt euch vor, ihr seid dieses Tier.*
- *Wie bewegt ihr euch?*
- *Bewegt euch jetzt alle wie euer Tier.*
- *Was gebt ihr für Laute von euch oder seid ihr eher stumm?*
- *Macht jetzt, während ihr euch noch bewegt, diese Laute.*
- *Wovon lebt ihr? Was fresst ihr? Tut das jetzt.*

Dann kommt wieder an euren Platz zurück und lasst die Erfahrung einsinken. Jetzt überlegt euch drei Eigenschaften, mit denen ihr euer Tier beschreiben wollt und stellt euch mit diesen Eigenschaften in der Gruppe vor. Also zum Beispiel: Ich bin ein Eichhörnchen, flink, scheu und ich sorge gut vor. Oder: Ich bin eine Schlange, ich führe in Versuchung, kann giftig sein und bin lautlos.

Einige der benannten Eigenschaften werden von den Teilnehmern als ich-fremd empfunden werden. (Polsters 1975: 109 ff.) Dies könnte bereits der Einstieg für eine vertiefende Exploration sein. Zum Beispiel:

- »*Was hast du dagegen, jemanden in Versuchung zu führen?*« Oder:
- »*Wenn du jemandem in deinem jetzigen Leben in Versuchung führen wolltest, wer könnte das sein?*«
- Oder eine weniger konfrontative Intervention könnte sein: »*Dir ist es sehr wichtig, niemanden in Versuchung zu führen.*«

Und es dabei zu belassen.

3. Du damals als Kind – Projektionen

Jeder suche sich einen Partner, der ihn interessiert. Setzt euch einander gegenüber, macht es euch bequem, spürt euren Körper, euren Atem und lasst eure Augen weich und entspannt sein. Gebt euch einem Tagtraum hin, während ihr euer Gegenüber anschaut. Lasst euren Blick immer mal wieder abschweifen. Wenn ihr wollt, könnt ihr zwischendrin auch mal die Augen schließen. Ist euch zwischendrin nach Kichern zumute, lasst es ruhig zu, um dann wieder in euren Tagtraum versinken zu können.

- *Stellt euch nun euer Gegenüber als Kind vor.*
- *Wie sah es aus?*
- *Was für Haare hatte es?*

- *Was hatte es an?*
- *Was für einen Gesichtsausdruck hatte es?*
- *Womit hat es gerne gespielt?*
- *Hatte es Geschwister?*
- *Wie waren seine Eltern?*
- *Wo lebte es? In der Stadt, auf dem Land? In einem Haus? In einer Mietswohnung?*
- *Wuchs es in ärmlichen oder eher wohlhabenden Verhältnissen auf?*
- *Was für Freunde hatte es?*
- *Oder war es eher ein Einzelgänger?*
- *Wie war es in der Schule?*
- *Was waren seine Lieblingsfächer?*
- *Was war sein Lieblingsessen?*
- *Hatte es Haustiere?*
- *Gab es bereits einschneidende Schicksalsschläge in seinem jungen Leben?*
- *Was wollte es einmal werden?*
- *War es ein artiges oder eher ungezogenes Kind?*

Lasst eurer Phantasie freien Lauf. Vielleicht wollt ihr euch Notizen machen.

Nach ca. zehn Minuten könnt ihr eurem Partner jeweils euren Tagtraum berichten. Am wirkungsvollsten geschieht dies ohne Unterbrechung. Der Partner hört es sich möglichst mit Pokergesicht an.

Anschließend haben beide die Möglichkeit, sich zum wahren Kern der Projektion zu bekennen und anderes richtig zu stellen.

Bei dieser Übung sind Teilnehmer oft beeindruckt von der Akkuratheit ihrer Projektionen. Ebenso erstaunt oder gar erschreckt es die Empfänger dieser Projektionen, wie viel sie allein durch ihr Äußeres verraten.

Gleichzeitig liegt es in der Natur von Projektionen, dass man danebenliegen kann und eventuell etwas über sich aussagt. Diesen Aspekt sprechen Teilnehmer selten an. In der Anfangsphase einer Gruppe belasse ich es bei dieser relativen Unbefangenheit.

4. Ich, Du, Ihr …

Dies ist eine einfache Übung für die Gruppenteilnehmer, um den Fokus ihrer Wahrnehmung auf die verschiedenen Ebenen im Gruppengeschehen richten zu lernen.

Nehmt euch einen Moment Zeit, um eure Aufmerksamkeit nach innen zu richten. Nehmt euren Körper bewusst wahr, registriert eure Stimmung und was euch im Moment beschäftigt.

- *Wenn ihr soweit seid, schaut euch langsam um, wer hier mit euch ist.*
- *Zu wem geht eure Aufmerksamkeit?*
- *Vielleicht gibt es etwas, was ihr jemandem mitteilen wollt, etwas, was euch gerade auffällt, oder etwas, das ihr demjenigen sowieso irgendwann einmal sagen wolltet. Jetzt werdet ihr gleich die Gelegenheit dazu haben.*
- *Zu guter Letzt sollt ihr jetzt euren Blick unfokussiert werden lassen, so dass ihr die Gruppe als Ganzes wahrnehmen könnt.*
- *Achtet dabei auf eure Körperempfindungen, auf euren Atem, auf Impulse oder Wünsche in Bezug auf die ganze Gruppe.*
- *Vielleicht nehmt ihr – wenn auch nur flüchtig – ein Bild wahr oder ein Wort, das diese Gruppe passend beschreibt.*

Macht euch kurze Notizen zu allen drei Aussagen:

- *von euch,*
- *an eine andere Person in der Gruppe,*
- *an die Gruppe als Ganzes*

Wer möchte, kann sie jetzt mitteilen.

5. Einige leere Stühle … Wie wichtig bin ich in der Gruppe? Wie wichtig ist die Gruppe für mich?

Wie im Kapitel über Gruppenprozesse beschrieben, herrscht in manchen Gruppen zu Beginn wenig Verbindlichkeit, was das Zusammenwachsen der Gruppe verhindert. Hier ist ein Vorschlag, wie die zugrundeliegende Gruppendynamik transparent werden kann und die Gruppenmitglieder bewusster mit ihrer Verantwortlichkeit für das Gelingen der Gruppe umgehen lernen.

In einer Gruppe, bei der häufig Teilnehmer fehlen, stelle ich auch für die fehlenden Teilnehmer Stühle auf, am besten dort, wo sie gewöhnlich sitzen. Irgendwann werden dann diese leeren Stühle zum Thema in der Gruppe.

Vielleicht möchte sie jemand wegstellen.

Oder jemand entschuldigt fehlende Teilnehmer mit einer mehr oder weniger akzeptablen Erklärung.

Andere Teilnehmer reagieren auf diese Erklärung entweder mit Verständnis oder mit verhaltenem Unmut.

Nach und nach werden unterschiedlichste Stellungnahmen abgegeben, wie zum Beispiel:

»Ich wäre heute auch lieber zu einer Kappensitzung gegangen«
»Mir macht es überhaupt nichts, wenn Teilnehmer fehlen, jeder sollte hier die Freiheit haben.«
»Mich nervt es, wenn dauernd jemand fehlt, die verpassen so viel und wenn sie dann wiederkommen, sind sie mir fremd.«

Ich moderiere diesen Austausch und unterstütze die Teilnehmer, ihre Stellungnahmen prägnant zu formulieren und sich mit vollem Elan dafür einzusetzen. Meist kommt es zu einer Polarisierung in zwei Lager, was sich gut aufgreifen und in Szene setzen lässt.

Oder jemand kann den Platz eines abwesenden Teilnehmers einnehmen und für ihn sprechen. Wichtig ist darauf zu achten, dass nicht *über* den abwesenden Teilnehmer gesprochen wird.

Wenn passend, lasse ich auch noch folgende Fragen mit einfließen:

- *»Wer ist hier wichtig für dich in der Gruppe und wie?«*
- *»Als wie wichtig erlebst du dich in der Gruppe und wie?«*
- *»Wie bereit bist du, andere für dich wichtig werden zu lassen?«*

Es ist klar, dass das Thema damit nicht erledigt ist. Das zeigt sich besonders dann, wenn die vorher abwesenden Teilnehmer wieder da sind. Oft brauchen die Gruppenteilnehmer dann noch Unterstützung, um in die direkte Konfrontation zu gehen, aber der Boden dafür ist bereitet. Natürlich sind Einstellungen zur Verbindlichkeit sehr stabil und veränderungsresistent. Ihren biographischen Hintergrund kann man in der Gruppe lebendig werden lassen, um offene Gestalten abschließen zu können.

Vielleicht hatte ein Teilnehmer einen sehr herrschsüchtigen Vater, der Verbindlichkeit um jeden Preis eingefordert hat. Hier steht neben der Auseinandersetzung mit der Gruppe auch eine mit dem Vater an.

6. Herausfinden von Gemeinsamkeiten und Unterschieden

Zu Beginn einer großen Gruppe ist dies eine gute Möglichkeit der oberflächlichen Orientierung. Gleichzeitig führt sie spielerisch die fundamentale Gegebenheit von Unterschiedlichkeit von Menschen ein, die für viele als bedrohlich erlebt und deshalb ausgeblendet wird.

Gruppenteilnehmer bewegen sich im Raum und lassen ihre Aufmerksamkeit pendeln zwischen innen und außen, zu

- der Umgebung,
- sich selbst,
- dem Boden, der sie trägt,
- ihrem Atem,

- ihrem Gewicht,
- ihrem Gesichtsausdruck,
- anderen Gruppenteilnehmern, usw.

Als Gruppenleiter beginne ich, eine Eigenschaft auszurufen, nach der sich die Teilnehmer gruppieren sollen. Je nach Gruppe können damit eher unverfängliche oder existenziell bedeutungsvollere Themen angerührt werden, wie z.B.:

- In Partnerschaft lebend – alleine stehend
- Kinder – kinderlos
- Berufstätig – arbeitslos
- Vegetarier – Fleischesser
- Kann Klavier spielen; kann Gitarre spielen; singt im Chor – hält sich für unmusikalisch

Auch Gruppenteilnehmer können Vorschläge machen. Nach jeder Gruppierung können sich die Gruppenteilnehmer über ihre Gemeinsamkeiten austauschen und bewusst wahrnehmen, wer in dieser Hinsicht anders ist als sie.

7. Vergleichende Aufstellungen

Eine Variante dieser Orientierungsübung kann auch noch später im Leben einer Gruppe angeboten werden. Hier wird unsere Tendenz, uns immer mit anderen zu vergleichen, bewusst aufgegriffen und für alle sichtbar gemacht. Der Gruppenleiter muss sich darüber im Klaren sein, dass jegliche Vergleiche bei einigen Teilnehmern starke Gefühle hervorrufen werden, die im anschließenden Gruppengeschehen Raum finden sollten.

Stellt euch in einer Reihe auf:

- *vom Kleinsten zum Größten*
- *vom Jüngsten zum Ältesten usw.*

Für Gruppen, die schon eine Weile zusammen sind:

1. Rangordnung

Der Gruppenleiter kann auch Kriterien wählen, die nicht so genau greifbar und potenziell angst- bzw. schambesetzt sind. Wenn die Gruppenteilnehmer bei dieser vergleichenden Einordnung respektvoll begleitet werden, und Implizites offen benannt werden kann, trägt es zu einer merklich entspannteren Gruppenatmosphäre bei.

Themen wie Konkurrenz und Neid können als Teil unserer menschlichen Existenz benannt, erfahren und integriert werden. Vor allem können sie als mächtige Triebfeder für gewünschte Veränderungen erlebt werden.

Findet eine Rangordnung:

- *vom Einflussreichsten in dieser Gruppe zum Unscheinbarsten/Unauffälligsten,*
- *vom Beliebtesten in dieser Gruppe zum Unbeliebtesten,*
- *vom Reichsten in dieser Gruppe zum Ärmsten usw.*

Entscheidend für diese Vergleiche ist ein gutes Timing und Anpassung des Experiments an die jeweiligen Gegebenheiten. Nur wenn das Thema von einem oder mehreren Gruppenteilnehmern selbst angesprochen wird und zur Figur wird, sollte ich es als Gruppenleiter aufgreifen, um unnötige Beschämung zu vermeiden und den Angstpegel erträglich zu halten. Weniger angst- und schambesetzt wäre vielleicht, nachzufragen:

»Wer ist ein bisschen einflussreicher in dieser Gruppe als du?«

oder auch:

»Wer ist der einflussreichste Mensch in deinem Leben?«

Eine weitere Möglichkeit besteht darin, eine Metapher aufzugreifen, die von der Gruppe selbst genannt wird, wie z.B. »Es geht hier zu wie im Hühnerhof«. Dies lässt sich sofort in eine Inszenierung mit nur wenigen Requisiten umsetzen.

2. Gruppenkörper

Diese Übung bietet sich für eine Gruppe an, die schon eine Weile zusammen ist, wenn sich bestimmte Rollen und Interaktionsmuster verfestigt haben.

Stellt euch vor, eure Gruppe wäre ein menschlicher Körper, mit allem, was dazugehört.

- *Nehmt euch einen Moment Zeit, diesen Körper zu visualisieren.*
- *So, wie ihr Teil dieser Gruppe seid, seid ihr auch Teil dieses Körpers.*
- *Welcher Teil dieses Gruppenkörpers seid ihr? Welche Funktion habt ihr?*
- *Nehmt euch Papier und Stifte und malt euch als Gruppenkörperteil.*
- *Legt euren Gruppenkörper zusammen.*
- *Wenn er liegt, schaut ihn euch an.*
- *Was fällt euch auf?*
- *Jeder spricht als sein Körperteil, z.B.:*
»Ich bin das Herz dieser Gruppe, ohne mich könnt ihr nicht leben, durch mich könnt ihr Liebe geben.«
»Ich bin der kleine Zeh, mich braucht ihr nicht wirklich.«
»Ich bin das Gehirn, ich kontrolliere alles und behalte immer den Überblick.«

Diese Gruppenübung wird sich mit jeder Gruppe anders weiterentwickeln. Für den Gruppenleiter dient sie als Ausgangspunkt, die jeweiligen Gruppenrollen im Kontakt untereinander erfahrbar zu machen, zuerst mithilfe einer Metapher (Gruppenkörper), die dann aber übersetzt werden muss, um als Handlungs- und Veränderungsimpuls genutzt werden zu können.

Auch hier richtet sich die Aufmerksamkeit des Gruppenleiters auf die drei unterschiedlichen Systemebenen (vgl. Kapitel »Ich, Du und Wir im Gruppenprozess«; darin: »Die Gruppe als Organismus«). Was bedeuten die jeweiligen Aussagen für den Einzelnen, für die Gruppe und für die Beziehung zwischen bestimmten Gruppenmitgliedern? In Bezug auf die Gruppe ist es zum Beispiel wichtig zu benennen, welche Funktionen von niemandem übernommen wurden. Auch das Umgekehrte könnte Thema werden, wenn der Körper zum Beispiel vier Augen und drei Ohren hat.

Es bleibt der Kreativität der Gruppe und des Gruppenleiters überlassen, wie er diese Exploration weiterführt (vgl. Kapitel: »Mitten drin – einige allgemeine Prinzipien«).

Wie im Kapitel »Übertragung und Gegenübertragung« angedeutet, kann alleine die Beschreibung dieser Übung den Angstpegel in der Gruppe hochschnellen lassen. In einer Ausbildungsgruppe haben wir mindestens ein halbes Jahr darauf zugearbeitet, bis die Teilnehmer den Mut fanden, sich soweit in der Gruppe zu zeigen. Zuvor standen die Themen Scham und Angst vor Bewertung und Zugehörigkeit in der Gruppe im Vordergrund.

3. Zur Erfahrung unterschiedlicher Kontaktfunktionen: sehen, hören, riechen, schmecken, spüren, tönen, sprechen

In der Gestalt geht es darum, den Wert unserer Sinneserfahrungen als wichtige Quelle für bereichernde Erfahrung und informative Orientierung wiederzuentdecken, die uns jederzeit unmittelbar zur Verfügung steht. Unsere Gedanken, Konzepte, Ideen, Vermutungen, Spekulationen und Interpretationen sind mentale Aktivitäten, die oftmals von dem Offensichtlichen ablenken, zu Verwirrung und einem Gefühl der Isolation und Entfremdung führen können.

Die folgenden Übungen für Gruppen sind nur als mögliche Anregungen gedacht. Sie können vielfältig variiert und erweitert, zu Beginn einer Gruppe, oder zwischendrin angeboten werden, da sie die unmittelbare Zentrierung auf das Hier-und-Jetzt in der Gruppe einfordern. Sie dienen der Einübung einer inneren Achtsamkeit und haben einen meditativen Charakter.

Schauen

Bewegt euch im Raum umher und bringt eure Aufmerksamkeit zunächst zu euch.

- *spürt euren Körper,*
- *euer Gewicht,*
- *den Kontakt eurer Füße mit dem Boden,*
- *spürt euren Atem, kann er frei fließen oder auch nicht?*
- *Nun lasst eure Aufmerksamkeit nach außen wandern*
- *und schaut.*
- *Lasst euren Blick schweifen.*
- *Könnt ihr es zulassen, euren Blick schweifen zu lassen?*
- *Oder kontrolliert ihr ihn lieber?*

Merkt, wann ihr eure Aufmerksamkeit wieder auf euch zurückwenden wollt. Könnt ihr das Pendeln eurer Aufmerksamkeit geschehen lassen?

Merkt, wann ihr wieder schauen wollt und schaut.

- *Was könnt ihr entdecken?*
- *Gibt es etwas oder jemanden, das/den ihr gerne anschaut?*
- *Nehmt euch Zeit dafür.*
- *Könnt ihr nur schauen, ohne gleich zu benennen, was ihr seht?*
- *Wie ist es, wenn ihr euch für einen Moment auf die Formen und Farben konzentriert?*
- *Wie ist es für euch, selbst angeschaut zu werden?*
- *Könnt ihr im Anschauen eine Begegnung/Berührung zulassen?*
- *Haltet ihr eher dem Blick des anderen stand oder vermeidet ihr den Blick?*
- *Was immer es ist, nehmt es wahr.*
- *Achtet darauf, wenn euer Blick starr wird und lasst ihn wieder schweifen oder zieht euch auf euch zurück, bis ihr wieder bereit seid zu schauen.*
- *Achtet darauf, wenn euer Atem ins Stocken kommt oder flach wird, ihr euch wenig spürt.*
- *Vielleicht wollt ihr euch auf euch zurückziehen oder auch mal aus dem Fenster schauen,*
- *ganz aus dem Kontakt mit den Menschen gehen,*
- *intensiv einen Gegenstand betrachten.*
- *Lasst diese Impulse zu, lasst euch geschehen,*

- *bis ihr vielleicht wieder jemanden aus der Gruppe anschauen möchtet.*
- *Achtet darauf, ob es jemanden gibt, den ihr gerne anschaut.*
- *Und auch, ob es jemanden gibt, den ihr nicht so gern anschaut.*
- *Könnt ihr das Wissen zulassen als wichtige Entdeckung?*
- *Findet jetzt einen Platz im Raum, wo ihr euch wohlfühlt, und zentriert eure Aufmerksamkeit auf euch.*
- *Vielleicht wollt ihr eure Augen für eine Weile schließen.*
- *Lasst das Erlebte nachwirken.*
- *Findet nun einen Partner, mit dem ihr euch über diese Erfahrung austauschen wollt.*

Bei der gemeinsamen Auswertung dieser Übung gibt es potenziell viele Möglichkeiten. Der Gruppenleiter und die Teilnehmer können eher an der Oberfläche verweilen.

»Dich habe ich gerne angeschaut, du hast so ein warmes Lächeln.«
»Ich habe so was schon mal gemacht und konnte jetzt die Leute viel leichter anschauen.«
»Mir war heute nicht zum Leute-Anschauen zumute. Ich habe am liebsten aus dem Fenster geguckt und war froh, als die Zeit um war.«

Die Auswertung dient dem Gruppenleiter dann hauptsächlich als diagnostische Orientierung, während die Gruppenteilnehmer sich und eine Awareness-Methode kennen gelernt haben. In der anschließenden Auswertung kann der Gruppenleiter aber auch existenzielle Themen einzelner Gruppenteilnehmer aufgreifen und therapeutisch vertiefen. Zum Beispiel wird die Rückmeldung *»Dich habe ich nicht gerne angeschaut, du blickst so feindselig.«* höchstwahrscheinlich Betroffenheit in demjenigen auslösen, dem sie gilt und sollte nicht so stehen gelassen werden.

»Ist dir das bewusst?«,
wäre eine mögliche Nachfrage und wenn sie bejaht wird:
»Weißt du, wem diese Feindseligkeit gilt?« oder:
»Kannst du sie zulassen und in deiner Haltung verstärken, vielleicht noch einen passenden Satz und eine Geste finden?« und so weiter.

3.2 Hören

Findet eine bequeme Position, in der ihr für eine Weile ohne große Anstrengung sitzen könnt.

- *Wenn ihr wollt, könnt ihr eure Augen schließen.*
- *Bringt eure Aufmerksamkeit auf euren Körper,*

- *wie er getragen wird,*
- *spürt euer Gewicht,*
- *spürt euren Atem,*
- *spürt die Bewegung eures Ein- und Ausatmens,*
- *stellt euch vor, dass ihr bei jedem Mal Ausatmen mehr von eurem Gewicht zulassen könnt.*
- *Vielleicht wollt ihr ab und zu eure Körperposition verändern, so dass ihr euch weiterhin ohne große Anstrengung aufrecht halten könnt.*
- *Richtet jetzt eure Aufmerksamkeit auf eure Ohren.*
- *Gebt euren Ohrmuscheln und Ohrläppchen eine kleine sanfte Massage, die damit endet, dass ihr eure Ohrläppchen sachte nach unten zieht.*
- *Jetzt konzentriert euch auf all die äußeren Geräusche und Töne.*
- *Von Moment zu Moment.*
- *Nehmt jetzt auch die inneren Geräusche und Töne wahr.*
- *Lasst eure Aufmerksamkeit pendeln zwischen inneren und äußeren Tönen, so wie ihr sie von Moment zu Moment wahrnehmen könnt.*
- *Merkt, wann immer ihr mit eurer Aufmerksamkeit abschweift und*
- *bringt sie sachte wieder zurück auf all die Geräusche und Töne, wie ihr sie von Moment zu Moment innen und außen wahrnehmen könnt.*
- *Ihr werdet merken, dass es Geräusche und Töne gibt, die ihr als unangenehm empfindet,*
- *solche, die euch gefallen,*
- *und solche, die ihr als neutral erlebt.*
- *Nehmt das bewusst wahr.*
- *Merkt, wann immer ihr mit eurer Aufmerksamkeit abschweift und*
- *bringt sie sachte wieder zurück zu den äußeren und inneren Geräuschen und Tönen.*
- *Merkt, wenn ihr das, was ihr hört, automatisch benennt:*
- *»Ah, das ist ein Auto« oder*
- *»ah, die Kirchenglocken« (usw).*
- *Vielleicht habt ihr auch sofort ein inneres Bild davon,*
- *driftet ab in eine Erinnerung,*
- *oder in ein Gefühl,*
- *in eine Stimmung,*
- *lasst das für eine Weile zu,*
- *nehmt es mit Interesse wahr*

- *und kehrt dann mit eurer Aufmerksamkeit sachte wieder zurück zu den äußeren und inneren Tönen und Geräuschen.*

Ihr könnt jetzt eure Augen wieder öffnen und die Erfahrung eine Weile nachwirken lassen. Sucht euch einen Partner, mit dem ihr euch über diese Erfahrung austauschen wollt.

Bei der anschließenden gemeinsamen Auswertung gilt auch oben Genanntes (vgl. S. 254). Je nach Bereitschaft der Gruppenteilnehmer und Einschätzung des Gruppenleiters kann es völlig ausreichend sein, die Rückmeldungen zunächst so stehen zu lassen, oder aber sie zu vertiefen.

Wichtig ist, auf diese Erfahrung im weiteren Verlauf der Gruppe zurückgreifen zu können, sodass sie im Zusammenhang mit dem fortlaufenden Geschehen integriert werden kann.

- *»Hast du gehört, was ich gerade gesagt habe?«*
- *»Was fühlst du, wenn du das von ihm gehört hast?«*
- *»Glaubst du ihr, wenn sie dir das sagt?«* oder
- *»Was hat sie denn gerade gesagt? Kannst du es wiederholen?«*

Das sind zum Beispiel Interventionen, die ich häufig gebrauche, wenn es um Beziehungsklärung zwischen Gruppenteilnehmern geht. Es ist frappant, wie oft Menschen durch Weghören oder verzerrtes Zuhören den Kontakt unterbrechen oder auch dem, was sie akkurat hören, nicht glauben.

Wie in der Übung beschrieben, können bestimmte Geräusche Erinnerungen und Gefühle auslösen, die in ihrer unmittelbaren Intensität ein Aufgreifen durch den Gruppenleiter sinnvoll machen, es sei denn, es sprengt den vorgegebenen Rahmen der Gruppe. Oft handelt es sich um offene Gestalten, um einst unterbrochene Gefühle und Handlungsimpulse, die im Hier-und-Jetzt der Gruppe ihren Ausdruck finden, zu Ende gebracht, in den lebendigen Kontakt mit anderen eingebracht und integriert werden können.

Beispiel:

So habe ich zum Beispiel erlebt, wie ein überfliegender Jet bei einer Gruppenteilnehmerin Kindheitserinnerungen aus den letzten Kriegsjahren erweckte. Sie verspürte akute Angst und fühlte sich in den Luftschutzbunker zurückversetzt.

Ich ließ sie die Situation beschreiben, wie sie sie als Kind erlebte. Es stellte sich heraus, dass sie vor Angst gelähmt war und sich ganz alleine fühlte: Ihre Mutter sei meilenweit weg und habe ihren kleinen Bruder auf dem Arm gehabt.

Ich fragte sie, was sie am liebsten gemacht und was sie sich in der Situation gewünscht hätte. Am liebsten hätte sie laut geschrien und gewollt, dass ihre Mutter sie in den Arm nimmt und ihr sagt, dass alles gut wird.

Dies könnte jetzt im Rahmen einer erfahreneren Gruppe in Szene gesetzt und ausgeführt werden (vgl. Kapitel »Das kreative Potenzial der Gruppe nutzen«).

Auch könnte man dem Thema nachgehen, was sie heute macht, wenn sie Angst hat, ob sie im übertragenen Sinne laut schreien und sich Hilfe und Beruhigung holen kann oder immer noch eher vor Angst erstarrt.

Vielleicht ist mir oder anderen diese Teilnehmerin auch schon durch ihre Fähigkeit aufgefallen, sich unsichtbar zu machen. Dies könnte Anlass sein, ihr diese Rückmeldung zu geben und darüber mit ihr in Kontakt zu kommen.

Vielleicht traut sie sich jetzt zum ersten Mal in der Gruppe, über ihre Ängste zu reden, zum Fokus der Aufmerksamkeit zu werden usw.

Es ist klar, dass diese traumatische Erfahrung, die ihr weiteres Leben geprägt haben wird, nicht mit einer Arbeit abgeschlossen ist.

Faszinierend für mich ist die Tatsache, dass durch eine einfache Wahrnehmungsübung, solch zentrale Lebensthemen in den Vordergrund kommen können und eine erfahrungsorientierte Integration erlauben. Bisher hatte diese Klientin lediglich *über* ihre Kriegserfahrungen berichtet, abgeschnitten von ihrer intensiv erlebten Angst und Einsamkeit.

3.3 Riechen

Der Geruchsinn ist bei den meisten Menschen sehr gut ausgeprägt und für unsere Orientierung, ja sogar für unser Überleben unerlässlich. Er schützt uns vor Lebensmittelvergiftung durch verdorbenes Essen oder vor einem Brand, weil wir den Herd aus Versehen angelassen hatten. Gerüche können eine wohltuende, belebende, appetitanregende, entspannende, ja sogar erregende Wirkung haben. Sie können auch eklig, unangenehm, stechend, Übelkeit erregend und abstoßend sein. Gerüche können längst vergessene Erinnerungen nebst den damit verbundenen Gefühlen wieder intensiv wachrufen. Unser Geruchsinn lässt uns wissen, wen wir gut riechen können aber auch, wem wir nicht zu Nahe kommen wollen oder sogar ›nicht riechen können‹.

Wenn wir den Geruch eines anderen nicht mögen, gilt es als unhöflich, es direkt auszusprechen. Es ist genauso tabu und wird als kränkend erlebt, wie jemandem direkt zu sagen, dass man ihn nicht mag. Nur in sehr vertrauten Beziehungen, zum Beispiel zwischen Eltern und Kindern, engen Freunden oder Partnern, scheint es angebracht, auf unangenehme Gerüche hinzuweisen.

Deshalb biete ich folgende Übung auch nur in Gruppen an, in denen sich die Teilnehmer schon besser kennen und in denen eine Grundstimmung von Wohlwollen und Vertrautheit herrscht. Je nach Risikobereitschaft und Kontext werde ich auch die Einladung zu Offenheit und persönlicher Direktheit variieren.

Bewegt euch im Raum umher und bringt eure Aufmerksamkeit auf euren Körper.

- *Spürt bewusst den Kontakt zum Boden, wie euer Gewicht vom Boden getragen wird.*
- *Spürt euren Atem,*
- *eure Gesichtszüge*
- *und nehmt wahr, wer mit euch im Raum ist.*
- *Bringt jetzt eure Aufmerksamkeit auf eure Nase, euer wertvolles Geruchsorgan.*
- *Vielleicht wollt ihr eure Nase einen Moment massieren.*
- *Spürt eure ganze Vitalität in eurer Nase.*
- *Schnüffelt ein wenig wie ein Hund.*
- *Atmet ein paar Mal ganz langsam tief ein, als ob ihr eine Spur aufnehmen wollt.*
- *Nun nehmt ganz bewusst all die unterschiedlichen Gerüche hier im Raum wahr.*
- *Es kann der Geruch von Gegenständen sein.*
- *Es kann der Geruch von anderen Menschen sein oder auch euer eigener Geruch.*
- *Erlaubt euch, ganz bewusst zu schnüffeln und die Düfte mit großer Aufmerksamkeit aufzunehmen.*
- *Merkt, wie ihr die Gerüche bewertet.*
- *Welche findet ihr angenehm,*
- *welche eher unangenehm?*
- *Wahrscheinlich fällt es euch leichter, an Gegenständen zu riechen, als an den anderen Menschen hier im Raum.*
- *Achtet auf eure Grenzen und geht respektvoll miteinander um.*
- *Nehmt euch Zeit mit dem Riechen.*
- *Merkt, wenn ihr den Kontakt zu euch verliert und besinnt euch wieder auf euch, zieht euch für eine Weile auf euch zurück,*
- *bevor ihr wieder hinausgeht und dem Interesse eurer Nase folgt.*

Wenn ihr möchtet, könnt ihr euch jetzt über die unterschiedlichen Gerüche austauschen. Vielleicht wollt ihr mit den Gerüchen von Gegenständen anfangen. Ladet andere dazu ein, an euren Geruchsentdeckungen teilzuhaben. Vielleicht wollt ihr auch eurem Gegenüber mitteilen, welchen Geruch ihr wahrnehmt und ob ihr ihn als angenehm oder unangenehm erlebt.

- *Lasst die jeweiligen Rückmeldungen auf euch wirken*
- *und nehmt euch Zeit, mitzuteilen, was es in euch auslöst.*
- *Nehmt euch auch die Zeit zu hören, was eure Rückmeldungen bei eurem Gegenüber auslösen.*
- *Vielleicht hattet ihr Angst, den anderen damit zu verletzen.*

Zum Abschluss findet einen Partner, mit dem ihr euch über das Erlebte austauschen wollt. Bevor ihr jetzt sprecht, lasst eure Erfahrung zunächst in Ruhe nachwirken.

Meiner Erfahrung nach löst diese Übung viel Erregung, aber auch Verlegenheit aus und bringt wichtige Themen in den Vordergrund des Gruppengeschehens. Auch hier empfiehlt es sich wieder, ausreichend Zeit einzuplanen, um das Erlebte integrieren zu können.

3.4 Schmecken

Unsere Fähigkeit zu schmecken ist eng mit unserem Geruchssinn verbunden und ist von ebenso vitaler Bedeutung für unsere Orientierung und unser Wohlbefinden. Außerdem prägt unsere Fähigkeit zu schmecken auch unser ästhetisches Empfinden und im weiteren Sinne unser Gespür für Vorlieben und Abneigungen.

In unserer Kultur wird bereits in frühester Kindheit in die Entwicklung des persönlichen Geschmacks eingegriffen. Wen wundern dann das Überhandnehmen von Essstörungen und das Leiden unter Richtungs- und Sinnlosigkeit? Auch hier gibt es viele Anstandsregeln; dass man zum Beispiel nicht deutlich zeigen und danach handeln darf, wenn einem etwas nicht schmeckt oder gefällt. Hat man es sich zur Gewohnheit gemacht, immer anständig zu sein, so ist einem der Geschmackssinn bald abhanden gekommen.

Die folgende Übung sollte auch immer wieder variiert werden und dem Kontext der jeweiligen Gruppe angepasst werden.

Die Gruppenteilnehmer oder der Gruppenleiter bringen zum nächsten Treffen eine kleine Auswahl von Lebensmitteln mit. Sie werden buffetmäßig angerichtet.

- *Wandert im Raum umher und nehmt die unterschiedlichen Lebensmittel wahr.*

- *Nehmt ihre Formen und Farben wahr,*
- *ihre Konsistenz,*
- *ihren Geruch und*
- *spürt jeweils eure Resonanz dazu.*
- *Bekommt ihr Appetit darauf,*
- *läuft euch das Wasser im Mund zusammen*
- *oder ist es euch eher egal?*
- *Findet ihr es abstoßend,*
- *geht euch beim Anblick eher die Kehle zu*
- *oder bekommt ihr ein anderes deutliches »Nein«-Signal vom Körper?*
- *Nehmt euch Zeit für euren Vorgeschmack.*
- *Jetzt wählt etwas aus, von dem ihr annehmt, dass es euch schmecken wird.*
- *Nutzt all eure Sinne, euch dem Lebensmittel zu nähern.*
- *Jetzt kostet ein kleines Stück und nehmt, wie bei einer Weinprobe, ganz bewusst das Bouquet wahr.*
- *Schmeckt es wirklich so, wie ihr es erwartet habt?*
- *Oder seid ihr eher enttäuscht?*
- *Möchtet ihr es am liebsten wieder loswerden?*
- *Oder fühlt ihr euch verpflichtet, es zu Ende zu essen?*
- *Wenn es euch mundet, könnt ihr euch die Zeit nehmen, es zu genießen?*
- *Oder fühlt ihr euch getrieben, es schnell zu essen, um gleich noch mehr davon bekommen zu können?*

Ihr habt jetzt noch zwei weitere mögliche Kostproben.

- *Wollt ihr bei eurer ersten Wahl bleiben*
- *oder noch weiteres ausprobieren?*
- *Spürt nach, was ihr jetzt gerne möchtet.*

Wenn ihr wollt, könnt ihr eure Lieblingsspeise einem anderen Gruppenmitglied anbieten.

- *Geht dabei respektvoll miteinander um und achtet auf eure Grenzen.*
- *Nehmt euch Zeit für den Vorgeschmack und für die Entscheidung:*
- *Wollt ihr überhaupt kosten?,*
- *Nehmt euch Zeit für das bewusste Kosten und die Entscheidung, es zu Ende zu essen oder nicht.*

Bleibt mit eurem Partner und lasst die Erfahrung in Ruhe auf euch wirken. Tauscht euch jetzt miteinander aus.

Beim gemeinsamen Erfahrungsaustausch in der Gruppe sollte der Gruppenleiter darauf gefasst sein, dass die Übung bei einigen Gruppenteilnehmern starke Gefühle ausgelöst hat. Selbst wenn diese nicht weiter vertieft, sondern zunächst nur zur Kenntnis genommen werden, ist es wichtig, dafür genügend Zeit eingeplant zu haben.

Eine Essstörung, die diese Übung zutage bringen kann, begreifen wir in der Gestalt wie die meisten anderen, nicht organisch bedingten Symptome als eine Kontaktstörung. Der Essvorgang ist ja ein Prototyp des Austausches und der Kontaktaufnahme mit der Umwelt. Auch besteht ein enger Zusammenhang zwischen unserem Geschmacksinn und unserer Neigung zur Introjektion, zur ungeprüften Übernahme von Informationen, Werten und Glaubenssätzen (vgl. Perls, Hefferline, Goodman, 1996; zum Thema Introjektion 189 ff.).

Es kann auch sein, dass diese Übung Scham- und sogar Panikreaktionen bei einigen Teilnehmern auslöst. Deshalb ist es bei der Anleitung wichtig, die Teilnehmer darin zu bestärken, auf ihre Grenzen zu achten. So habe ich schon erlebt, dass jemand bei dieser Übung aus dem Raum geflüchtet ist. Hinterher stellte sich heraus, dass sie es immer vermeidet, in der Öffentlichkeit zu essen. Welche Einschränkung in ihrem Alltag und Beeinträchtigung ihrer Lebensqualität!

Oder einige Gruppenteilnehmer entdeckten ein gemeinsames Anliegen: ihr negatives Selbstwertgefühl, gekoppelt an die Figur und viele fehlgeschlagene Diäten. Der Gruppenleiter kann dieses schambesetzte Thema dann weiter verfolgen.

3.5 Spüren

Beim Spüren geht es um die direkte Erfahrung unserer Körperempfindungen und Gefühle, möglichst unvermittelt durch unseren Intellekt. Oftmals raten die Leute nur, was sie spüren, beziehungsweise verwechseln ihre Gedanken und Ideen mit dem, was sie im Moment spüren und fühlen könnten.

Ich kann sagen, ich bin wütend, ohne es zu spüren, zu fühlen oder auszudrücken. Dies kann eine bewusste Entscheidung sein, ich möchte mich kontrollieren. Es kann aber auch ein Automatismus sein, der sich meiner Kontrolle zu entziehen scheint. Wenn ich mich darauf konzentriere, erlebe ich dann eine Entfremdung von meinen Gefühlen und meinen Körperempfindungen. Dies ist ein weitverbreitetes Phänomen und immer bei Teilnehmern besonders im Anfangsstadium einer Gruppe anzutreffen.

Die folgende Übung ist eine Form von Meditation, in der wir die unterschiedlichen Prozesse, die in uns ablaufen, zunächst einmal nur für uns bewusst und differenziert wahrnehmen lernen. Ein Aspekt davon ist die Wahrnehmung von Körperempfindungen und Gefühlen, das Spüren. In der Regel ereignet sich dabei nichts Spektakuläres. Es kann aber auch sein, dass intensive emotionale Prozesse ausgelöst werden, auf die der Gruppenleiter vorbereitet sein sollte. Zu Beginn empfiehlt sich, die Meditation nicht länger als ca. 20 Minuten dauern zu lassen. Zwischen den einzelnen Absätzen sollten lange Pausen liegen.

Einzelübung:

Setzt euch bequem hin, so dass euer Körper gute Unterstützung findet und ihr ohne viel Anstrengung für eine Weile aufrecht sitzen könnt und euer Atem frei fließen kann. Ihr könnt bei Bedarf eure Position verändern, ihr müsst nicht still sitzen.

- *Richtet eure Aufmerksamkeit langsam nach innen.*
- *Wenn ihr wollt, könnt ihr eure Augen schließen.*
- *Ihr könnt sie aber auch halb oder ganz geöffnet halten, wie es euch am angenehmsten ist.*

- *Nehmt bewusst euren Kontakt zum Boden wahr, wie ihr vom Boden getragen werdet,*
- *wie eure Arme und Beine aufliegen,*
- *spürt euer Gesäß*
- *und die Stütze im Rücken,*
- *spürt, wie euer Kopf getragen wird*
- *und spürt eure Gesichtszüge.*

- *Spürt euren Atem,*
- *die Bewegung eures Ein- und Ausatmens.*
- *Spürt, wie ihr euch beim Einatmen leicht ausdehnt*
- *und beim Ausatmen wieder leicht zusammenfallt.*
- *Stellt euch vor, dass ihr bei jedem Ausatmen etwas mehr von eurem Gewicht dem Boden und dem Stuhl anvertrauen könnt.*
- *Verfolgt jetzt die Bewegung eures Ein- und Ausatmens.*
- *Ihr braucht nichts weiter zu tun.*
- *Bleibt präsent mit eurem Ein- und Ausatmen.*

- *Merkt, wenn ihr mit eurer Aufmerksamkeit abschweift.*
- *Vielleicht habt ihr Gedanken, die in den Vordergrund kommen.*
- *Lasst diese für eine Weile zu, nehmt sie mit Interesse wahr*

- *und lasst sie nach einer Weile wie Wolken am Himmel dahinziehen.*
- *Bringt eure Aufmerksamkeit sachte wieder zurück auf die Bewegung eures Atems.*
- *Spürt die Bewegung eures Ein- und Ausatmens.*

- *Merkt, wenn ihr mit eurer Aufmerksamkeit abschweift.*
- *Vielleicht habt ihr innere Bilder, die in den Vordergrund kommen.*
- *Lasst diese für eine Weile zu, nehmt sie mit Interesse wahr*
- *und lasst sie nach einer Weile wieder in den Hintergrund treten.*
- *Bringt eure Aufmerksamkeit sachte wieder zurück auf euren Atem.*
- *Spürt die Bewegung eures Ein- und Ausatmens gegenwärtig in jedem Moment.*

- *Merkt, wenn ihr mit eurer Aufmerksamkeit abschweift.*
- *Vielleicht habt ihr Körperempfindungen, die in den Vordergrund kommen.*
- *Dies können wohlige Empfindungen wie Wärme oder Strömen sein*
- *oder eher unangenehme Empfindungen wie Druck, ein Ziehen oder Schmerzen.*
- *Verweilt bei ihnen jeweils mit eurem Interesse und*
- *bringt eure Aufmerksamkeit dann langsam wieder zurück auf euren Atem.*
- *Seid gegenwärtig in der Bewegung eures Ein- und Ausatmens.*

- *Merkt, wenn ihr mit eurer Aufmerksamkeit abschweift.*
- *Vielleicht habt ihr Gefühle und Emotionen, die in den Vordergrund kommen.*
- *Lasst diese jeweils für eine Weile zu und nehmt sie mit Interesse wahr.*
- *Bringt eure Aufmerksamkeit dann wieder sachte zurück auf die Bewegung eures Ein- und Ausatmens.*
- *Ihr braucht nichts weiter zu tun als euch geschehen zu lassen.*

- *Merkt, wenn ihr mit eurer Aufmerksamkeit von der Gegenwart abschweift und*
- *bringt sie sachte wieder zurück auf die Bewegung eures Atems.*

Nehmt wahr, wann

- *Gedanken in den Vordergrund kommen,*
- *Körperempfindungen,*

- *Gefühle und Emotionen, und*
- *lasst sie nach einer Weile wieder in den Hintergrund treten.*
- *Bringt eure Aufmerksamkeit wieder sachte auf euren Atem zurück.*
- *Spürt die Bewegung eures Ein- und Ausatmens.*
- *Merkt, wenn ihr mit eurer Aufmerksamkeit von der Gegenwart abschweift und*
- *bringt sie sachte wieder zurück auf die Bewegung eures Atems.*
- *Ihr könnt jetzt mit eurer Aufmerksamkeit wieder zurück in diesen Raum kommen.*
- *Bewegt bewusst eure Füße und Hände.*
- *Wenn ihr wollt, könnt ihr euch auch ausgiebig strecken und recken, seufzen und stöhnen.*
- *Öffnet dann die Augen und lasst euch ganz bewusst umherschauen,*
- *wo ihr seid und*
- *mit wem ihr seid.*

Erfahrungsgemäß entwickelt sich das Mitteilungsbedürfnis nach dieser Übung eher langsam. Den Teilnehmer sollte Zeit gegeben werden, um von sich aus das Bedürfnis zu spüren, an ihre Erfahrung anknüpfend wieder nach außen in den Kontakt mit anderen zu gehen.

Viele Menschen verlieren den Kontakt zu sich, sobald sie sich auf ein Gegenüber beziehen. Sie sind dann so mit dem anderen beschäftigt, ob sie zum Beispiel einen guten Eindruck machen, dass sie sich kaum noch selbst spüren können oder um ihre Gefühle wissen.

Im Kontakt mit anderen ist es wichtig, geerdet und zentriert zu bleiben, um sich weiterhin gut spüren zu können (vgl. Kapitel: »Mitten drin – einige allgemeine Prinzipien«). Hier eine mögliche Übung dazu:

Partner-Übung

Sucht euch einen Partner, jemanden, der euch interessiert, und setzt euch einander gegenüber.

- *Nehmt euch Zeit mit eurer Aufmerksamkeit zunächst bei euch zu verweilen.*
- *Spürt euren Körper,*
- *euer Gewicht, wie es vom Boden getragen wird.*
- *Spürt euren Atem,*
- *die Bewegung eures Ein -und Ausatmens.*

- *Spürt, wie ihr euch im Moment fühlt.*
- *Wie ist eure Stimmung?*
- *Was beschäftigt euch im Moment?*
- *Was bewegt euch?*
- *Wie seid ihr im Moment hier?*
- *Wenn ihr soweit seid, richtet eure Aufmerksamkeit ganz langsam auf euer Gegenüber.*
- *Nehmt diesen Übergang ganz bewusst wahr.*
- *Könnt ihr euch noch spüren?*
- *Habt ihr noch Zugang zu dem, was euch bewegt und beschäftigt?*
- *Oder ist es wie vergessen?*
- *Wenn ihr wollt, könnt ihr eure Aufmerksamkeit noch mal zurück auf euch richten, bis ihr euch wieder deutlich spüren könnt und wisst, was euch bewegt und beschäftigt.*
- *Vielleicht hat es sich jetzt verändert.*
- *Dann richtet eure Aufmerksamkeit wieder langsam auf euer Gegenüber.*
- *Nehmt wahr, was ihr sehen könnt, ohne zu starren.*
- *Lasst eure Augen dabei weich sein.*
- *Nehmt wahr, wie es euch berührt,*
- *welche Gefühle*
- *und Gedanken es vielleicht in euch auslöst und*
- *schaut weiter.*
- *Wenn ihr den Impuls dazu verspürt, bringt eure Aufmerksamkeit langsam wieder nur auf euch zurück.*
- *Was spürt ihr jetzt?*
- *Nehmt ihr eine Veränderung wahr?*
- *Nehmt euch jetzt ungefähr fünf Minuten Zeit, um mit eurer Aufmerksamkeit zwischen euch und eurem Partner zu pendeln.*
- *Merkt, wenn ihr euch vielleicht zu sehr anstrengt, alles richtig zu machen. Ihr könnt nichts falsch machen.*
- *Seid offen für das, was ihr entdecken könnt.*
- *Zum Abschluss nehmt euch Zeit, die Erfahrung nachwirken zu lassen.*

- *Jetzt könnt ihr euch darüber austauschen.*

Die anschließenden Rückmeldungen kann der Gruppenleiter für sich stehen lassen oder auch aufgreifen und vertiefen. Sie geben oft eine gute diagnostische Orientierung für habituelle Kontaktunterbrechungen. So deutet zum Beispiel die häufig zu hörende Aussage: *»Ich kannte diese Übung schon, diesmal konnte ich sie viel besser«* auf **Egotismus** hin. Die Vermeidung, eine neue Begegnung zu erfahren, sich auf Kontakt einzulassen und der Stolz darüber, nicht überrascht und kalt erwischt zu werden.

Oder die Aussage: *»Ich fand es unerträglich, so lange angeschaut zu werden«* verweist auf **Projektion**, die Phantasie, dass der andere einen genauso abwertet, wie man es mit sich selbst tut, sowie die Vermeidung, die eigenen Augen zu benutzen, um sich über das Gegenüber selbst ein Urteil zu bilden.

Diese Kontaktunterbrechungen könnten zum Thema in der Gruppe werden und durch die Interventionen des Gruppenleiters zu Annäherung und wahren Begegnungen führen (vgl. Kapitel: »Interventionsmöglichkeiten bei Kontaktunterbrechungen im Gruppengeschehen«).

Um das Spüren wieder zu erlernen, gibt es natürlich noch unzählige andere Möglichkeiten. Man kann sich in Bewegung spüren und bei Berührung. Wichtig ist, dass diese Erfahrungen in das Gruppengeschehen integriert werden und nicht nur abgetrennt in Übungen stattfinden (vgl. Kapitel »Mitten drin – einige allgemeine Prinzipien«).

3.6 Töne, Stimme und Sprache

Unsere Töne, Stimme und Sprache sind ein wichtiger Bestandteil unserer Persönlichkeit. Sie verraten viel von uns. Mit unseren Tönen, unserer Stimme und Sprache zeigen wir uns eher oder verstecken uns. Wir können uns damit ausdrücken und einladend den Kontakt suchen oder uns abwürgen, verschlucken, zurückhalten, forcieren und verstellen.

Die folgenden Übungen schärfen einerseits Bewusstheit für unsere Sprache und Stimme, andererseits unterstützen sie auch befreienden Ausdruck und den Fluss von Energie.

Gruppentöne

Dies ist eine eher spielerische Übung, die die Teilnehmer darauf einstimmt, bewusst die Stimme des anderen wahrzunehmen. Auch hier gibt es unzählige Variationen und es empfiehlt sich, die Grundidee immer wieder abzuwandeln, das erhält als Gruppenleiter mein lebendiges Interesse an der Gruppe.

Bewegt euch im Raum und bleibt mit eurer Aufmerksamkeit ganz bei euren Bewegungen und spürt, ob sie zu dem passen, wie ihr euch fühlt.

- *Nehmt euren Körper bewusst wahr:*
- *Gibt es wohlige Gefühle,*
- *gibt es Anspannungen?*
- *Wie ist eure Stimmung?*
- *Drückt eure Stimmung jetzt mit einem Ton aus*
- *oder auch mit mehreren Tönen,*
- *experimentiert mit eurer Stimme, bis sie zu eurer Stimmung passt.*
- *Während ihr im Raum herumlauft, nähert euch jemand anderem mit eurem Ton.*
- *Derjenige kann euch jetzt hören und ihr hört seinen Ton.*
- *Könnt ihr beide eure Töne halten?*
- *Sind sie eher harmonisch*
- *oder unharmonisch?*
- *Experimentiert damit, harmonisch miteinander zu werden*
- *und bewegt euch wieder auseinander.*
- *Findet jemand anderen und hört hin und*
- *lasst euch hören.*
- *Könnt ihr eure Töne halten?*
- *Sind sie eher harmonisch*
- *oder unharmonisch?*
- *Experimentiert damit, sie unharmonisch klingen zu lassen und*
- *bewegt euch wieder auseinander.*
- *Lasst eure Töne jetzt als ganze Gruppe harmonisch werden.*
- *Hört gut hin.*
- *Passt ihr euch an oder*
- *wartet ihr darauf, dass die anderen sich anpassen?*
- *Nun geht allmählich in eine Disharmonie,*
- *macht es gut langsam, ohne den Kontakt zu eurem Körper und dem Boden zu verlieren.*
- *Pendelt jetzt zwischen Harmonie und Disharmonie,*
- *spürt nach, wie es jeweils in euch nachwirkt.*
- *Lasst euren Ton allmählich leiser werden und*
- *nehmt euch Zeit, nachzuspüren.*

Tauscht euch mit einem Partner über die Erfahrung aus.

Beim Erfahrungsaustausch in der Gruppe können die Rückmeldungen für sich stehen bleiben oder auch aufgegriffen und vertieft werden.

Manchmal kann diese Übung heftige Gefühle auslösen, deshalb sollte für sie anschließend immer ausreichend Zeit bleiben. Manche Teilnehmer haben eine sehr geringe Toleranz für Misstöne. Meist haben sie Gewalt und Missbrauch erlebt. Diese unverarbeiteten Erfahrungen fordern jetzt als offene Gestalten unsere ungeteilte Aufmerksamkeit, wenn es der Rahmen zulässt.

Oft wird diese Übung aber auch spielerisch genutzt und bietet zum Beispiel einigen Gruppenteilnehmern die befreiende Erfahrung, im Schutz der Gruppe ihre sonst übliche Hemmung zu überwinden. Laut und schräg können sie ihre Gereiztheit ertönen lassen und werden damit angehört.

Darüber hinaus führt dies zu einem wichtigen Gruppenthema: Wie stehen die einzelnen Teilnehmer zu Harmonie und Disharmonie in der Gruppe? Was sind ihre bisherigen Erfahrungen bezüglich Harmonie und Disharmonie in Gruppen? Haben sie ein gutes Gehör für Misstöne und verstellte Stimmen? Trauen sie ihrer Wahrnehmung?

4. Gehmeditation

Diese Form des bewussten Gehens habe ich zum ersten Mal vor vielen Jahren während eines Vipassana-Wochenendes kennen- und schätzen gelernt. Ich muss gestehen, es war alles andere als Liebe auf den ersten Blick. Während ich in quälender Langsamkeit meine ersten Runden drehte – es waren, glaube ich, nur vier innerhalb von 30 Minuten – habe ich innerlich geflucht und gedacht, ich halte das keine Minute länger aus. Ich habe es dann während dieses Wochenendes noch zwei Mal immer besser ausgehalten und mich ein halbes Jahr später zu einem Thai-Chi-Kurs angemeldet. Denn ich wusste, dass ich dort wöchentlich an dieser Gehmeditation teilnehmen konnte. Soviel also als Vorwarnung und Appetitanreger zugleich.

Für diese Übung braucht man einen großen Raum (mindestens 40 qm). Idealerweise wird sie ohne Schuhe gemacht, das muss aber nicht sein. Wie schon gesagt: Alle gehen sehr langsam im Kreis herum, alle gehen in eine Richtung. Ich mache die Gangart vor:

- *Ihr Gewicht wird ganz bewusst von einem Fuß auf den anderen verlagert und dabei betont abgerollt.*
- *Um Ihr Gleichgewicht gut halten zu können, gehen Sie dabei etwas breitbeiniger als normal.*
- *Ihre Arme hängen locker zu Seite herunter und*
- *Sie gehen normal aufrecht, mit erhobenem Kopf, Kinn leicht nach unten, so dass ihr Nacken leicht gedehnt ist.*

- *Bleiben Sie mit Ihrer ganzen Aufmerksamkeit in Ihrem Schreiten.*
- *Spüren Sie Ihren Atem und lassen Sie ihn bewusst kommen und gehen.*
- *Finden Sie Ihr eigenes Tempo und Ihren eigenen Rhythmus.*
- *Merken Sie, wann immer Sie mit Ihrer Aufmerksamkeit abschweifen und bringen Sie sie langsam wieder zurück zu Ihrem Schreiten, zu Ihrer Gewichtsverlagerung von einem auf den anderen Fuß und zu Ihrem Atem.*

Wenn Sie diese Übung zum ersten Mal mit einer Gruppe machen, empfehlen sich höchstens 15 Minuten. Es ist damit zu rechnen, dass einige Gruppenteilnehmer schon früher aussteigen oder wirklich Schwierigkeiten mit Langsamkeit haben und relativ schnell gehen. Eine wichtige Erfahrung, die ich in der anschließenden Rückmeldungsrunde immer als solche honoriere. Auf meine Nachfrage hin, was sie denn erleben, wenn sie so langsam gehen, wird meist von großer innerer Unruhe berichtet. Dies kann dann in weiteren Explorationen von Interesse sein.

Diese Einübung in Entschleunigung ist von unschätzbarem Wert. Denn Verlangsamung ist eine wichtige Voraussetzung für Awareness, ein wesentliches Element in der Gestaltarbeit.

5. Führen und geführt werden

Beide Fähigkeiten, Initiative zu ergreifen und zu führen, sowie sich von jemand anleiten und führen zu lassen, sind wichtig. Diese Übung ermöglicht eine unmittelbare Erfahrung zum Beispiel davon, mit welcher dieser Rollen wir uns wohler fühlen.

Partner-Übung:

Bewegt euch im Raum und nehmt euch Zeit, euch bewusst zu spüren, wie geht ihr, wie ist euer Atem und wie seid ihr im Kontakt mit dem Boden?

- *Sucht euch einen Partner.*
- *Stellt euch einander gegenüber und*
- *legt mit ausgestreckten Armen eure Handflächen aneinander.*
- *Bringt eure ganze Aufmerksamkeit in diese Begegnung und*
- *konzentriert euch auf diesen Kontakt.*
- *Kann euer Atem noch frei fließen?*
- *Könnt ihr euren Körper noch gut spüren, wie er vom Boden getragen wird?*
- *»Wie hat sich Arm- und Handstellung verändert, um durch den Raum gehen zu können?«*

- *Jetzt bewegt euch gemeinsam langsam durch den Raum.*
- *Einer von euch übernimmt dabei die Führung, ohne euch abzusprechen.*
- *Der andere lässt sich führen.*
- *Bringt dabei eure Aufmerksamkeit immer wieder zurück auf euren Atem und eure Körperempfindungen.*

- *Jetzt könnt ihr, wenn ihr wollt, die Rollen tauschen.*
- *Wenn ihr bisher geführt habt, lasst euch jetzt führen und umgekehrt.*
- *Nehmt bewusst diesen Übergang wahr.*
- *Wie verändert sich vielleicht euer Atem, wie verändern sich eure Körperempfindungen?*
- *Wie erlebt ihr diesen Übergang?*

- *Jetzt könnt ihr damit experimentieren, dass beide führen.*
- *Bleibt auch hier mit eurer Aufmerksamkeit bei eurem Atem und euren Körperempfindungen.*
- *Was erlebt ihr?*

- *Jetzt probiert aus, wie es ist, wenn keiner führt.*
- *Wie erlebt ihr das?*

- *Jetzt verabschiedet euch von eurem Partner und geht wieder alleine im Raum herum und spürt nach.*

Besonders der letzte Teil der Übung löst oft große Erheiterung aus. Bei der anschließenden Auswertung gibt es viele »Aha-Erlebnisse«. Teilnehmer erkennen manchmal zum ersten Mal, welche Rolle sie gewohnheitsmäßig einnehmen, gewinnen vielleicht Geschmack an der komplementären Rolle oder werden zumindest neugierig darauf.

Gleichzeitig können auch damit verbundene Ängste bewusst werden, wie zum Beispiel ein tiefes Misstrauen, sich der Führung einer anderen Person anzuvertrauen oder umgekehrt eine große Angst, für jemand anderen die Verantwortung mit zu übernehmen.

Für Gruppen, die sich dem Ende nähern

1. Abschied und Trennung in der bisherigen Biographie

Die Teilnehmer haben in ihrem bisherigen Leben mit Abschieden und Trennung unterschiedliche Erfahrungen gemacht, die im Hintergrund jeder neuen Abschiedssituation wirken. Diese Übung hilft, diese Wirkung mehr bewusst werden zu lassen, um Raum für neue Erfahrungen zu schaffen. Vorrausetzung sind hier eine gute Erdung und Zentrierung, wie oben mehrfach beschrieben, und dass Sie genügend Zeit einplanen, um einige der stimulierten Erinnerungen und Gefühle zum Ausdruck zu bringen und integrieren zu können.

Nehmt euch Zeit, in eurer Erinnerung zurück in eure Kindheit zu gehen.

- *An welche Abschiede und Trennungen könnt ihr euch erinnern?*
- *Gab es davon viele oder eher wenige?*
- *Könnt ihr euch an die damit verbundenen Gefühle erinnern und ihnen jetzt etwas Raum geben und nachspüren?*

- *Sind es sehr gemischte Gefühle,*
- *oder überwiegt ein Gefühl ganz besonders?*
- *Könnt ihr euch jetzt auf diese Gefühle konzentrieren und dabei verweilen*
- *oder bemerkt ihr eher eine Tendenz, sie zu vermeiden?*
- *Oder scheinen sie euch zu entfliehen?*

- *Wer oder was in eurer Umgebung hat euch geholfen, über den Abschied hinwegzukommen?*
- *Was war wenig hilfreich?*
- *Was hat euch gefehlt und was hättet ihr euch gewünscht?*
- *Wie hat euch diese Erfahrung bis heute geprägt?*

Jetzt wandert mit eurer Erinnerung in die Zeit eurer Jugend und als junger Erwachsener. Auch hier wird es Trennungen und Abschiede gegeben haben.

- *Lasst dazu einige Bilder an eurem inneren Auge vorbei ziehen*
- *und nehmt die dazugehörigen Gefühle wahr.*
- *Gibt es aus dieser Zeit einen Abschied, von dem ihr sagen könnt, ihr habt ihn gut gemeistert?*
- *Wer und was hat euch dabei geholfen?*

- *Gibt es auch eine Trennung, die euch heute noch nachgeht, von der ihr sagen würdet, sie sei schlecht verlaufen?*
- *Ihr habt sie schlecht verdaut, da eure intensivsten Gefühle nie zum Ausdruck gekommen sind* (das wäre eine klassische offene Gestalt).
- *Wer und was hat euch damals einen gelungenen Abschied erschwert?*
- *Was hat euch damals gefehlt und welche Unterstützung hättet ihr euch damals vom Umfeld gewünscht?*

- *Geht jetzt mit eurer Erinnerung zu den letzten zurückliegenden Jahren zurück. Auch hier wird es einige einschneidende Trennungen und Abschiede gegeben haben.*
- *Welche waren für euch die wichtigsten?*
- *Lasst sie vor eurem inneren Auge Revue passieren.*

- *Welcher Abschied ist für euch, bei allem Schmerz, gut verlaufen?*
- *Wer oder was war dabei hilfreich?*

- *Welcher Abschied hängt euch noch nach, ist nicht wirklich bewältigt, weil etwas offen geblieben ist?*
- *Was hättet ihr gebraucht, um diesen Abschied besser bewältigen zu können?*

Wenn ihr jetzt einen Gesamtrückblick macht, welche Veränderungen könnt ihr feststellen bei eurem Umgang mit Trennung und Abschied und den damit verbundenen Gefühlen?

- *Nehmt euch Zeit, eure Erfahrungen stichpunktartig zu notieren.*
- *Dann tauscht euch mit einem Partner darüber aus.*

Wie im vorigen Kapitel erwähnt, könnten Sie jetzt exemplarisch mit einigen Gruppenteilnehmern unverarbeitete Abschiede aus deren Vergangenheit bearbeiten. In einer Ausbildung könnten Sie zusätzlich mit der Gruppe zusammen die Faktoren benennen, die für einen Trauerprozess hilfreich sind und welche eben nicht.

Hierbei besteht die Gefahr, dass Sie als Gruppenleiter eine Norm setzen, wie man richtig trauert. Begünstigt wird diese normative Funktion durch populärwissenschaftliche Literatur aber auch Fachliteratur, die bestimmte Phasen eines gelungenen Trauerprozesses postuliert. Siehe zum Beispiel das sehr anschaulich geschriebene Buch von der Gestalttherapeutin Judy Tatelbaum (1980). Oft schon habe ich erlebt, dass diese von Klienten introjiziert wurden und paradoxerweise zu einem Steckenbleiben im Trauerprozess führten. Diese Phasenmodelle sind sehr hilfreich, aber nur, wenn man sie als eine mögliche Arbeitshypothese betrachtet. Sie können als Orientierung dienen, welche Aufgaben im Trauerprozess der Klient vielleicht vermeidet. Grundsätzlich gilt für die Gestaltarbeit jedoch, auf die einzigartige kreative Anpassung jedes Klienten neugierig zu sein und sie auf ihre Funktion im aktuellen Kontakt hin zu überprüfen.

2. Gemeinsame Rückschau auf die Geschichte der Gruppe

Dies biete ich manchmal Gruppen gegen Ende an – aber nicht während des letzten Treffens. Wie so oft lade ich die Teilnehmer zur Einstimmung vorher ein, sich etwas zu bewegen, sich zu erden und zu zentrieren.

Ich bitte euch jetzt, euch im Kreis zu setzen und euch ganz bewusst auszusuchen, neben wem ihr sitzen möchtet.

- *Schließt für einen Moment eure Augen und nehmt wahr, wie ihr euch jetzt hier fühlt.*
- *Nehmt euch Zeit, eure gemeinsame Geschichte als Gruppe wie einen Film vor eurem inneren Auge Revue passieren zu lassen.*
- *Was waren für euch die Highlights,*
- *welches die kritischen Momente und Krisen in dieser Gruppe?*
- *Nun könnt ihr auch wieder eure Augen öffnen.*

Jetzt lade ich euch ein, die Geschichte eurer Gruppe zu erzählen wie in einer Sage oder in einem Märchen, in dem es Könige und Prinzessinnen gibt, es Schätze zu finden und Gefahren zu meistern gibt, es Böse und Gute und fast immer ein Happy-End gibt.

Es geht immer reihum. Wer nichts sagen möchte, gibt weiter.

Ich fange an: »*Es gab einmal vor langer, langer Zeit in einem fernen, fernen Land …*«

In dieser verfremdeten Form kann sich die Gruppe auf spielerische Art und Weise noch einmal ihre eigene Geschichte vergegenwärtigen und aneignen, wie jeder Einzelne dazu beigetragen hat, als Gruppe zusammenzuwachsen und gemeinsame Lern- und Wachstumsprozesse zu meistern. Auch hier ist es wichtig, anschließend noch Zeit für eine gemeinsame Auswertung und Klärungsprozesse zu lassen.

3. Gemeinsame Rückschau auf die innere Reise des Einzelnen

Dies ist eine angeleitete Rückschau für das letzte Treffen.

Erinnert euch jetzt an das erste Mal, als ihr in diese Gruppe kamt.

- *Was waren eure Ziele, Erwartungen, Hoffnungen aber auch Befürchtungen?*
- *Was waren eure ersten Eindrücke hier?*
- *Was waren für euch wichtige Ereignisse in dieser Gruppe?*
- *Wer und was hat euch besonders bewegt?*
- *Welche besonderen Risiken seid ihr hier eingegangen?*

- *Was hat euch hier besonders viel Mut gekostet?*

- *Welche Veränderungen könnt ihr an euch wahrnehmen?*
- *Was hat sich in eurem Leben seither verändert?*

- *Womit seid ihr hier besonders zufrieden?*
- *Was hat euch hier nicht so gut gefallen oder sogar geärgert?*
- *Was habt ihr davon ansprechen können?*
- *Was ist noch offen?*

- *Wenn ihr eurer inneren Reise hier in der Gruppe einen Titel geben würdet, wie würde er lauten?*
- *Schreibt ihn jetzt bitte auf …*
- *und malt ein Bild dazu.*

Nachdem die Bilder in der Gruppe von allen angeschaut und mit ihren Titeln vorgestellt wurden, können die Teilnehmer sich in Kleingruppen zusammenfinden und den Titel ihrer Reise auch noch jeweils in Szene setzen. Dies ist eine sehr einprägsame Form, die Ergebnisse einer längeren Gruppenarbeit zu ernten.

4. Abschließende Rückmeldungen und Auswertungen

In Gruppen, die für einen längeren Zeitraum zusammen waren, sei es in einer Ausbildungs- oder Therapiegruppe, ist es für die Teilnehmer wertvoll, differenziertere Rückmeldungen in Bezug auf ihre individuelle Entwicklung zu erhalten.

In einer Therapiegruppe werden sich die Rückmeldungen in erster Linie auf die wahrnehmbaren persönlichen Veränderungen, in einer Ausbildungsgruppe auch auf die Erweiterung berufsbezogener Kompetenzen beziehen. Darüber hinaus hat sich die Gruppe auch als ganze entwickelt. Sie ist reifer geworden und jedes einzelne Mitglied hat auf seine ganz besondere Art und Weise dazu beigetragen (vgl. Kapitel: »Ich, Du und Wir im Gruppenprozess – Entwicklungsmodell einer Gestaltgruppe«).

Einleitend zu einer Feedbackrunde können Sie als Gruppenleiter daran erinnern, dass das Feedback aufbauend und richtungweisend sein sollte, um möglichst Kränkungen und Beschämungen zu vermeiden (vgl. Kapitel: »Feedback geben«). Die Gefahr dafür ist geringer, wenn die Gruppenmitglieder von Anfang an durch ihre Modellfunktion gelernt haben, sich gegenseitig ausgewogenes Feedback zu geben und zu empfangen.

Schriftliche Formen des Feedbacks sind zeitökonomisch und etwas indirekter im Kontakt. Diese können auf großen Wandpapieren niedergeschrieben werden oder zu Musik auf Papier, das jeder Teilnehmer auf seinem Rücken befestigt hat. Die Rückmeldungen können ganz frei oder mehr strukturiert formuliert sein. Eine differenziertere Rückmeldung könnten unter einigen der unten genannten Blickwinkeln erfolgen:

- deine persönliche Entwicklung
- deine Entwicklung als Gruppenmitglied
- das Besondere, was du zu dieser Gruppe beigetragen hast
- deine besondere Qualität als Berater
- was ich an dir sehr schätze
- was mich bei dir überrascht hat
- was ich mir von dir gewünscht hätte
- was mir an dir unvergesslich ist

Dies sind, wie gesagt, nur Beispiele. Sie können als Gruppenleiter natürlich auch die Gruppe mit in die Gestaltung einbeziehen. Welchen Blickwinkel für ein abschließendes Feedback erachten die Teilnehmer als sinnvoll und hilfreich? Was für eine Art von Feedback wünschen sie sich?

Insbesondere wenn die Gruppe relativ klein ist, kann diese Form von Rückmeldung auch im direkten Kontakt in der Runde stattfinden. Es ist eine intensivere Erfahrung und es ist auch für viele schwieriger, direkt kritisches Feedback zu geben und zu empfangen.

Einen etwas geschützteren Rahmen bietet der »Marktplatz«. Die Teilnehmer bewegen sich im Raum frei umher und finden sich mit anderen zu einem letzten Austausch zusammen. Die Rückmeldungen könnten zum Beispiel alle mit dem Satz beginnen: *»Was ich dir zum Abschluss noch sagen wollte«*. Damit könnten Sie als Gruppenleiter ganz bewusst eine Erlaubnis geben, auch schwierige Sachen noch zu klären. Eine Einladung dazu könnte folgendermaßen lauten:

- *»Werdet euch jetzt bewusst, dass ihr diese Person wahrscheinlich nie wieder sehen werdet.*
- *Was möchtet ihr zum Abschluss noch sagen oder sie fragen? Nehmt euch Zeit, euch bewusst zu werden, was noch offen ist und ob ihr es benennen wollt.«*

Ein ganz wichtiger Bestandteil einer abschließenden Auswertung einer Gruppe ist die Selbstevaluation. Die »Gemeinsame Rückschau auf die innere Reise des Einzelnen« ist hierfür ein Beispiel.

Schwierig kann es werden, wenn Eigen- und Fremdwahrnehmungen auch gegen Ende einer Gruppe noch sehr von einander abweichen (vgl. Kapitel »Feedback geben«; darin: Das »Johari-Fenster«). Hat der Teilnehmer noch viele blinde Flecken, ist die Gefahr der Kränkung groß. Hier ist es besonders wichtig, die oben beschriebenen Richtlinien für Feedbackgeben zu beherzigen. Insbesondere sollte eine Rückmeldung sich auf konkrete, nachzuvollziehende Wahrnehmungen beziehen, um annehmbar zu sein.

5. Abschlussrituale für die Gruppe

Es gibt natürlich eine Vielzahl von Abschlussritualen, die der Gruppenleiter und die Gruppe zusammen erfinden können. Ich habe einige Lieblingsrituale und ich werde zwei davon vorstellen. Sie passen nicht zu jeder Gruppe und häufig bevorzuge ich Abschiedsrituale, die von Gruppenteilnehmern selbst vorgeschlagen werden.

Ein Abschiedsgeschenk

Für dieses Ritual sollte die Gruppe nicht größer als zehn Teilnehmer sein, da sie sonst zu lange dauert und ermüdend wirkt.

Nehmt euch jetzt Zeit, noch einmal bewusst in die Runde zu blicken und die gemeinsam verbrachte Zeit mit jedem von den Gruppenmitgliedern bewusst Revue passieren zu lassen. Zum Abschied könnt ihr euch jetzt für jeden ein passendes imaginäres Geschenk vorstellen. Bei der Auswahl berücksichtigt alles, was ihr über den jeweiligen Teilnehmer bisher erfahren habt. Das Geschenk hat einen praktischen und symbolischen Wert, über den sich der Empfänger freuen kann. Schreibt euch jetzt auf, was ihr jedem schenken möchtet. Reihum könnt ihr jetzt zum Abschied jedem etwas schenken.

Am Ende dieses Abschlussrituals sollten Sie noch etwas Zeit eingeplant haben, um die Erfahrung nachwirken zu lassen und Raum für eventuelle Rückfragen oder Danksagungen zu lassen.

Zum Abschied eine Klangmassage

Diese Übung habe ich während eines Seminars mit Jill Purce in Großbritannien (vgl. Purce [o.J.]) zum ersten Mal erlebt. Sie hat mich sehr bewegt und belebt. Dieses Ritual eignet sich nur für größere Gruppen von mindestens zehn Teilnehmern. Die Gruppe sollte mit Stimmarbeit schon etwas vertraut sein. Zu Beginn frage ich immer, ob jeder mitmachen möchte. Mitmachen könnte auch bedeuten, einfach nur zuzuhören. Sobald es aber nur eine Person gibt, die sich bei dieser Übung ausklinken möchte, würde ich sie nicht durchführen.

Wir setzen uns jetzt im Kreis auf den Boden. Abwechselnd kann sich jeder von euch einmal in die Mitte auf den Rücken auf die Decke legen und vielleicht die Augen schließen.

- *Wir anderen singen jetzt den Namen desjenigen, der in der Mitte liegt.*

- *Experimentiert mit unterschiedlichen Tönen, Melodien und Lautstärken und hört auch auf die anderen.*
- *Ihr könnt hier nichts falsch machen.*
- *Spürt nach, was passt.*
- *Fühlt die Resonanz in eurem eigenen Körper.*
- *Stellt euch vor, wie ihr mit eurer Stimme die Person erreichen könnt, die euer »Geschenk« empfängt.*
- *Macht das solange, bis ihr den Impuls habt, aufhören zu wollen.*
- *Nehmt euch Zeit, in der Stille nachzuspüren.*
- *Dann kann der nächste dran kommen.*

Wie bei allen Übungen ist es wichtig, genügend Zeit einzuplanen. Eine anschließende kurze Runde gibt Teilnehmern die Möglichkeit, sich über ihre unterschiedlichen Erfahrungen auszutauschen.

Ganz selten lege auch ich mich in die Mitte, wenn ich explizit von der Gruppe dazu eingeladen wurde und wenn es sich um eine reife Gruppe handelt. Nur dann kann ich vorübergehend meine verantwortliche Beobachtungsposition verlassen. Mitsingen hingegen tue ich immer. Es ist wohltuend, mich auf diese nonverbale Art von jedem Einzelnen bewusst verabschieden zu können und im Ausatmen quasi loszulassen.

Interview mit Gordon Wheeler

Gordon Wheeler kommt ursprünglich aus Texas und lebte 40 Jahre in Boston. Er hat acht Kinder, die mittlerweile alle erwachsen sind, und zwei Enkelkinder. Er kann auf eine 30-jährige Erfahrung als Gestalttherapeut zurückblicken. In dieser Zeit hat er sowohl mit Erwachsenen als auch mit Kindern gearbeitet, im Einzel- und im Gruppensetting, in der Klinik, sowie in eigener Praxis. Seit sechs Jahren lebt er in Esalen/Kalifornien, wo er auch seine heutige Frau kennenlernte. Er ist leitender Direktor des Esalen Institute. Vor einigen Jahren gab er seine therapeutische Arbeit auf und leitet seitdem nur noch Ausbildungs- und Supervisionsgruppen.

Gordon Wheeler hat in den Siebziger-Jahren klinische Psychologie studiert, mit den Schwerpunkten Kinder- und Entwicklungspsychologie. In den National Training Laboratories studierte er zusätzlich Gruppendynamik und die Feldtheorie von Kurt Levin. Hier kam er auch zum ersten Mal in Kontakt mit der Gestalttherapie. Seine Gestaltausbildung absolvierte er am Gestalt Institut in Cleveland. Bill Warner, Ed Nevis, Joseph Zinker und Isadore From gehörten mit zu seinen wichtigsten Trainern. Die Ausbildung umfasste Gestaltprozess-Gruppenarbeit, sowie das klassische gruppendynamische Modell mit den unterschiedlichen Entwicklungsstadien von Gruppen.

Im Folgenden werden wir einige gekürzte und überarbeite Auszüge aus einem Interview wiedergeben, dass wir mit ihm im Mai 2006 in Fulda während der Tagung der Deutschen Vereinigung für Gestalttherapie führten.

Über das Prinzip der geschlossenen Gestalt

Gordon Wheeler: Eine sehr nützliche Idee aus Cleveland für die Arbeit mit Gruppen ist für mich das Konzept einer abgeschlossenen Arbeitseinheit (*a unit of work*) einer geschlossenen Gestalt.

Oft taucht in einer Arbeitsgruppe oder in einem Management-Meeting ein Thema auf, das dann unterbrochen und nicht abgeschlossen wird. Wenn es nicht abgeschlossen ist, so dass jeder sagen kann ›OK, jetzt habe ich alles gesagt, was mir wichtig war, und wir haben eine gute Lösung gefunden‹, verebbt die Energie und die Gruppe ist nicht bereit für die nächste Aufgabe. Es gibt keine Prägnanz.

Es kann sein, dass die Energie gebunden ist, weil es einen Streit oder weil es Spannungen gab. Aber es kann auch sein, dass die Leute etwas vermieden haben, um etwas zu verbergen oder dass sie nicht den nächsten Schritt machen wollen, weil sie eigene Nachteile davon befürchten. Oder es herrscht Ungewissheit und allgemeine Unsicherheit. Dann fließt die Energie weg.

Der Therapeut als Vater, Bruder und Liebhaber

Um die 40 herum begann ich, Vater-Projektionen zu erhalten, während ich vorher eher Projektionen als Bruder oder Liebhaber erhielt. Jetzt als der gute oder bedrohliche Vater gesehen zu werden, war für mich interessant und für die Arbeit bereichernd und hilfreich.

Elternprojektionen zu erhalten, wenn man jung ist, ist komplex und schwierig, da sie dann sexualisiert sind. So viele Leute in unserer Gesellschaft hatten ein gestörtes Verhältnis zu ihrem Vater. Mit ihren Müttern natürlich auch, aber in unserer Gesellschaft gibt es viele Beziehungsabbrüche mit Vätern. Und wenn dann ein junger Mann eine Projektion als Liebhaber erhält und die Klientin ein gestörtes Verhältnis zu ihrem Vater hat, dann entsteht eine sehr komplexe, schwierige Dynamik. Jetzt in meinem reiferen Alter ist es leichter zu arbeiten.

Stephan Hahn: Das ist auch meine Erfahrung in der Psychiatrie. Die Väter der Patienten sind meist überhaupt nicht präsent. Die Mütter hingegen sehr, aber die Väter kommen überhaupt nicht vor.

GW: Ja, eigentlich waren sie wirklich abwesend oder emotional nicht anwesend. Ich habe lange Jahre teilweise in einer Kinderklinik gearbeitet. Da habe ich auch immer viele Gruppen gemacht, und die Väter waren meistens total abwesend oder haben ihre Kinder missbraucht.

All diese Frauen hatten dann auch keinen Mann. Eine heikle Angelegenheit, wenn du Therapie mit dem Kind machst. Du kannst meinetwegen die Eltern oder die Mutter sehr gut beraten. Aber wenn du dann zum Therapeuten für die Mutter wirst, verdirbt dir das das Verhältnis mit dem Kind. Es spürt das sofort. Die Mutter hat aber eine starke Sehnsucht danach, weil sie keinen Partner hat. Da stehst du als Mann, der sich um ihr Kind kümmert, und sie hat so ein Verlangen nach einem Ersatzvater, nach dem idealen Mann, der endlich versteht und zuhört.

Über Scham

GW: Scham ist bei uns ein neues Thema seit etwa Mitte der Neunziger-Jahre.

Josta Bernstädt: Wie bist du denn zu dem Thema gekommen?

GW: Ich arbeitete sehr viel mit meinem guten Freund und Kollegen Bob Lee (vgl. Wheeler & Lee 1996). Bob, auch ein Gestalttherapeut, arbeitete direkt an der Erforschung von Scham bei Paaren, und als er an diesem Thema arbeitete, veränderte sich sein Verständnis von Gestalt, Kontakt und Feld.

Obwohl wir uns während der Ausbildung in Cleveland sehr mit Beziehungsarbeit auseinandergesetzt hatten, bei Paaren, Gruppen, Organisationen und in der Politik, war es noch nicht zu einer Dekonstruktion des theoretischen Erbes von Perls gekommen, welches sehr individualistisch ist.

Also, Bob erforschte Scham in Paarbeziehungen. Er untersuchte individuelle Scham als Indikator dafür, ob eine Paarbeziehung erfolgreich verlaufen oder scheitern würde. Er konnte voraussagen, dass ein hohes Maß an internalisierter Scham bei einem und noch eher bei beiden Partnern zum Scheitern der Paarbeziehung führen würde. Was nicht sehr überrascht, aber es war noch nie erforscht worden.

Ich weiß nicht, ob ihr Gottmans sehr faszinierende Arbeit an der Universität in Seattle/Washington kennt (vgl. Gottman 1993). Er kann mit 90 Prozent Wahrscheinlichkeit vorhersagen, welche Paare noch in fünf Jahren zusammen sein werden und welche nicht. Sein Kriterium ist der Umgang mit einem Angebot, wie er es nennt. Zum Beispiel: Ich sage zu dir:

»Ich hatte heute eine schwierige Erfahrung auf der Arbeit.«

Du kannst darauf entgegenkommend reagieren und zum Beispiel antworten: »Ja, was war denn los, erzähl!«

Oder du kannst sagen: »Mein Tag war noch viel schlimmer, ich habe es satt, von dir zu hören.«

Oder du könntest sagen: »Hast du Milch mitgebracht?«, also Deflektieren.

Oder du könntest sagen: »Ich bin im Moment beschäftigt mit den Kindern und gleich gibt es Essen, aber ich würde gerne später darüber hören.« Das wäre Akzeptanz.

Also, du kannst es akzeptieren, es negieren, es nicht erkennen oder es entwerten und den anderen beschämen: »Schau dich nur an, ich habe dir schon lange gesagt, du sollst aufhören, dort zu arbeiten.«

Wenn du entwertest oder es nicht erkennst und ignorierst, sind es negative Reaktionen.

Für eine erfolgreiche Partnerschaft muss das Verhältnis von positiven zu negativen Reaktionen 5:1 sein. Was nicht heißt, dass du keine Meinungsverschiedenheiten haben darfst. Also entweder gehst du in den Kontakt oder du lässt es sterben, entwertest oder beschämst. Du bist entweder aktiv oder passiv. Denn auf ein Angebot nicht zu reagieren, ist sehr beschämend. Das bedeutet, man zählt nicht.

JB: Das ist sehr interessant für Gruppendynamik.

GW: Ja, und das ist ein sehr zuverlässiges prognostisches Instrument, welches vielfach erforscht wurde. Therapeuten glauben, dass man Leuten hilft, indem man sich um ihre Probleme kümmert und sie löst. Aber Gottman hat herausgefunden, dass sich die Ehepartner in erfolgreichen Ehen durchaus auch streiten. Das muss nicht notwendigerweise ein Problem sein, solange sie sich in ihrer Interaktion nicht beschämen, indem sie den anderen ignorieren oder entwerten.

JB: Und das kann man auch auf die Gruppendynamik übertragen.

GW: Ja, genau.

Über Scham und die Natur des Selbst

GW: Ich war sehr interessiert an der Natur des Selbst, dem Selbst in Beziehung und was Gestalt dazu zu sagen hat (vgl. Wheeler 2006). Denn es schien mir sehr unklar: Mal heißt es, das Selbst sei ein Prozess und keine Entität. OK, das ist ein Beitrag.

Aber Perls spricht über das Selbst, als ob es keine stabilen Eigenschaften und kein Muster habe. Das entsprach überhaupt nicht meiner eigenen Erfahrung. Denn es gibt bestimmte Muster, nämlich Kontaktmuster. Alles, was Perls als Muster erkannte, bezeichnete er als Persönlichkeitsfunktion. Das schien mir nicht so hilfreich. Ich denke, es gibt typische Stile der Kontaktaufnahme, wie man zum Beispiel etwas gewohnheitsmäßig vermeidet oder an etwas herangeht, wie man nur mit dieser aber nicht mit jener Person Kontakt aufnimmt. Daraus entwickeln sich Kontaktmuster als Hintergrund für Kontaktstile und diese gehören zum Selbstprozess. Was nicht heißt, dass man diese Kontaktmuster nicht verändern könnte.

Was mich interessierte: Welche Art von Begegnungen sind bei bestimmten Kontaktstilen möglich und welche nicht und welche Gefühle gehörten dazu? Für mich sind das Schamgefühle. In der klassischen Psychoanalyse begreift man Scham als Ausdruck eines Minderwertigkeitsgefühls: Man ist klein und der Vater ist groß. Später kommt die Ödipuskrise. Man identifiziert sich dann mit dem Vater, ist selbst groß und schämt sich nicht mehr. Man erlebt Schuld, aber man ist nicht mehr abhängig. Scham ist der Affekt von Feldabhängigkeit. Man ist per Definition abhängig vom Feld und reagiert darauf.

Es gab noch eine andere Tradition, mit der Bob Lee arbeitete, die in diesem Zusammenhang sehr relevant ist. Das ist die Theorie der Affekte. Sie geht zurück auf Darwin und später Tomkins. Sie besagt, dass es grundlegende menschliche Affekte gibt, wie zum Beispiel Freude, Angst, Ärger, Traurigkeit, Scham und Ekel. Die Affekt-Theorie beschreibt Scham als ein Gefühl, das entsteht, weil ich meine soziale Umwelt nicht erreichen kann. Man fühlt sich ausgeschlossen. Das muss nichts mit Minderwertigkeit zu tun haben, sondern mit dem Bedürfnis nach Zugehörigkeit. Das scheint mir mehr vereinbar mit dem Gestalt-Prozess-Modell. In der Gestalt versuchen wir, eine sinnvolle Lösung zu finden zu einer jeweiligen Situation im Feld, so dass ich dann handeln kann.

In der kognitiven Therapie sprechen sie in diesem Zusammenhang von Schema-Theorie. Ein Schema ist eine integrierte Gestalt[1] von Gefühlen, Glaubenssätzen, Verhalten und körperlicher Haltung. Es gibt viele Forschungsprojekte zur Schema-Theorie. Leslie Greenberg hat vom Gestaltansatz aus darüber geforscht (vgl. Grenberg 2003, Gegenfurtner/Fresser-Kuby 2007).

Also schenke ich dem Feld immer sehr viel Aufmerksamkeit, um vorhersagen zu können, was passieren wird und meine nächste Handlung danach auszurichten. Perls zufolge sollte ich aber viel unabhängiger sein, nur das stimmt nicht. So sind wir nicht.

JB: Es sollte einem egal sein, was andere über einen denken?

GW: Ja, das ist auch teilweise richtig, denn ich sollte mich von der Meinung anderer unabhängig machen. Was aber nicht heißt, dass ich sie nicht beachten sollte.

In unserer westlichen Denkweise sagen wir, dass Scham kindlich sei, dass es die infantile Form von Schuld sei, etwas, aus dem man rauswachsen sollte (Verarbeitung des Ödipuskomplexes). Wenn man nach acht Jahren – nach der ödipalen Krise – noch Scham erlebt und nicht nur Schuld, dann muss man sich für seine Scham schämen. Dann haben wir Scham der zweiten Ordnung, über die man nicht reden kann. Das heißt auch, dass man zu abhängig, zu infantil, zu weibisch, zu primitiv und zu unreif ist.

In der alten Freudschen Anthropologie wurden Kulturen danach klassifiziert. Da gab es Scham- und Schuldkulturen. Wir waren Schuldkulturen. Schamkulturen waren weniger individualistisch und galten mit ihrer Feldabhängigkeit als primitiv. Wohingegen wir feldunabhängig sein sollten – es aber nicht sind. Das hat Perls ganz unkritisch übernommen.

JB: Wobei Scham sehr akzeptiert ist, wenn es um Sexualität geht.

GW: Ja, hier handelt es sich um Scham in dem Sinne, sehr privat zu sein. Aber die Scham darüber, dass du sexuell unfähig oder unbegabt bist, die ist nicht so leicht zuzugeben. Mit leichter Scham kann man auch kokettieren. Verlegenheit zu zeigen, ist auch noch OK. Verlegenheit und Scham unterscheiden sich in ihrem Schweregrad, aber sie gehören zur selben Affektgruppe. Man möchte sich zurückziehen, wird vielleicht rot und will nicht gesehen werden, bis man sich wieder gesammelt hat.

In der Gestalt sagen wir, dass Scham das Gefühl ist, dass sich meine Umwelt (Feld) von mir zurückgezogen hat. Das ist gut nachvollziehbar, wenn man sich an Schamgefühle aus der eigenen Kindheit erinnert: als ob sich ein Abgrund geöffnet hat. Meiner Natur entspräche es jedoch, das Feld und mein Inneres mit dem Äußeren zu integrieren.

Vorübergehende Unfähigkeit zu zeigen, ist eine Kompetenz und hat wichtige Vorbildfunktion

SH: Wenn ich als Gruppenleiter gerne etwas sagen möchte, mich aber schäme, dann entfernt sich das Feld von mir. Als ob sich dann vor mir ein Abgrund öffnet, der mich von der Gruppe trennt; ein Abgrund, in den ich hineinzufallen drohe, ohne aufgefangen zu werden.

GW: Eben, denn ich sehe keine richtige Möglichkeit, diesen Abgrund zu überbrücken. Das wäre meine Natur, so dass ich mich weiter lebendig fühlen kann.

JB: Nehmen wir an, du übergehst deine Scham als Gruppenleiter und sprichst einen Teilnehmer an, bekommst aber keine Reaktion. Das wäre für mich dann richtig beschämend.

GW: Ja, das ist ein Teufelskreis, weil du dann in dem Moment überhaupt nicht kreativ bist und nur noch verschwinden möchtest. Man ist dann nur noch am Überleben, was daran liegt, dass du gerade unehrlich bist. Ehrlich wäre es zu sagen, worum es dir im Moment eigentlich geht. Wenn du einfach sagen würdest: »Im Moment weiß ich gar nicht, was ich sagen soll, ich zögere«, anstatt das zu verleugnen, wenn auch vielleicht nicht in Worten, aber im Handeln. Die Leute spüren das sofort, haben kein Vertrauen mehr und wollen sich nicht öffnen.

Echte Kompetenz besteht darin, auch Momente von Unfähigkeit und Nichtwissen zu zeigen, denn sie gehören zu uns. Zu zeigen, dass man das durchleben kann, hat eine ganz wichtige Vorbildfunktion für Gruppenteilnehmer. Das gibt ihnen Sicherheit. Andernfalls bemerken Gruppenmitglieder die Entfernung, auch wenn sie es nicht bewusst wahrnehmen.

Das Überleben von Schamerlebnissen in Gruppen

GW: Sowohl in der Gruppe als auch im Einzelsetting muss Schamerlebnissen des Klienten mit der Fähigkeit des Therapeuten begegnet werden, Schamerlebnisse überleben zu können. Sonst kommt die andere Person nicht weiter. Wenn du helfen willst, dann ist das herablassend und schafft Distanz. Du kannst das reparieren, indem du dem Klienten ganz einfach begegnest und ihm darauf antwortest, auf ganz leichte, organische und natürliche Art und Weise. Wenn ich zum Beispiel sage: »Ich habe mich so geschämt, ich wollte im Boden verschwinden«, und du einfach mit einem »Ach, solche Erfahrungen sind so schrecklich« reagierst, oder irgend so eine natürliche Kleinigkeit sagst, womit du dich nicht von mir distanzierst, anstatt das Allerschlimmste und das Allernatürlichste zu sagen: »Ach, du hättest dich nicht schämen sollen.«

JB: Das wäre dann eine Negierung, obwohl es lieb gemeint ist und man dem anderen damit helfen will.

GW: Ja, es kommt mir dann so vor, als ob du es wohl gut meinst. Aber du kannst mir nichts anbieten und jetzt muss ich mich wieder schämen, dass ich mich geschämt habe. Das ist eine feine Gratwanderung. Du wirst natürlich den Klienten nicht mit deiner ganzen Scham belasten, das ist deine persönliche Angelegenheit. Aber du wirst ihm zeigen, dass du davon ausgehst, dass er es durchleben kann, dass du es ihm zutraust. Wir können das zusammen erleben, als Teil der möglichen menschlichen Erfahrungen. Dann ist man diese verdammte Scham der zweiten Ordnung los. Nun kann man anfangen, diese Sache wirklich zu bearbeiten, anstatt paralysiert zu sein.

JB: Schweigen in Gruppen kann manchmal auch ein Anzeichen von Scham sein.

GW: Ja, wenn in der Gruppe Schweigen herrscht, kann man oft fühlen, um was für eine Art von Schweigen es sich handelt, und dann kannst du sagen: »Das ist ein interessantes Schweigen. Ich weiß nicht, was gerade vor sich geht. Gibt es etwas, was ihr zurückhaltet, was mit Konflikten in der Gruppe zu tun hat? Oder haltet ihr etwas zurück, was hier schwierig zu sagen ist? Vielleicht, weil es jemanden verletzen würde oder man an Ansehen verlieren würde, wenn man das hier sagt. Auf jeden Fall gibt es hier etwas, das sich schwer sagen lässt.«

JB: Ja, anstatt ganz platt zu fragen : »Gibt es hier irgendetwas, wofür sich jemand schämt?«

GW: Ja, denn dann müsste ich darüber nachdenken, ob es irgendetwas gibt, wofür ich mich hier schäme, und das Gefühl wäre weg.

JB: Als Gruppenleiter schäme ich mich manchmal, wenn ich durch das erzählte Schicksal eines Gruppenteilnehmer zu Tränen gerührt bin. Insbesondere, wenn anschließend andere Gruppenteilnehmer das Thema wechseln und sich auf eine kognitive Ebene begeben. Hast du ähnliche Erfahrungen gemacht und wie gehst du damit um?

GW: Ja, habe ich auch. Ich interessiere mich dann immer für das, was die Gruppenteilnehmer erleben, denn dafür bin ich da. Hilfreich ist, die Leute zu verlangsamen, und sie durch mein Interesse zu unterstützen (*support*). So kann ich mehr über ihr Erleben erfahren, welches normalerweise nicht benannt wird. Dann können wir es dekonstruieren und anders organisieren. Aber vorher nicht. Diese Umorganisierung hat dann Auswirkungen in meinem Leben. Also man könnte einfach fragen: »Wie ist es für Euch hier, wenn ich zu Tränen gerührt bin?«

JB: Das braucht viel Mut.

GW: Ja! Das ist der einzige Weg, wenn man mittendrin ist. Es braucht Mut, aber anders wäre man wie tot, ohne Energie, wenn das, was im Raum passiert, nicht benannt wird. Das gilt auch für den Gruppenleiter. Sonst ist es ein Schamfeld, anstelle eines Feldes voller lebendigem Interesse und Bedeutung.

Über die Notwendigkeit ausreichender Unterstützung

SH: In meinem Arbeitsfeld in der Psychiatrie sind die Gruppenteilnehmer sehr zurückhaltend und bringen sich wenig ein. Oft wäre es ihnen am liebsten, wenn ich einen Vortrag halten würde, z.B. über Aggression. Wie würdest du in einer solchen Situation vorgehen?

GW: Nun, für mich als Außenstehender ist es jetzt ein Leichtes, darüber etwas Allgemeines zu sagen. Wobei ich nicht weiß, wie es wäre, wenn ich selbst vor Ort wäre.

Allgemein gilt: Wenn eine Gruppe sich auf eine Aufgabe nicht einlassen kann, ist die Herausforderung zu groß im Verhältnis zu der Unterstützung, die sie hat. Also würde ich nach einem leichteren Schritt suchen, etwas Indirektes zum Beispiel: »Was könnte Schlimmes passieren, wenn Sie hier etwas über sich erzählen?« Was macht es hier schwer, mal so ganz allgemein gesprochen, oder hindert daran, zu sprechen? Jemand könnte z.B. befürchten, ausgelacht zu werden.

JB: Das ist interessant, weil es in der Gestalt ›Regeln‹ gibt, die solche vagen Verallgemeinerungen verpönen.

GW: Ja, aber in diesem Kontext ist es eine zu hohe Stufe für die bestehende mangelnde Unterstützung. Wir haben in unserem Training sehr wenig über Unterstützung gesprochen. Aber der Kontakt, der möglich ist, ist der Kontakt, der unterstützt wird, teilweise innerhalb einer Person und teilweise innerhalb einer Gruppe. Man könnte sich also auch fragen: ›Was für eine Gruppe ist das? Was fällt hier leicht? Was heißt die Gruppe willkommen? Was fällt in dieser Gruppe schwer?‹

JB: Die Leute können sich dann auch verstecken.

GW: Ja, und das ermöglicht dieses Experiment. Dann kann ich testen ›Was ist das hier für eine Gruppe‹, ohne dass der Einsatz zu hoch ist. Für mich bedeutet das, den Kontakt in kleinen Schritten zu regulieren und dabei immer die Unterstützung zu suchen: Mal sehen, was möglich ist.

Über den Einsatz von kreativen Medien

JB: Diese indirekte Herangehensweise wird auch durch die kreativen Medien ermöglicht.

GW: Ja richtig. Das ist wie Spieltherapie bei Kindern, in der man alles indirekt machen kann.

JB: Die Schwierigkeit ist dann aber, den Transfer hinzukriegen, dass es nicht dabei stehen bleibt.

GW: Ja, sicher! Bei Erwachsenen, die willig sind, kann man anschließend das Kreierte beschreiben lassen und zur Identifizierung einladen: »Ich bin ein großer, alter Baum, etwas windschief, aber gut verwurzelt.«

JB: Hast du auch mit kreativen Medien gearbeitet, wenn du Gruppen geleitet hast?

GW: Ja. Ich habe mehrmals mit Marionetten gearbeitet, die die Teilnehmer selbst hergestellt hatten. Aber das war in Ausbildungsgruppen, in der die

Teilnehmer sehr willig waren und wussten, worum es ging. Dafür waren sie da. Man hätte sich schämen müssen, nicht mitzumachen, weil das dann die Regel dieses Feldes war.

Über Selbstregulierungskräfte in Gruppen

JB: Kann man die postulierte Selbstregulation des Organismus auf Gruppen übertragen? Gibt es Selbstregulierungskräfte in Gruppen?

GW: Ja sicher, in einem gewissen Sinne. Eine Gruppe kann zum Beispiel satt sein. Wie alle Säugetiere haben auch wir ein limbisches System, und manche Säugetiere sind sozialer als andere. Die sozialen Säugetiere spüren immer sofort, worum es in der Gruppe geht. Das können wir auch und oftmals, ohne dass wir es in Worte fassen könnten. Du kommst in meine Nähe und du weißt, dass irgendetwas los ist. Woher weißt du das? Das wird vielleicht zum Teil durch deine Neurone ermöglicht, zum Teil durch ganz subtile Haltungen, die du körperlich wahrnimmst. Du richtest dich danach, oftmals ohne dass es dir bewusst ist.

In dem Sinne weiß die Gruppe, worum es geht und was gebraucht wird. Um das dann mündlich ausdrücken zu können, dafür bist du da. Du als Gruppenleitung versuchst es zu lesen. Worauf ist die Gruppe vorbereitet, wozu ist genug Unterstützung da?

Wenn nicht genug Unterstützung da ist, dann besteht die Selbstregulierung der Gruppe darin, alles zu stoppen. Das ist Selbstregulierung, weil dann noch kein Boden da ist. Du als Gruppenleiter bietest dann eine zusätzliche Unterstützung an, indem du die Herausforderung leichter machst oder beharrlich bleibst. Oder du findest die Einladung, die eine Öffnung schaffen kann.

JB: Das ist ein interessanter Aspekt. Bisher habe ich mich zum Beispiel oft geärgert, wenn Gruppenmitglieder emotionsgeladene Begegnungen von einzelnen Teilnehmern in der Gruppe dadurch unterbrechen, dass sie auf eine kognitive Ebene wechseln. Du würdest sagen, sie stoppen die Ereignisse, wenn dafür noch kein ausreichender Boden in der Gruppe existiert.

GW: Ja, und du als Leiter kannst dann der Frage nachgehen. Denn es kann auch an einem individuellen Teilnehmer liegen. Er kann die Gruppe aus eigenen Ängsten heraus falsch lesen. Du könntest es also zu einem Thema für die ganze Gruppe machen.

Über den Umgang mit Konflikten

JB: Was braucht eine Gruppe, um weniger Angst davor zu haben, Konflikte in der Gruppe anzusprechen? Denn oft haben Teilnehmer eine große Scheu davor, Konflikte anzusprechen und dazu zu stehen. In meiner Erinnerung war das früher anders.

GW: Ob das früher anders war, weiß ich nicht. In den Encounter-Gruppen schon, aber dafür waren die Leute da, damit hatten sie gerechnet.

JB: Wie spricht man denn so eine Einladung aus?

GW: Ich würde meinen, wenn sich ein Konflikt nicht offen in einer Gruppe austragen lässt, dann ist nicht genug Unterstützung dafür da. Meistens gibt es zwei Befürchtungen: Entweder, dass ich verletzt oder zerstört werde, oder du wirst es und ich trage dann die Schuld.

Wenn ein Konflikt da ist, wird das als bedrohlich erlebt. Ich veranlasse dann, dass die einzelnen Leute ihre Unterstützung in der Gruppe identifizieren. Wer ist mit dir, auf deiner Seite oder steht hinter dir. Wer versteht überhaupt dein Anliegen und deine Position? Es hilft, das überhaupt zu benennen. Also zum Beispiel: »Ich fühle mich in der Defensive, aber ich glaube, Maria weiß, worum es für mich geht.«

Das könnte ich als Gruppenleiter überprüfen lassen. Nicht das derjenige unbedingt gegen die anderen ist, aber dass er es einfach versteht.

JB: Das ist dann auch schamreduzierend, wenn ich mir sicher sein kann, dass es in der Gruppe jemanden gibt, der meine Seite in dem Konflikt versteht, anstatt von der Gruppe ignoriert oder abgewertet zu werden.

GW: Ja genau, dann kann ich viel mehr riskieren, wenn schon einer da ist, manchmal auch zwei, die irgendwie eine Ahnung haben, sonst ist es so isolierend.

JB: Das ist eine ganz andere Sichtweise, die du da beschreibst. Du erwartest von dem Teilnehmer nicht unbedingt, dass er sich traut, erst einmal für sich zu sprechen.

GW: Ja, das wäre die alte Ideologie. Ich habe Jahre lang Gruppen geleitet, wo du sehr alleine warst. Damit habe ich so gewisse Sachen erforschen können, aber andere eben gar nicht. Die habe ich unterdrückt, entweder bewusst oder aber auch ganz unbewusst. Ich wusste gar nicht, dass sie da waren, weil ich kein Ohr dafür hatte. So habe ich diese Stimme nicht gefunden. Wenn du dich in der Gruppe um den Empfang kümmerst, dann regelt sich der Ausdruck von alleine.

JB: Wenn ich Teilnehmer bitte, statt ›wir‹ ›ich‹ zu sagen, nehme ich dann gleich wieder den Boden aus der Gruppe?

GW: Ich würde eher die Frage stellen: »Sprichst du das für dich oder meinst du, dass mehrere Leute der Meinung sind?« Um den Menschen nicht zu beschämen. Denn beides ist legitim.

SH: Man kann also durch die Einforderung direkten Kontakts Gruppenteilnehmer auch beschämen und mit einer indirekteren Herangehensweise kann man es verhindern.

GW: Ja.

Über die Transparenz des Gruppenleiters

JB: Was sollte der Gruppenleiter von sich persönlich in der Gruppe mitteilen?

GW: Der Klient hat bezahlt. Du bist für ihn da. Das macht einen ehrlichen Austausch. Du willst soviel von dir geben, wie es für ihn nützlich ist oder wenn es dir im Weg steht. Aber deinen ganzen Hintergrund, die Bedeutung und die Ursache all deiner Reaktionen, das gehört nicht hinein. Das gehört in deine Supervision oder Therapie.

Oft stolpern oder zögern Therapeuten jedoch. Sie meinen, dass sie sagen, was wirklich aktuell ist, aber eigentlich hinken sie hinterher. Also, ich habe irgendeine Reaktion als Therapeut. Es könnte wichtig sein. Vielleicht fehlt gerade diese Reaktion im Feld. Ich habe die Reaktion, die der Klient gerade nicht hat, wie Wut, Mitleid, Traurigkeit, Selbstmitleid, oder Selbstempathie. Irgendetwas Schreckliches wird erzählt, aber auf eine kalte Art und Weise. Oder aus irgendeinem Grund habe ich eine Reaktion, aber ich bin unsicher, wie ich das mitteilen kann.

JB: Also zum Beispiel, wenn ich sage: »Wenn du mir das erzählst, werde ich ganz traurig, aber ich sehe, dass du recht unberührt bist.«

GW: Ja. Oder vielleicht sagst du etwas, wo ich mir deinetwegen Sorgen mache, weil du irgendein Risiko eingehst und mir unwohl dabei ist. Ich will da nicht mitmachen und es unterstützen. Aber ich weiß genau, dass du nervige Eltern hattest und dann überlege ich, wie sage ich das. Sich dann zu besinnen und vom Inhalt aus zu dem Aktuellen zu kommen, nämlich dem eigentlichen Dilemma.

JB: Das Dilemma, dass du dir Sorgen machst, aber nicht invasiv sein willst?

GW: Ja, und das gehört gerade dahin.

JB: Das Dilemma?

GW: Ja, das ist meine Erfahrung. Das ist dann verwendbar und nützlich für den Patienten, denn das gehört zu unserer Beziehung. Das kann dann immer noch sehr schwierig sein. Es ist wie eine indirekte Stufe, so da drauf zu gucken. Dann habe ich erreicht, den Inhalt zu erwähnen, ohne den Klienten damit zu überwältigen.

Wenn ich sage: »Gerade jetzt habe ich das Gefühl, in einem Dilemma zu stecken. Ich möchte etwas sagen und ich zögere und ich weiß nicht, wie ich das eigentlich sagen soll, damit es nicht missverstanden wird, weil mir deine ganze Geschichte bewusst ist«, dann sind wir Partner in der Beziehung und im Gespräch.

Das ist nicht unbedingt ganz einfach, aber es ist eher verhandelbar zwischen uns. Auch wenn der Klient sagt: »Jetzt wäre es gerade gut gewesen, das nicht zu sagen. Jetzt kommst du wieder mit deinen ganzen Sorgen.« Dann ist man wenigsten im Gespräch. Dann haben wir ein Problem zusammen und wie erleben wir diese Bedingungen? Inklusive, dass ich mir Sorgen mache. Was soll ich damit machen? Und dann kannst du etwas dazu sagen, wie »Halt die Klappe« oder was auch immer. Oder der Klient könnte sagen: »Kannst du es nicht gefälligst so sagen«, oder: »Wenn du ganz klar sagst, dass das deine Sorgen sind, dann kann ich das hören.« Oder irgendetwas anderes.

Therapeuten stecken öfters in so einem Dilemma, ohne dass es erwähnt wird. Der Kniff ist, es zu benennen, dann wird es viel leichter.

SH: Die Gefahr ist sonst, dass ich mit meinem Dilemma beschäftigt bin, anstatt noch zuzuhören.

GW: Ja klar, und in dem Moment bin ich völlig unkreativ, weil ich so hin und her gerissen bin und nicht zur Verfügung stehe. Das ist besonders bei angehenden Therapeuten in Gruppen der Fall, vor allen Dingen, wenn sie kompetent aussehen wollen. Entdeckt man, wie fruchtbar Inkompetenz sein kann, gibt man diese Idee bald auf. Das ist natürlich eine Kompetenz.

JB: Das kann man keinem Therapeuten als Technik empfehlen.

GW: Nein. Aber als Experiment könnten sie es vielleicht ausprobieren und mal sehen, was sich daraus ergibt. Dann sagen sie eventuell: »Ja, ich hätte gehofft, wenn ich etwas sage, dann fällt mir vielleicht etwas ein, bisher hat es nicht funktioniert.« Aber dann kann man es noch zwei- oder dreimal sagen. Mir geht es manchmal so.

Über die Feldbedingungen

GW: Aber wenn ich da mit einem Klienten oder in einer Gruppe sitze, habe ich ein unwohles Gefühl und weiß nicht, warum. Das war für mich vor allem am Anfang schwierig, so etwas zu sagen, ohne den Grund zu wissen. Das war eben mein Verteidigungsstil, es analysieren zu wollen. Es einfach, nur so zu sagen: »Ganz interessanter Weise habe ich so ein unwohles Gefühl und weiß noch nicht genau warum.«

Wir sind ja in einem Feld, das uns gemeinsam gehört, und wenn ich ein unwohles Gefühl habe oder du gerade frustriert, neugierig, unzufrieden oder gelangweilt bist, dann gehört das irgendwie dazu, und diese Stimme fehlt, und die kann dann auch vom Therapeuten kommen.

Das ist ein schönes Modell für die Leute. Die meisten, die zu uns kommen, sind in der Beziehung gehemmt auch wenn sie nicht so aussehen und es nicht wissen. Sie spielen nur eine Rolle (orig.: *performance*). Aber wenn man einfach sagt, worum es geht, gibt es eine Öffnung für Intimität. Und wo es Intimität gibt, da ist Wachstum möglich. Dann kann man den eigenen normalen Stil ein bisschen lockern und so langsam anfangen, sich zu dekonstruieren und sich dekonstruieren zu lassen.

JB: Dazu habe ich eine Frage: Gefühle von Unsicherheit und Sorge in der Gruppe auszudrücken, sind für mein Empfinden wenig bedrohlich, aber meinen Ärger in einer Gruppe einzubringen, das erlebe ich als eine schwierige Situation.

GW: Ja, das kann sein, wenn du sagst: »Jetzt geht's zu weit, du langweilst die ganzen Leute.« Zum Teil kann man die anderen Gruppenmitglieder gebrauchen. Sagen wir mal, ich bin der Teilnehmer und ich rede und rede ohne Kontakt, und die Leute langweilen sich und ich als Gruppenleiter langweile mich auch. Dann kann man die ganze Gruppe nutzen. Das ist leichter, weil man die ausfragen kann: »Wie ist es jetzt? Was sind die Bedingungen? Seid Ihr da?«

Und dann kannst du mehr sagen: »Ich unterbreche mal, weil ich nicht sicher bin, ob du ein Ohr hast für das, was du jetzt sagst. Und das, was du jetzt sagst, ist sehr wichtig, sonst würdest du es nicht erzählen. Aber ob die Bedingungen da sind für diesen Kontakt, lass es uns für diesen Moment checken.«

Das könnte natürlich irritierend wirken. Aber immerhin ist da drin auch eine Fürsorge. Dann hat man die anderen Gruppenmitglieder als Ressourcen. In der Einzeltherapie kann das viel schwieriger sein, weil ich die anderen Menschen nicht da habe.

Noch einmal: Scham

SH: Wenn ich jetzt aus meiner Fürsorge heraus sage, »Warte mal, du hast gar kein Publikum. Du erzählst etwas Wichtiges, aber es hört dir keiner zu«, dann könnte ja sowohl die Fürsorge als auch die Tatsache an sich, dass er plötzlich im Fokus der Gruppe steht, auch beschämend sein.

GW: Ja, das ist ein großes Risiko. Es könnte aber viel beschämender sein, wenn ich sagen würde: »Warte mal, du langweilst die ganze Welt hier.« Das ist nicht bloß aus Schutz, sondern um das verdaulich zu machen und dass er damit etwas machen kann. Wenn er von Scham überwältigt ist, dann kann er damit nichts anfangen.

Ich könnte auch sagen: »Du redest, und irgendwie habe ich so einen Zorn, der kommt.« Das ist etwas deflektiv und dadurch vielleicht eher verdaulich. Anstatt zu sagen: »Ich bin jetzt wütend auf dich, ich mag dir nicht mehr zuhören.« Oder: »Du machst mich wahnsinnig.«

Das wäre ein Impuls und vielleicht eine Erleichterung, aber das andere ist genauso wahr. Es stimmt genau, dass ich den Zorn in mir spüre und dass ich nicht genau weiß, worum es geht und dass wir da sind, um das zusammen zu erkunden.

Wir haben in der Gestalt so eine Art Überlieferung, dass Härte ehrlicher ist. Aber das ist nicht die Wahrheit. Meine Wahrheit, wenn ich in dem Moment nachdenke, ist eigentlich, dass ich Gefühle habe, die ich dir einfach mitteilen kann, anstatt dich damit vor den Kopf zu stoßen.

Über den Umgang mit Aggression

JB: Du hast als Gruppenleiter eine Modellfunktion, eine ganz starke normative Funktion, wie du mit deinen eigenen Aggressionen umgehst.

GW: Genau, und wenn du dabei lehrst, dass jedes aufkommende Gefühl etwas ist, womit man sich vollkommen identifizieren sollte, ist das Ideologie und alles andere wäre Deflektion.

Aber für mich wäre das andere eine genauere Mitteilung meiner Erfahrung. Weil ich im Moment nicht nur aus Zorn bestehe. Wir machen hier zusammen ein Kontaktstudium, wenn wir eine Therapie machen. Wir wollen unsere Stile vergleichen, sie ein bisschen auseinander nehmen, unsere Reaktionen dekonstruieren, Variationsbreiten entdecken und neue Möglichkeiten finden. Das ist eine Arbeit, die viel Fingerspitzengefühl erfordert.

JB: Wie stimulierst du Selbstbehauptung in Gruppen?

GW: Meine Patienten sagen alle, dass ich nicht nachgebe. Ich insistiere auf meinen Beobachtungen von Zusammenhängen und wiederhole sie immer wieder, wie ein Sprung in der Schallplatte. Es ist auch eine Selbstbehauptung, auf einer Beobachtung zu bestehen.

JB: Ist es nicht auch eine wichtige Fähigkeit für den Gruppenleiter, manchmal den Kontakt abbrechen zu können?

GW: Ja, das ist essenziell. Mit der Zeit merke ich, dass ich nicht mehr so oft sagen muss »Schluss–aus–basta«. Stattdessen mache ich ab einem gewissen Punkt nicht mehr mit, und dies eher sachte: »Wenn du die Sache nicht besprechen willst, bedränge ich dich nicht weiter.« Oder: »Jetzt habe ich das Gefühl, dass ich dich jage und du gar nichts mehr willst.« So ziehe ich mich dann zurück und mal sehen, was der andere tut. Das ist vielleicht weicher, aber es ist eine klare Grenze.

Über Therapie als Kontaktstudium im Feld

SH: Isador From hat gesagt, das der Therapeut zu jeder Zeit genau wissen muss, was er tut.

GW: Ja, in einem gewissen Sinne ist das richtig.

SH: Der wichtige Punkt ist ja, das Feld für die Gruppe zu bereiten, dass da überhaupt irgendetwas möglich ist. Was ist für den angehenden Gruppenleiter hilfreich zu fokussieren in den ersten Sitzungen?

GW: Ich bin noch bei Isador. In einem gewissen Sinne können wir übereinstimmen. Der Therapeut sollte seine Sachen wissen, sollte immer wissen, was er tut. Aber was tun wir? Wir veranstalten ein Kontaktstudium. Wenn ich sagen kann, dass ich nicht weiß, worum es jetzt gerade geht, ist das eine Fähigkeit, die ich kultivieren und modellieren möchte im Umgang mit dem Kontaktstudium. Ich möchte, dass wir das offen legen und zusammen ein bisschen nachforschen. Das nimmt den Druck, und in dem Sinn weiß ich dann, was ich mache.

SH: Das heißt, wenn ich in der Gruppe bin, dass ich mich auf das konzentriere, was in der Gruppe passiert und was bei mir passiert.

GW: Ja, und wie du sagst, dass du sehr aufs Feld aufpasst. Wenn man sich um die Feldbedingungen kümmert. Was haben wir hier für eine Gruppe? Was sind die Möglichkeiten? Was wird nicht gesagt? Wo sind die Unterstützungen?

Wenn du diese Feldkarte möglichst immer wieder in Frage stellst, dann kommen die Figuren von selber. Dann braucht man gar nichts so extra zu veranstalten, wie Übungen anzubieten. Übungen haben natürlich ihren Platz. Besonders wenn ich eine Gruppe anfange und so nackt dastehe, dann denke ich: ›Was mache ich denn jetzt?‹

Feldstudie mit dem Johari-Fenster

SH: Wenn ich einen Check-in mache, dann sagen die Leute ganz kurze Sachen und dann ist die Runde um, ich habe eineinhalb Stunden vor mir und keiner hat gesagt, was er machen will. Eine sehr stressvolle Situation.

GW: Manchmal habe ich das so gemacht, wenn ich wirklich nicht weiter wusste und die Gruppe so stecken blieb, dann habe ich dasselbe Studium ganz einfach und organisch, aber formeller eingeführt. ›Okay, wir zeichnen so ein Johari-Fenster (vgl. Kapitel »Feedback geben«; darin: »Über das Johari-Fenster«) auf die Flipchart. Was lässt sich in dieser Gruppe leicht unternehmen? Was wird akzeptiert und unterstützt? Und daneben: Was ist nicht leicht?‹ Was ich mag und was ich sowieso nicht machen will. Das ist eine andere Methode, sich auf die Bedingungen zu konzentrieren, eine Hilfe, das Feld zu strukturieren. Mit Struktur sinkt der Angstpegel.

Man könnte es auch eine Deflektion nennen, weil jeder von der Seite einen Kommentar machen kann. Denn aus irgendeinem Grund ist die Stufe jetzt zu hoch, die Unterstützung ist nicht da, es direkt anzugehen. Aber indirekt kann ich das und dann ist es eine halbe Stufe. Wir wissen aus der Feldtheorie, dass man das Feld sofort ändert, wenn man es zu studieren beginnt. Dieses Studium ist eine Intervention. Und nachher ist das alles zusammen gesagt worden und wir können es nicht mehr nicht wissen oder es für uns alleine behalten.

JB: Was machst du, wenn sich nach so einem Feldstudium herausstellt, dass die Hälfte der Leute nichts machen will, was ja häufig in institutionellen Supervisionsgruppen vorkommt?

GW: Ja, aber die meisten würden auf so eine Frage eine Antwort geben. »Also wenn du mich fragst, wie diese Gruppe ist, dann kann ich zum Beispiel sagen: ›Hier lässt sich nicht gut über Sexualität sprechen, nicht dass ich das will, aber hier geht es nicht.‹« Es wird dann irgendwie lebendiger. Jeder braucht nur einen Satz zu sagen und sie sind mehr verwickelt und haben ein bisschen investiert. Das ist keine Garantie.

Wenn da sehr wenig überhaupt möglich und gewollt ist, dann sind das Sachen, die in dieses Quadrat hinpassen würden. Es ist dann sehr begrenzt. Was können wir überhaupt miteinander unternehmen? Wir können eventuell Fallgeschichten hören, aber vielleicht nicht die Interaktionen besprechen.

JB: Und das Wichtige wäre, dass du als Supervisor, die erarbeiteten Ziele der Gruppe übernimmst? Und dich frei machst von eigenen Zielen und Aufträgen.

GW: Ja, aber du könntest deine eigene Meinung auch hinzufügen. Und natürlich ist deine Hoffnung, dass es zumindest einen aus der Gruppe gibt, der vielleicht sagt, »Das ist aber langweilig oder frustrierend«. Das ist das schöne mit Gruppen: Die Leute sind alle unterschiedlich und jede mögliche Stimme vom Feld wird irgendwie ausgedrückt.

Allgemeines über Gruppen

GW: Ich liebe es, in Gruppen zu arbeiten, weil die Gruppe für mich da ist, und das ist entlastend und erleichternd. Wenn ich in Einzeltherapie arbeite und es um den Kontakt geht und ich mich vor allen Dingen um die Übertragung kümmere, dann muss ich gewissermaßen in bestimmten Momenten die ganze Welt repräsentieren. Und das kann ganz schön viel sein.

JB: Das wäre ein wichtiger Aspekt, die Gruppenleitung schmackhaft zu machen.

GW: Ja eben, du bist so viel weniger allein.

JB: Hast du es jemals erlebt, dass eine Gruppe sich gegen dich wendet?

GW: Dass eine Gruppe sehr frustriert und gelangweilt wird, ja, das habe ich erlebt. Aber dass sie sich gegen mich wendet, das habe ich noch nie erlebt. Die Gruppe will sich immer entwickeln.

Ich habe einmal eine Gruppe übernehmen müssen, die dauernd einen neuen Leiter hatte. Das war eine vergiftete Situation und schwer für mich. Ich habe mich mit dem Gedanken geschützt, dass die Gruppe misshandelt worden war, wie ein Kind, das ständig in eine neue Pflegefamilie gegeben wird. So habe ich mir versichert, dass nicht alles meine Schuld war.

Kindergruppen können einen ganz schön testen, indem sie einen erst einmal ablehnend behandeln. »Mit dem Vorigen hatten wir eine viel nettere Zeit, der war lustiger und lebendiger und hat interessante Sachen mit uns gemacht.« Wenn du dann aber mit dem Vorherigen redest, war es vielleicht gar nicht so einfach.

Über Meditation

JB: Meditierst du regelmäßig, dass du diese differenzierte Wahrnehmung deiner unterschiedlichen Gefühle und Körperwahrnehmungen hast?

GW: Ja. Ich will beeinflussen, aber mit den Jahren ist es mir wichtiger geworden, mich beeinflussen zu lassen. Ich komme mir oft wie ein Missionar vor. Ich stelle mich gegen den Individualismus. Aber ich weiß schon, was ich zu sagen habe. Es interessiert mich sehr zu wissen, was du zu sagen hast.

JB: Also Meditation ist wichtig?

GW: Ja, sehr wichtig.

Über die Zukunft der Gestalt: Imitation is the sincerest form of flattering

SH: Ist die Zeit der Gestalttherapie vorbei, weil es jetzt die Neurobiologie gibt?

GW: Die Gestalttherapie hat sich schon sehr viel in andere Schulen integrieren lassen.

- In der Psychoanalyse heutzutage geht es um die Beziehung und die Intersubjektivität.

- Die Neurobiologie bestätigt die Gestalttherapie.
- Man arbeitet im Hier-und-Jetzt.
- Kontakt kann man jetzt im Gehirn auf einem Schirm sehen – wie da die Verknüpfungen gemacht werden.
- Vor allem bei neugeborenen Kindern finden wir ein Gehirn, so wie Goldstein es postuliert hat. Erst ganz unfertig und dann sozial gefertigt.

Ich habe keine Ahnung, ob es sich dann weiter Gestalttherapie nennen wird. Aber die Ideen werden dauernd bestätigt und Nachahmung ist das beste Kompliment. Ich bin sehr stolz auf die Gestalttherapie. Wenn man darunter Techniken, Tricks und feste Methoden versteht, dann haben sich die Zeiten schon geändert. Aber für mich ist das Kontaktstudium die Basis. Die Analyse des Kontakts finde ich wahnsinnig reichhaltig. Das wird überdauern. Wie es sich mal nennen wird, das weiß ich nicht, vielleicht Beziehungsanalyse?

Anmerkungen

1. Der Begriff Schema wurde zum ersten Mal 1926 von Piaget geprägt und später von R.C. Anderson in seiner Lerntheorie weiterentwickelt.

Literaturverzeichnis

1. Benutzte Literatur

Abram, Antje / Hirzel, Daniela (2007) Fühlen erwünscht, Paderborn

Baulig, Ingeborg / Baulig, Volkmar (2002) Praxis der Kindergestalttherapie, Bergisch Gladbach

Bion, Wilfred R. (1967) Second thoughts, New York

Blankertz, Stefan / Doubrawa, Erhard (Hg.) (2005) Lexikon der Gestalttherapie, Wuppertal

Casement, Patrick (1985) On learning from the patient, London

Christ, Jacob / Hoffmann-Richter, Ulrike (1997) Therapie in der Gemeinschaft, Bonn

Dreitzel, Hans-Peter (2004) Gestalt und Prozess, Bergisch Gladbach

Feder, Bud (1994) Die interagierende Gestalttherapiegruppe als fruchtbarer Boden für Wachstum. In: C. Freiler u.a.: 100 Jahre Fritz Perls, Wien

Feder, Bud (2006) Gestalt group therapy, New Orleans

Feder, Bud / Frew, John (2008) Beyond the Hot Seat revisited, New Orleans

Franck, Johannes (1997) Gestalt-Gruppentherapie mit Kindern, Freiamt

Fuhr, Reinhard / Sreckovic, Milan /Gremmler-Fuhr, Martina (Hg.) (1999) Handbuch der Gestalttherapie, Göttingen

Gaines, Jack (1979) Fritz Perls – Here and Now, Millbrae, CA

Gegenfurtner, Nina (2005) Eine empirische Studie über die gestalttherapeutische Arbeit mit Träumen, Diss. LMU München

Gegenfurtner, Nina / Fresser-Kuby (Hg.) (2007) Emotionen im Fokus, Bergisch Gladbach

Gottman, John M. (1993) What predicts divorce? Mahwah, NJ

Greenberg, Leslie (2003) Emotionale Veränderung fördern, Paderborn

Grimms Märchen (2007) Hg. Günter Jürgensmeier, Düsseldorf

Grossmann, Karin (2003) Bindung und menschliche Entwicklung, Stuttgart

Harman, Robert L. (2001) Werkstattgespräche Gestalttherapie, Wuppertal

Hartmann-Kottek, Lotte (2004) Gestalttherapie, Berlin u.a.

Houston, Gaie (1984) The red book of groups – and how to lead them better, London

Hüther, Gerald (2005) Biologie der Angst, Göttingen

ICD-10 (2008) Internationale Klassifikation psychischer Störungen; darin ICD-10, Kapitel V (F) »Klinisch-diagnostische Leitlinien«. Hg. Dilling u.a., Cambridge, MA u.a.

Kast, Verena (2008) Der schöpferische Sprung, Freiburg

Kepner, James (1988) Körperprozesse, 5. Aufl. 2005 Bergisch Gladbach

Klein, Irene (2000) Gruppenleiten ohne Angst, Donauwörth

Klein, Melanie (1988) Envy and gratitude and other works 1946-1963, London
Klein, Melanie (2000) Gesammelte Schriften, Band III: 1946-1963, Stuttgart
Luft, Joe / Ingham, Harry (1955) The Johari Window, a graphic model for interpersonal relations, Los Angeles
Middendorf, Ilse (1985) Der erfahrbare Atem, Paderborn
Müller-Ebert, Johanna (2001) Trennungskompetenz – die Kunst, Psychotherapien zu beenden, Stuttgart
Nitsch-Berg, Helga / Kühn, Hiltraud (2000) Kreative Medien und die Suche nach Identität, Köln
Oaklander, Violet (1981) Gestalttherapie mit Kindern und Jugendlichen, [14. Aufl. 2007] Stuttgart
O'Shea, Leanne (2003) The erotic field, *British Gestalt Journal*, Vol. 12, No. 2
Perls, Frederick S. (1973) The Gestalt approach & eye witness to therapy, Paolo Alto, CA
Perls, Frederick S. / Baumgardner, Patricia (1990) Das Vermächtnis der Gestalttherapie, Stuttgart
Perls, Frederick S. / Hefferline, Ralph F. / Goodman, Paul (1979) Gestalt-Therapie - Wiederbelebung des Selbst, Stuttgart
Perls, Frederick S. / Hefferline, Ralph F. / Goodman, Paul (2006) Gestalttherapie - Grundlagen der Lebensfreude und Persönlichkeitsentfaltung, Stuttgart
Perls, Laura (1989) Leben an der Grenze, [3. Aufl. 2005] Bergisch Gladbach
Perls, Laura (2005) Meine Seele ist die Wildnis des Anderen, Wuppertal
Philippson, Peter / Harris, John B. (1992) Gestalt: Working with groups, Manchester
Polster, Ervin / Polster, Miriam (1975) Gestalttherapie, München
Polster, Ervin / Polster, Miriam (2002) Das Herz der Gestalttherapie, Wuppertal
Purce, Jill (o.J.) www.jillpurce.com
Rahm, Dorothea (2004) Integrative Gruppentherapie mit Kindern, Paderborn
Richter, Kurt F. (1997) Erzählweisen des Körpers, Seelze
Ronall, Feder / Feder, Bud (Hg.) (1983) Gestaltgruppen, Stuttgart
Rosenblatt, Dan (1998) Zwischen Männern, Wuppertal
Rosenblatt, Dan (1999) Türen öffnen, Köln
Rosenfeld, Herbert (1965) Psychotic states, London
Simkin, James S. (2003) Gestalttherapie, Wuppertal
Tatelbaum, Judy (1980) The courage to grieve, London
Vopel, Klaus (1997) Materialien für Gruppenleiter, Teil 1-8, Salzhausen
Watkins, John G. / Watkins Helen H. (2008) Ego-States, Heidelberg
Wheeler, Gordon (2006) Jenseits des Individualismus, Wuppertal
Wheeler, Gordon / Lee, Robert G. (Hg.) (1996) The voice of shame, Cambridge, MA
Yalom, Irvin D. (2000) Die Reise mit Paula, München
Yalom, Irvin D. (2002) Der Panamahut, München
Yalom, Irvin D. (2005) Existenzielle Psychotherapie, [5. Aufl. 2010] Bergisch Gladbach

Yalom, Irvin D. (2005) Im Hier und Jetzt, München
Yalom, Irvin D. (2007) Theorie und Praxis der Gruppenpsychotherapie, Stuttgart
Yontef, Gary M. (1999) Awareness, Dialog, Prozess, Köln
Zinker, Joseph (1998) Gestalttherapie als kreativer Prozess, Paderborn

2. Weitere Grundlagenliteratur

Buber, Martin (1983) Ich und Du, Heidelberg
Butollo, Willi (2003) Integrative Therapie der Angst. In: F.-M Staemmler / R. Merten (Hg): Angst als Ressource und Störung, Paderborn, 80-109
Fairfield, Mark A. (2004) Gestalt groups revisited, *Gestalt Review*, Vol. 8, 3, 336-357
Fatzer, Gerhard / Jansen Hans-Hermann (2010) Die Gruppe als Methode, Bergisch Gladbach
Feder, Bud (2008) An early gestalt therapy group leader: A. Lincoln, *Gestalt Review*, Vol. 12, 3, 284-294
Frew, Jon (1988) The practice of gestalttherapy in groups, *Gestalt Journal*, Vol. 11, 1, 77-96
Gaffney, Seán (2006) Gestalt with groups, *Gestalt Review*, Vol. 10, 3, 205-218
Greenberg Leslie S. / Van Balen, Richard (1998) The theory of experience-centered therapies. In: L. S. Greenberg / J. C. Watson / G. Lietaer (Hg.): Handbook of experiential psychotherapy, New York
Handlon, Joseph H. / Fredericson, Isabel (1998) What changes the individual in gestalt groups? *Gestalt Review*, Vol. 2, 4, 275-294
Harvatis, Adam (2006) Dialogue in groups, *British Gestalt Journal*, 15, 1, 29-39
Huckabay, Mary Ann (2000) An overview of the theory and practice of gestalt group process. In: E. C. Nevis (Hg.): Gestalt therapy, Cambridge, MA, 302-330
Lewin, Kurt (1969) Feldtheorie in den Sozialwissenschaften. Bern [Orig. Field theory in social science, New York 1951]
Mestel, Robert / Votsmeier-Röhr, Achim (2000) Long term follow up study of depressive patients receiving experiential psychotherapy in an inpatient setting. Vortrag, 31st Annual Meeting, Society for Psychotherapy Research (SPR), Chicago, IL
Mortola, Peter (2006) Window frames, London
Oaklander, Violet (2009) Verborgene Schätze heben, Stuttgart
Perls, Frederick S. (1947) Ego, hunger, and aggression, London [Dt.: Das Ich, der Hunger, die Aggression, Stuttgart 1978]
Perls, Frederick S. (1969) Gestalt therapy verbatim, Moab, UT [Dt.: Gestalt-Therapie in Aktion; 3. Aufl. Stuttgart 1979]
Schubert, Klaus (1983) Überblick über den Anwendungsbereich und die Indikation der Gestalttherapie, *Integrative Therapie*, 9, 2-3, 239-247
Spagnuolo Lobb, Margherita / Amendt-Lyon, Nancy (Hg.) (2006) Die Kunst der Gestalttherapie, Wien

Schulthess, Peter (2005) Statistische Angaben zur Bedeutung der Gestalttherapie in der Schweiz. In: D. Bongers u.a.: Gestalttherapie und Integrative Therapie, Bergisch Gladbach, 51-54

Schulthess, Peter (2009) Gestalttherapeutische Gruppentherapie. In: V. Tschuschke (Hg): Gruppenpsychotherapie. Von der Indikation bis zu Leitungstechniken, Stuttgart, 311-315

Strümpfel, Uwe (2006) Therapie der Gefühle. Forschungsbefunde zur Gestalttherapie, Bergisch Gladbach

Walter Hans-Jürgen (1977) Gestalttheorie und Psychotherapie. Darmstadt

Watson, Jeanne C. / Greenberg, Leslie S. / Lietaer, Germain (1998) The experiential paradigm unfolding. In: L. S. Greenberg / J. C. Watson / G. Lietaer (Hg.): Handbook of experiential psychotherapy, New York

Gerhard Fatzer / Hans-Hermann Jansen

DIE GRUPPE ALS METHODE

Gruppen als Elemente nachhaltiger Organisationen

ISBN: 978-3-89797-054-0 · 281 Seiten; Abb., Tabellen, Hardcover

Eine methodische Grundlage für das Beraterhandwerk. Gruppendynamische Verfahren gehören zum allgemeinen Standard psychologischer und pädagogischer Interventionsbereiche. Hier werden konkurrierende Methoden kritisch dargestellt. Was bewirkt Gruppendynamik? Wie können Veränderungen erfasst und dargestellt werden? Bleiben sie auch im Alltag wirksam?

Die aktuellen Themen Nachhaltigkeit und methodisch fundierte Praxis werden hier für das Veränderungsmanagement zugänglich gemacht.

»Grundlagenbuch zur Rolle von Gruppen in Organisationen«
(*ManagerMagazin*)

»Eine breite und aktuelle Darstellung von Gruppendynamik und Gruppentherapie und ihrer Rolle in der Entwicklung nachhaltiger Organisationen«
(*Gruppendynamik*)

»A basic text to classic interventions and approaches of organization development«
(Edgar H. Schein)

Frank-M. Staemmler

WAS IST EIGENTLICH GESTALTTHERAPIE?

Eine Einführung für Neugierige

Hg. Deutsche Vereinigung für Gestalttherapie
Mit einem Vorwort von Sabine Engelmann.

ISBN: 978-3-89797-062-5 · 96 Seiten, zahlreiche Abb. und Fotos; Hardcover

Endlich eine Einführung in die Gestalttherapie, die aktuell, praxisnah und theoretisch fundiert erläutert, wie sie entstanden ist, welches therapeutische Beziehungsverständnis sie auszeichnet, welches Menschenbild sie prägt und welches Vorgehen sie so lebendig, gegenwartsbezogen und wirksam sein lässt.

Es könnte sein, dass Sie in irgendeinem beruflichen Kontext auf die Gestalttherapie gestoßen sind – vielleicht als Lehrer, Sozialarbeiter, Richter oder Organisationsberater – und sich gerne ein genaueres Bild machen wollen. Sie haben bisher nur das Wort ›Gestalttherapie‹ gehört oder gelesen, aber wissen noch nicht recht, was sich dahinter verbirgt. Vielleicht sind Sie aber auch gerade in einer schwierigen Lebenslage und auf der Suche nach psychotherapeutischer Unterstützung. Irgendjemand hat Ihnen geraten, sich an einen Gestalttherapeuten zu wenden, und jetzt sind Sie neugierig zu erfahren, was Sie dort erwartet.

Das Buch ermöglicht sowohl einen ersten Einstieg, bietet aber ausreichend Anregungen und Empfehlungen für eine Vertiefung.

»Was ist eigentlich Gestalttherapie? – Die Frage kann auch sehr erfahrene GestalttherapeutInnen in Verlegenheit bringen.«
(Reinhard Fuhr)